# Trauma-Survivorship – Leben statt Überleben

AF904448

# Trauma-Survivorship – Leben statt überleben

Werner Tschan, Jörg Wanner

Wissenschaftlicher Beirat Programmbereich Pflege:

André Fringer, Winterthur; Manela Glarcher, Salzburg; Doris Schaeffer, Bielefeld; Christine Sowinski, Köln; Angelika Zegelin, Dortmund

**Werner Tschan**
**Jörg Wanner**

# Trauma-Survivorship – Leben statt überleben

Wie können Gesundheitsfachpersonen Menschen helfen, schlimme Erlebnisse hinter sich zu lassen?

Interview mit
Naoko Miyaji

hogrefe

**Dr. med. Werner Tschan.** Psychiater und Psychotherapeut, FMH. Basel.
E-Mail: tschankast@bluewin.ch

**Dr. med. Jörg Wanner.** Psychiater, und Psychotherapeut, FMH, Aesch.
E-Mail: joerg.wanner@intergga.ch

**Wichtiger Hinweis:** Der Verlag hat gemeinsam mit den Autoren bzw. den Herausgebern große Mühe darauf verwandt, dass alle in diesem Buch enthaltenen Informationen (Programme, Verfahren, Mengen, Dosierungen, Applikationen, Internetlinks etc.) entsprechend dem Wissensstand bei Fertigstellung des Werkes abgedruckt oder in digitaler Form wiedergegeben wurden. Trotz sorgfältiger Manuskriptherstellung und Korrektur des Satzes und der digitalen Produkte können Fehler nicht ganz ausgeschlossen werden. Autoren bzw. Herausgeber und Verlag übernehmen infolgedessen keine Verantwortung und keine daraus folgende oder sonstige Haftung, die auf irgendeine Art aus der Benutzung der in dem Werk enthaltenen Informationen oder Teilen davon entsteht. Geschützte Warennamen (Warenzeichen) werden nicht besonders kenntlich gemacht. Aus dem Fehlen eines solchen Hinweises kann also nicht geschlossen werden, dass es sich um einen freien Warennamen handelt. Der Verlag weist ausdrücklich darauf hin, dass im Text enthaltene externe Links vom Verlag nur bis zum Zeitpunkt des Redaktionsschlusses eingesehen werden konnten. Auf spätere Veränderungen hat der Verlag keinerlei Einfluss. Eine Haftung des Verlags ist daher ausgeschlossen.

**Bibliografische Information der Deutschen Nationalbibliothek**
Die Deutsche Nationalbibliothek verzeichnet diese Publikation in der Deutschen Nationalbibliografie; detaillierte bibliografische Daten sind im Internet über http://www.dnb.de abrufbar.

Dieses Werk einschließlich aller seiner Teile ist urheberrechtlich geschützt. Jede Verwertung außerhalb der engen Grenzen des Urheberrechtes ist ohne Zustimmung des Verlages unzulässig und strafbar. Das gilt insbesondere für Kopien und Vervielfältigungen zu Lehr- und Unterrichtszwecken, Übersetzungen, Mikroverfilmungen sowie die Einspeicherung und Verarbeitung in elektronischen Systemen.

All rights, including for text and data mining (TDM), Artificial Intelligence (AI) training, and similar technologies, are reserved.
Alle Rechte, auch für Text- und Data-Mining (TDM), Training für künstliche Intelligenz (KI) und ähnliche Technologien, sind vorbehalten.

Verantwortliche Person in der EU: Hogrefe Verlag GmbH & Co. KG, Merkelstraße 3,
37085 Göttingen, info@hogrefe.de

Anregungen und Zuschriften bitte an den Hersteller:
Hogrefe AG
Lektorat Pflege
Länggass-Strasse 76
3012 Bern
Schweiz
Tel. +41 31 300 45 00
info@hogrefe.ch
www.hogrefe.ch

Lektorat: Jürgen Georg, Amélie Oberson, Swantje Kubillus
Redaktionelle Bearbeitung: Martina Kasper
Herstellung: Daniel Berger
Umschlagabbildung: Peter Moilliet „Traumhaus“ (Foto: Werner Beetschen)
Umschlag: Verlag intern
Satz: punktgenau GmbH, Bühl
Druck und buchbinderische Verarbeitung: Finidr s. r. o., Český Těšín
Printed in Czech Republic
Auf säurefreiem Papier gedruckt

1. Auflage 2026
© 2026 Hogrefe Verlag, Bern
(E-Book-ISBN_PDF 978-3-456-96425-6)
(E-Book-ISBN_EPUB 978-3-456-76425-2)
ISBN 978-3-456-86425-9
https://doi.org/10.1024/86425-000

# Inhaltsverzeichnis

# Dank

Wir danken allen, die uns mitgeholfen haben, dieses Buch zu verfassen. Dieser Dank gilt zunächst einmal allen Betroffenen, die uns ihre Geschichten überlassen haben und damit geholfen haben, das Buch anschaulich und praxisnah zu gestalten. Zum Schutz aller Beteiligten wurden die Fallbeispiele so verändert, dass ein Rückschluss auf bestimmte Personen ausgeschlossen ist. Weiter möchten wir unserer Beta-Leserin Marianne Lüthi herzlich danken. Sie hat uns geholfen, Orthografie und Schreibstil signifikant zu verbessern. Dann möchten wir uns bei allen bedanken, die eine erste Version dieses Buches gelesen haben und mit ihren Rückmeldungen wesentliches zum besseren Verständnis und der Lesbarkeit beigetragen haben: Agnes Stupler, Therese Klaus, Jörg Fritschi, Felix Krucker, Daniela Heimberg, Myriam & Markus Geiter, Silvia und Rolf Köster, Danica Graf, Markus Tanner, Christoph Rehmann-Sutter, Fritz Ramseier, und Melanie Kast. Herzlichen Dank für die Unterstützung und die lobenden Worte!

Ganz besonders danken möchten wir Naoko Miyaji für das Interview, das wir mit ihr führen durften. Danken möchten wir auch Benard Okot Kasozi für seine Bereitschaft, uns einen Beitrag über die Situation in Afrika beizusteuern. Mitten in der Vorbereitung wurde er von einer schlimmen Erkrankung getroffen. Wir wünschen ihm gute Genesung und alles Gute. Wir haben deshalb grundlegende Informationen zu der Situation in Afrika selbst verfasst, um auf das Erfordernis von Behandlungskonzepten hinzuweisen.

Wir erhofften mit den beiden Beiträgen eine umfassende Sichtweise auf Traumasurvivorship beizutragen, um unsere Horizonte und Behandlungsansätze zu reflektieren sowie die Vorgehensweisen in Medizin, Psychologie und Public Health zu verbessern.

Jürgen Georg vom Hogrefe Verlag und der Redakteurin Martina Kasper danken wir für die jahrelange Zusammenarbeit und den stimulierenden Austausch. Der

Verlagsleitung danken wir für die Unterstützung und das entgegengebrachte Vertrauen.

Ein großer Dank geht an Eva Moilliet und Bruno Holinger sowie den Fotografen Werner Beetschen für die Einwilligung, das Bild des Traumhauses von Peter Moilliet für unser Buch verwenden zu dürfen (info@fondationmoilliet.ch).

*Werner Tschan und Jörg Wanner*
*April 2025*

# Einführung

## Ein Traumhaus für die Seele

Der Traum kommt aus unserem Innern und zeigt sich in Bildern – nur das Individuum kann diese Bilder sehen. Der Künstler Peter Moilliet (1921–2016) hat mit dem Traumhaus einen geschlossenen Raum geschaffen, wie eine Schatzkammer, die nur dem Träumenden offensteht und in die niemand eindringen kann. Betroffene von schweren traumatischen Erfahrungen schweigen oft und versuchen, ihre Erfahrungen vor anderen zu verstecken. Sie schämen sich, fühlen sich schuldig,

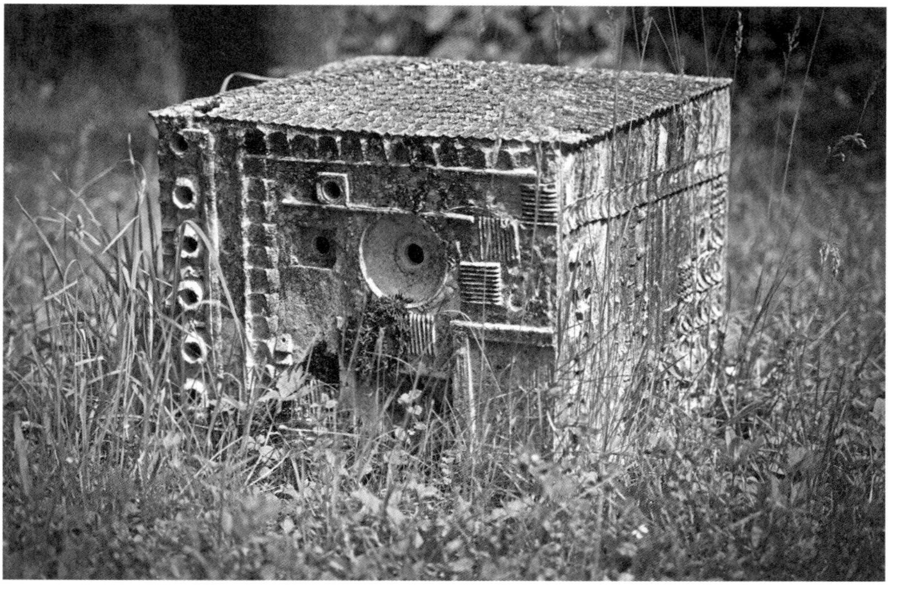

**Abbildung:** Das Traumhaus von Moilliet (Foto: Werner Beetschen; mit freundlicher Genehmigung)

können nicht über das Vorgefallene sprechen oder wollen es nicht, weil sie merken, dass sie damit auf Unverständnis oder Ablehnung stoßen, wenn sie die Wahrheit offenlegen. Also verschließen sie die Gedanken und Erinnerungen tief in ihrer Seele – nicht einmal mehr für sie selbst zugänglich. Dann, eines Tages, bricht alles hervor – wie wenn ein Staudamm bricht, drängen die Gefühle an die Oberfläche.

Peter Moilliet hat als Bildhauer zahlreiche eindrückliche Skulpturen geschaffen. Die Pietà am Grab der Einsamen auf dem Friedhof „Hörnli" in Basel ist eines seiner ersten Werke. Das Leben von Peter Moilliet ist überschattet von vielen traumatischen Erfahrungen – nach der Geburt kam er ins Bernische Säuglings- und Mütterheim. Im Alter von vier Jahren kann die verwitwete Großtante Rosi den Jungen bei sich in Grabs aufnehmen. Ein Jahr später kam er zum ersten Mal zu seiner Mutter nach St. Moritz, die dort mit seinen beiden Halbbrüdern, zwei Söhnen aus erster Ehe der Mutter, lebte. Der Vater kam hin und wieder zu Besuch. Nach den ersten beiden Schulklassen wurde der Knabe bei seinem Onkel in Klosters platziert. Im Alter von 15 Jahren ging der Jüngling an die Evangelische Lehranstalt in Schiers – diese Ausbildung brach er ab und verbrachte erstmals seine Ferien beim Vater in Staufen (Breisgau). Von 1937 bis 1940 konnte Peter erfolgreich eine Lehre als Steinbildhauer in Basel abschließen. Dank Unterstützung durch Maja Oeri konnte Peter seine Bildhauer-Ausbildung bei Germaine Richier in Zürich absolvieren. Kurz nach seiner Verlobung mit Maria Marcella Vanz nahm sich die Mutter 1944 das Leben. Peter Moilliet gewann 1946 den Wettbewerb des Basler Kunstkredits und konnte von 1947 bis 1949 die Pietà auf dem Hörnli ausführen.

Die Traumhäuser heben sich vom sonstigen Schaffen von Peter Moilliet deutlich ab. Die Gestaltung geht auf tatsächliche Träume von einem Dorf in Afrika zurück, die der Künstler hatte. Auf der Außenseite brachte der Künstler seine Werkzeuge an: Hammer, Meissel und Zangen. Das Haus steht für den Ort, wo die Seele wohnt – noch verstärkt durch seine Werkzeuge. Peter Moilliet hat wohl zeitlebens nach Sicherheit und Geborgenheit gesucht – im Alter von vier Jahren hatte er erstmals eine Familie für sich, als er zur Mutter kam. Das Traumhaus hat weder Fenster noch Türen, höchstens kleine Öffnungen. Ein Bunker, aber auch ein Panzer – und gleichzeitig ein sicherer Ort. Als Metapher auch für den Ort, wo die Erinnerungen eingeschlossen und aufbewahrt sind. Es ist auch der Ort, wo die Seele oder das Innere Kind, wie wir es in der Traumaaufarbeitung nach IRRT kennen, zu Hause ist. Dank seiner Gestaltungs- und Schaffenskraft gelang es dem Künstler aus dieser Spannung heraus, die aus seiner Biografie resultiert, seine innere Welt in Bildern und Skulpturen darzustellen. Wer weiß, vielleicht hat ihm die Bildhauerei das gebracht, was anderen eine traumasensitive Aufarbeitung bringen kann. Eva Moilliet, die Tochter des Bildhauers, hat uns wiederholt geschildert, welche Lebensfreude der Vater zeitlebends ausgestrahlt habe. Auch mit seinem Schicksal habe er nicht gehadert.

Den berühmten Ausspruch von Martin Luther King: „*I have a dream*“ mögen viele Traumabetroffene entsprechend ihrer Lebensgeschichte interpretieren: die Hoffnung auf eine bessere und gerechtere Welt. Auch diesen Traum tragen sie in sich und wagen es kaum, ihn laut auszusprechen – allzu sehr laufen sie Gefahr, belächelt und als naiv hingestellt zu werden. Also verschließen sie den Traum tief in sich.

**Um was geht es? Ein kurzer Überblick**

Das *mindset* für Überlebende von katastrophalen Lebensereignissen wird im Englischen mit *survivor* umrissen – in einer etwas anderen Bedeutung meint „to be a survivor“, dass jemand nicht unterzukriegen oder hart im Nehmen ist. Der Begriff „survivorship“ wurde zunächst in der Krebsbehandlung bekannt, wo sich spezifische Probleme in der Nach- und Langzeitbetreuung von Erkrankten zeigten. Mit der eigentlichen Krebsbehandlung ist es nicht getan – analog verhält es sich mit Trauma-Überlebenden, wo sich die Schwierigkeiten der Bewältigung oft erst im weiteren Verlauf zeigen, obwohl das traumatische Geschehen längst vorbei ist. Der englische Begriff *mindset* umschreibt die Einstellungen und Haltungen zu bestimmten Themen. Im Zusammenhang mit dem vorliegenden Text ist also eine Haltung gemeint, die dem Individuum die Einordnung des Geschehenen und dessen Folgen für sein Leben erleichtert. Häufig ist die Situation für Angehörige beinahe unerträglich – immer wieder flash backs und sich die Traumaerinnerungen anhören sowie die körperlichen Beeinträchtigungen mit ansehen zu müssen, ohne recht zu verstehen, wieso dies alles geschieht. Traumafolgestörungen zeigen sich in Zusammenhang mit einem weiten Spektrum an möglichen Ursachen: Katastrophen aller Art, sexualisierten Gewalterlebnissen, Unfällen, schlimmen Krankheiten bis zu sozialer Ausgrenzung. Ob etwas als „traumatisch“ erlebt wird, hängt von der individuellen Verarbeitung ab und weniger vom eigentlichen Ereignis.

Es stimmt einen nachdenklich, dass Traumafolgestörungen erst seit rund 40 Jahren erfasst werden; über die Entwicklung des entsprechendes Störungskonzeptes wird in diesem Buch ausführlich berichtet. Neben ökonomischen und militärstrategischen Gründen für die lange währende Nicht-Anerkennung von Traumafolgestörungen mag auch eine generelle Kränkung der Gesellschaft als Folge des Krankheitsbildes eine Rolle spielen: Traumafolgestörungen können nicht mit den üblichen medizinischen und pflegerischen Maßnahmen kuriert werden. Gesellschaftliche Bedingungen spielen eine zentrale Rolle für die Ausbildung von Traumafolgestörungen. Es gibt keine Medikamente gegen Traumafolgen. Die Behandlung muss die gesellschaftlichen Dimensionen berücksichtigen und geht damit weit über die individuelle Situation hinaus. Auch für die Diagnostik stehen keine Laborbefunde zur Verfügung. Damit werden die derzeitigen wissenschaftlichen und diagnostischen Möglichkeiten infrage gestellt. Wir stellen fest, dass sowohl Fachleute wie auch eine weitere Öffentlichkeit Traumasurvivors vielfach mit Ignoranz und Unverständnis begegnen. Ähnlich wie bei der Covid-19 Pandemie und den damit verbunden Long-Covid oder ME/CFS Erkrankungen benötigen wir andere Strategien. Dass wir diesen Vergleich anführen, hat noch einen weiteren Grund: Es gibt erstaunliche Parallelen in der Symptomatik. Traumafolgestörungen können analog wie Infektionskrankheiten mit chronischer Erschöpfung, Schlafstörungen, Schmerzen und einer Reihe weiterer Symptome einhergehen.

Für die Ausbildung von Traumafolgestörungen ist nicht nur das ursprüngliche Ereignis entscheidend, sondern weit mehr die nachfolgende Verarbeitung. Es ist selten ein einzelnes Geschehen für die Ausbildung einer Traumafolgestörung maßgebend. Vielmehr ist das Zusammenwirken verschiedener Ereignisse vor dem Hintergrund der individuellen Dispositionen entscheidend – Fähigkeit der Bewältigung schwieriger Umstände (früherer Traumata, Resilienz, und genetische Disposition, etc.) und Eingebundensein und Ausmaß der sozialen Unterstützung sowie Anerkennung des Leidens. Wird das Krankheitsbild nicht richtig diagnostiziert, ist die Behandlung automatisch ungenügend oder sogar schädlich. Deswegen müssen alle Gesundheitsfachleute das Störungsbild kennen.

Traumafolgestörungen beruhen auf expliziten und impliziten Gedächtnis-Prozessen: Die *expliziten* sind der mentalen Verarbeitung direkt zugänglich und können erinnert und verbalisiert werden. Die *impliziten* Gedächtnisinhalte zeigen sich in Verhaltensweisen und vegetativen Reaktionen. Das Traumagedächtnis ist sowohl seelisch als auch körperlich abgespeichert. Für die Ausbildung der Symptome im Langzeitverlauf spielen epigenetische Regulationsvorgänge eine zentrale Rolle (McGowan et al., 2009). Wir gehen in unserem Werk ausführlich auf diese Hypothesen ein.

Die bisher umfangreichste Untersuchung zu den Auswirkungen von belastenden Kindheitserfahrungen (ACE, Adverse Childhood Study) ergab, dass 52 % der Teilnehmer über mindestens ein belastendes Kindheitstrauma berichteten. 12,5 % der Teilnehmer gaben an, vier und mehr belastende Ereignisse erlebt zu haben. Inzwischen wurden in zahlreichen Ländern analoge Untersuchungen durchgeführt, welche die Ergebnisse weitgehend bestätigen. Die Auswirkungen auf die Gesundheit zeigen sich Jahrzehnte später (Felitti et al., 1998). 90 % aller Patienten mit psychiatrischen Beeinträchtigungen haben mindestens ein signifikantes Trauma erlebt, mehrere sogar mehr als eines (Mueser et al. 1998). Drei Viertel aller Menschen, die an Suchtproblemen leiden, haben traumatische Ereignisse erlebt (IWOFR, 2025).

Das vorliegende Werk stellt Fakten und Hintergrundwissen zu Trauma und Traumafolgestörungen für Gesundheitsfachleute zusammen. Es kann auch für Betroffene und Angehörige hilfreich sein, welche dank unseren Ausführungen ihre Situation besser einordnen können. Im besonderen Fokus stehen Kinder und Jugendliche, die weitaus vulnerabler als Erwachsene sind. Die traumatischen Erfahrungen wirken sich unmittelbar auf die Entwicklung von Kindern und Jugendlichen aus und können zu lebenslang anhaltenden Beeinträchtigungen führen. Mit dem Titel „*Leben statt Überleben*" wird ausgedrückt, wie entscheidend die subjektive Lebensqualität von Betroffenen nach katastrophalen Lebensereignissen ist – und wie sehr Betroffene der Unterstützung und Anerkennung ihres Leidens im Hier und Jetzt bedürfen, um wieder „leben" zu können. In vielen Fällen überspielen Betroffene die Auswirkungen – sie möchten nicht als Feiglinge oder Schwächlinge dastehen. Diese Reaktion wird wesentlich durch die mangelnde gesellschaftliche Akzeptanz des Krankheitsbildes mitbestimmt.

Die englische Bildhauerin Emily Young hat eine Skulptur des Erzengels Michael geschaffen, die im Garten der Kirche von St Pancras in London steht. Der Erzengel Michael oder Mika'il verkörpert den himmlischen Schutz – wir alle brauchen solche Schutzengel – himmlische und irdische. Was gibt einem Halt und Sicherheit im Leben? Die Menschheit sah sich seit ihren Anfängen stets von Gefahren bedroht, gegen die man sich zu schützen versuchte. Heute sprechen wir von Schutzkonzepten und meinen damit nachhaltige Präventionsstrategien gegen Gewalt, Unfälle, Verbrechen, Krieg und Naturkatastrophen. Anhand diverser Beispiele werden Ursachen und Folgen von traumatischen Ereignissen auf die menschliche Entwicklung ausgeführt. Die Vernachlässigung in der Kindheit stellt dabei mit Abstand eine der schlimmsten Formen der Traumatisierung dar, häufig unsichtbar gegen außen – mit gravierenden Auswirkungen auf die Persönlichkeitsentwicklung.

Ein kurzer Überblick über Trauma und Traumafolgestörungen soll dem Leser das heutige Verständnis vermitteln – was gleichzeitig die Basis für Bewältigungsstrategien und letztlich Heilung von Verletzungsfolgen bildet. Ein Blick in die Vergangenheit zeigt die Kontroversen und Schwierigkeiten in der Anerkennung des individuellen und kollektiven Leidens auf – brisant nicht zuletzt wegen der ökonomischen Konsequenzen für die Gesundheitskosten, die Versicherungsindustrie und die sozialen Rentensysteme. Fallbeispiele schildern exemplarisch die Situation von Betroffenen und wie sie das Ganze bewältigen konnten. Während in den USA Ende der 1980er Jahre die Situation der Veteranen des Vietnamkrieges und die der Vergewaltigungsopfer die Auseinandersetzungen um Traumafolgestörungen prägten, waren es in Japan die Auswirkungen des verheerenden Great Hanshin Erdbebens und der Sarin Anschläge in der U-Bahn Tokios 1995 (Miyaji im Druck). In Europa fasste das klinische Konzept der Posttraumatischen Belastungsstörung nach der Einführung der ICD-10 nach 1991 langsam Fuß; im deutschen Sprachraum v.a. nach der Publikation des ersten Lehrbuches in deutscher Sprache durch Fischer und Riedesser (1998). Weltweit sind Millionen Menschen von Traumafolgestörungen betroffen – besonders tragisch, wenn Vorurteile bestehen, wie etwa die Ansicht zahlreicher Fachleute, dass Traumafolgestörungen eine Pseudo-Diagnose darstelle, die westlichen Vorstellungen entspreche und deswegen in Ländern des Globalen Südens keine Bedeutung habe (Njenga et al., 2006). Aber auch hierzulande gibt es Fachleute, welche die Bedeutung von Traumafolgestörungen infrage stellen. In einem Beitrag in der Sonntagspresse zur psychiatrischen Versorgung in der Schweiz bezeichnete der Präsident der bernischen Gesellschaft für Psychiatrie und Psychotherapie die PTSD zusammen mit ADHS und Autismus als Modediagnosen, welche dazu beitragen, dass schwere Erkrankungen, z.B. Schizophrenie, unterversorgt blieben (Althaus et al., 2025).

Das Störungsbild geht von einem kausalen Zusammenhang zwischen Trauma und resultierenden Beeinträchtigungen aus. Damit wurde das Konzept der Posttraumatischen Belastungsstörung rasch durch die Rechtswissenschaften aufgegriffen und sowohl in Strafverfahren als auch in Zivilverfahren angewandt. Ein wichtiger Punkt wurde bisher jedoch durch die Rechtswissenschaften kaum beachtet: je schwerwiegender die Traumatisierung, desto mehr wird die Aussagequalität und damit die Zeugentauglichkeit beeinträchtigt.

Nicht allen Menschen gelingt die Überwindung persönlicher Katastrophen – einige zerbrechen an den Folgen und beenden ihr Leben mit Suizid. Andere entwickeln abgrundtiefen Hass und reißen Mitmenschen in den Tod. Die Rolle der Gesellschaft und der politischen Systeme ist essenziell zum Verständnis der Traumafolgen und deren Bewältigung, ebenso die Rolle der Fachleute und professionellen Helfer. Das Buch ist damit auch geeignet, die Konzeption von Curricula zu begleiten und die Ausgestaltung des öffentlichen Gesundheitswesens (Public Health) und der humanitären Hilfen den Herausforderungen anzupassen, die aus der emotionalen Bewältigung traumatischer Lebenserfahrungen resultieren. Die involvierten Fachleute erhöhen mit diesem Wissen ihre Kompetenzen in signifikanter Weise. Mit der Berücksichtigung der psychischen Gesundheit im Verständnis von Public Health gerieten auch die traumatischen Erfahrungen seelischer Art in den Fokus der wissenschaftlichen Forschung.

Die Aufgaben und Vorgehensweisen der professionellen Helfer werden im Buch diskutiert. In den 1960er Jahren tauchte erstmals die Idee des *Inneren Kindes* auf, das sich für die Bewältigung traumatischer Erfahrungen als äußert hilfreich erweisen sollte. Gelingt es, die individuellen Selbstheilungskräfte zu mobilisieren, können schlimmste Ereignisse und Erfahrungen überwunden werden. Heilung heißt nicht vergessen und auch nicht ungeschehen machen – das kann ohnehin niemand. Heilung heißt hinter sich lassen. Der Therapieansatz der IRRT (Imagery Rescripting & Reprocessing Therapy) hat sich dabei neben anderen als wirkungsvolle Methode einer traumafokussierten Behandlung erwiesen. Wir zeigen anhand von Fallvignetten die Vorgehensweise und die Ergebnisse auf.

Den Abschluss bildet eine Metapher „*Die stürmische See*“, anhand derer die Bedeutung für die Bewältigung von Krisen und den damit verbundenen Auswirkungen auf die Selbstorganisation dargestellt wird.

Wir hoffen auf eine kritische Auseinandersetzung mit der hier vorgelegten Thematik und dass daraus die richtigen Lehren für die Zukunft gezogen werden. Betroffene dürfen nicht allein gelassen werden – das mindeste, was wir als Fachleute angesichts von traumatischen Lebenserfahrungen heute für Betroffene und ihre Angehörigen tun können, ist die Anerkennung des Leidens im Hier und Jetzt.

Angehörige spielen beim Thema Traumasurvivorship eine zentrale Rolle. Ihre Situation wird in den medizinischen Lehrbüchern allzu oft nur am Rande erwähnt; es wird zwar immer wieder betont, wie wichtig sie für die Bewältigung sind, aber wirklich einbezogen werden sie kaum. Auch an Tagungen und Weiterbildung ist ihre Stimme selten zu hören.

**Triggerwarnung**

In diesem Buch erfahren Sie von Gewalthandlungen und Katastrophen, die als Trigger wirken können. Für Betroffene können die Schilderungen aufwühlend sein und retraumatisierend wirken. Lassen Sie sich Zeit beim Lesen dieses Buches – legen Sie es weg, wenn Sie merken, dass es Ihnen zu viel wird.

# Need to know

Traumafolgestörungen gehören zu den häufigsten Beeinträchtigungen der Gesundheit. Unser Buch ist nach dem Prinzip „Need to know“ (das Wesentliche in Kürze) verfasst, um es möglichst kurz zu halten. Das Wesentliche in aller Kürze, so könnte man dies auf Deutsch umschreiben – das Prinzip „Need to Know“ dient bei vielen Behörden, Industriebetrieben, Finanzdienstleistern und Organisationen als Anleitung an die Mitarbeitenden. Man könnte auch von „Wissensgrundlagen“ sprechen. Dabei wurden viele Details weggelassen, die zwar wichtig zum Verständnis sind, aber gleichzeitig die Seitenzahl massiv vergrößert hätten. Anhand ausführlicher Darstellung über therapeutische Prozesse erhalten die Leser*innen einen vertieften Einblick in die Aufarbeitung und Bewältigung.

Rund ein Drittel bis zur Hälfte aller Menschen leiden an den Folgen traumatischer Lebenserfahrungen. Zahlreiche Betroffene meiden es, über die durchgemachten Erfahrungen zu sprechen, ja teilweise hindern sie sogar Fachleute aktiv daran, mit ihnen diese Geschehnisse zu explorieren. Diese Tendenz kann zusätzlich durch passive Vermeidung wie Numbing (emotionale Taubheit) und Amnesien an das Vorgefallene verstärkt werden. Wir verwenden den englischen Begriff *mindset,* um die Einstellungen und Erklärungsansätze gegenüber der Symptomatik zu beschreiben. Besonders tragisch sind die Auswirkungen von traumatischen Erfahrungen in der Kindheit.

Der Begriff *Adverse childhood experiences* (ACE) beschreibt alle Formen von traumatischen Kindheitserfahrungen (sexualisierte Gewalt, Vernachlässigung und weitere traumatische Erfahrungen), welche Personen unter 18 Jahren erleben. ACE haben gravierende Auswirkungen auf die Gesundheit, das Wohlbefinden und können die Lebensdauer signifikant verkürzen. ACE tragen oft zu riskantem und selbstschädigendem Verhalten bei.

Die traumatischen Erfahrungen lassen sich nicht einfach ungeschehen machen – sie hinterlassen Spuren und wirken sich negativ auf die individuelle Lebensgestaltung aus. Den Hintergrund bilden veränderte Hirnstrukturen im Sinne mentaler Furchtnetzwerke (fear network), d.h. neuronale Verschaltungen im Gehirn, die das Verhalten prägen. Betroffene bringen die Dinge nicht zusammen – im Fachausdruck als Dissoziation bezeichnet – und können sich häufig keinen Reim darauf machen, wieso sie immer wieder auf bestimmte Umstände reagieren. Die Dissoziation ist Folge einer Gedächtnisstörung unter Beteiligung des Hippocampus. Ohne Dissoziation gibt es keine Traumafolgestörung: „*Dissociation is the essence of trauma*" (Dissoziation ist das Grundelement des Traumas) (van der Kolk, 2014, S. 66). Als Dissoziation versteht man die (phasenweise) Störung der integrativen Funktion des Bewusstseins mit Trennung von Wahrnehmungs- und Gedächtnisfunktion (Tschan, 2019). Dissoziation ist das Gegenteil von Assoziation (zusammenfügen, miteinander in Beziehung setzen). Die traumatischen Erfahrungen sind sowohl seelisch als auch körperlich verankert und manifestieren sich auch so (Damasio, 2021). Flashbacks, Intrusionen, Albträume und Triggerphänomene sind die untrüglichen Zeichen dieser Dissoziation (Van der Hart et al., 2006). Die traditionelle Unterscheidung zwischen seelischen und körperlichen Folgen zum Verständnis der Traumafolgestörungen ist damit irreführend – „Körper und Psyche sind als Einheit zu verstehen. Als Ausdruck eines und desselben lebendigen Organismus, welcher auf die durchgemachten Erfahrungen reagiert" (Tschan, 2019, S. 21), und nicht als zwei voneinander unterscheidbaren Bereichen.

Nachfolgend nun die wichtigsten Leitsätze aus der Forschung zu Traumafolgestörungen. Von Maggie Schauer stammt der Satz: „Wir Menschen tragen die Fähigkeit in uns, das Trauma zu entmachten" (Schauer, 2024, S. 39). Mit anderen Worten: Betroffene können etwas gegen die immer wieder auftauchenden Symptome und Beeinträchtigungen tun – das naheliegende wäre, darüber zu sprechen, was geschehen ist. Nun ist das leider nicht so einfach. Wieso sich also mit belastenden Ereignissen auseinandersetzen? „Trauerarbeit öffnet die Tür in die Gegenwart" (Olbricht, 2004, S. 195). Es muss den Betroffenen erklärt werden, warum sie heute – manchmal Jahre nach den belastenden Ereignissen – an einer Traumafolgestörung leiden und dass es inzwischen gute Behandlungsmöglichkeiten dafür gibt.

Sprechen ist nicht einfach, zuhören ist ebenfalls nicht einfach (Emcke, 2015). Es erfordert von Fachleuten gewissen Kompetenzen: „Wirksame therapeutische Arbeit ist nur möglich, wenn der Klient sich in der Therapiesituation sicher fühlt" (Porges, 2019, S. 190). Fachleute müssen über das erforderliche Wissen, spezifische Fertigkeiten und entsprechende Haltungen verfügen. Sonst sind sie nicht in der Lage, sich in die Situation von Betroffenen zu versetzen oder einzufühlen und die Hintergründe wie auch ihr *mindset* zu verstehen. Ohne traumaspezifisches Wissen wird dies nicht gelingen. Zudem muss die Gesellschaft bereit sein, das Schreckliche, häufig auch das Unrecht, anzuerkennen.

„Die Essenz der Psychotherapie ist der Therapeut/die Therapeutin" (Rufer, 2013, S. 49). Die Fachleute bestimmen, was als Beeinträchtigung gilt: „Die Aufgabe des Arztes besteht darin, die somatischen, psychischen und sozialen Faktoren in ihren Zusammenhängen zu erfassen, zu gewichten und daraus Handlungsanweisungen für das ärztliche Tun abzuleiten" (Adler, 2022, S. 18). Diese Aussage gilt in Analogie für Traumatherapeut*innen. Fachleute benötigen Theorien und Konzepte, und die einzelnen Handlungselemente der beteiligten Fachleute müssen in der Behandlungskette ineinander verzahnt sein. „Diagnosen sind nicht ‚gegeben', existieren nicht einfach so, sondern sie entstammen Vorstellungen in uns, die auf einer Theorie der Medizin beruhen" (Adler, 2022, S. 38). Aber Vorsicht: Hypothesen sind noch keine Tatsachen – sie sind Erklärungsansätze, die gegebenenfalls aufgrund neuer Feststellungen und Erkenntnissen revidiert werden müssen.

Viele Betroffene leiden unter funktionellen Beschwerden, die sich als körperliche Symptome manifestieren. In der Regel sind sie Ausdruck einer vegetativen Dysregulation des autonomen Nervensystems, welches für die Aufrechterhaltung der Homöostase (des inneren Gleichgewichts) verantwortlich ist. Bei schweren Traumafolgestörungen können Reizüberforderung, Filmrisse (Amnesien), Brainfog (Konzentrationsstörungen) und Migräne, allgemeine Malaise, Schmerzen und weitere stressbedingte Symptome auftreten, wie sie auch bei anderen chronischen Krankheiten bekannt sind. Für die Betroffenen sind diese Beeinträchtigungen meist unverständlich und rätselhaft, was in einem Teufelskreis Krankheitsbefürchtungen verstärkt und regelmäßig durch ärztliches und therapeutisches Unverständnis noch zusätzlich akzentuiert wird.

Zahlreiche Traumata werden durch Menschen verursacht – als *„man-made trauma"* bezeichnet. Gerade bei solchen Traumata ist die Beziehungsfähigkeit erschüttert und Vertrauen muss zuerst aufgebaut werden. „Es ist ein permanenter Zustand, dass Menschen durch menschliches Handeln traumatisiert werden" (Vyssoki & Schürmann-Emanuely, 2004, S. 59). Eine Pflegefachfrau hat darauf hingewiesen, dass man den Menschen mit Trauamfolgestörungen nicht ansieht, was sie durchgemacht haben und deshalb ihre Hilfsbedürftigkeit oft nicht ohne weiteres zu erkennen ist (Reichel, 2019). Der therapeutische und pflegerische Prozess ist als interaktives Geschehen zu verstehen: „... a patient's way of constructing his relationship with his therapist is not determined solely by the patient's history: it is determined no less by the way the therapist treats him“ (Die Art der Beziehungsgestaltung des Patienten zu seinem Therapeuten ist nicht bloß durch seinen individuellen Erfahrungshintergrund bestimmt, sondern ebenso durch die Art und Weise, wie der Therapeut dem Patienten begegnet.) (Bowlby, 1988, S. 141). Da viele Traumafolgestörungen man-made Ursachen haben, kommt der Beziehungsgestaltung im therapeutischen Prozess eine zentrale Bedeutung zu. „Ausgestattet mit entsprechendem Wissen können Pflegende Betroffenen genau die Formen traumasensibler Beratung, Stabilisierung und Nachsorge anbieten, die für erfolgreiche Traumatherapie grundsätzlich benötigt werden – sowohl im stationären als auch im ambulanten Sektor“ (Reichel, 2019, S. 9). Der beste Schutz gegen Bedrohungsgefühle sind menschliche Beziehungen: „Our attachment bonds are our greatest protection against threat“ (Unsere Bindungen bilden den größten Schutz gegen Bedrohungsgefühle) (van der Kolk, 2014, S. 210). Leider gilt auch das Umgekehrte, dass Vernachlässigung zu den schlimmsten traumatischen Erfahrungen führt.

Der Mensch verfügt über eine gewisse Resilienz (Fähigkeiten, Belastungen auszuhalten) in der Bewältigung traumatischer Lebenserfahrungen, sonst hätte die Menschheit als Spezies nicht überlebt. Die Forschungsergebnisse haben inzwischen klar gemacht, dass die meisten Menschen mit Traumafolgestörungen eine ganze Reihe von traumatischen Ereignissen durchgemacht haben, bevor sie die entsprechenden Symptome zeigten (Schauer, 2024). Nur wenige Betroffene haben das Vollbild der Posttraumatischen Belastungsstörung nach einem einmaligen Ereignis.

Traumafolgestörungen können bis zu einem gewissen Grad auch als Selbstschutzmechanismen verstanden werden: „Nicht zu fühlen, was ist, ist einer unserer wichtigsten Überlebensmechanismen bei Bedrohung. Funktionieren, verdrängen, verleugnen, sich zurückziehen, nichts mehr zeigen von der inneren Wirklichkeit – ohne diese Fähigkeit könnten Menschen in einer traumatischen Situation geistig und seelisch nicht überleben“ (Alberti, 2019, S. 9). Das gilt zumindest für den Zeitpunkt der traumatischen Erfahrungen – im Hier und Jetzt der Behandlungssituation sind die Betroffenen in der Regel nicht mehr den Belastungen hilflos ausgesetzt. Naoko Miyaji verdeutlicht in ihrem Beitrag, wie letztlich auch Fachleute denselben Prozessen von Nicht-Wahrhaben, von Tabuisierung, von Nicht-Glauben-Können, ausgesetzt sind, analog den Opfern. Das Modell von Miyaji, welches sie in unserem Buch ausführt (**Kap. 4.2**), verdeutlicht auch sehr anschaulich, wie Menschen nach schlimmen Erfahrungen zum Schweigen gebracht werden können.

# Teil I:
# Historischer Rückblick und Entwicklung des Störungskonzepts

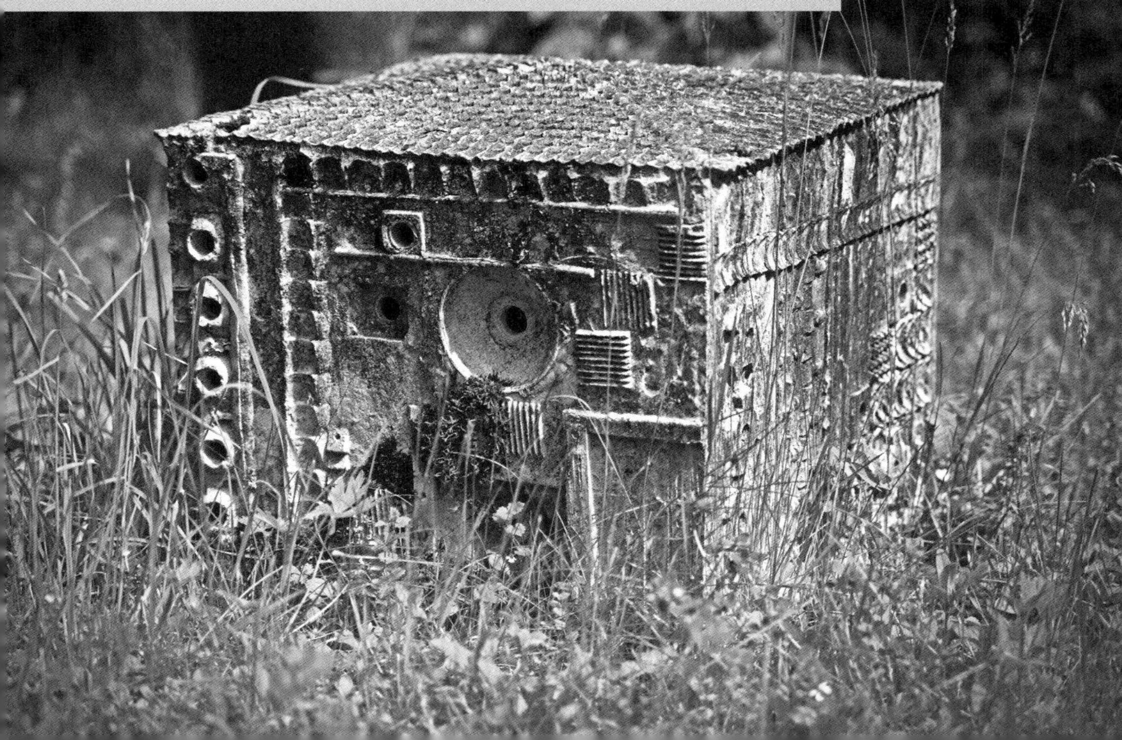

# 1 Historische Anerkennung und Entwicklung des Störungskonzepts

Traumafolgestörungen wurden nach der Publikation der „Posttraumatischen Belastungsstörung“ innerhalb der Gesundheitswissenschaften seit den 1980er Jahren bekannt. Historisch fand der Traumabegriff jedoch schon länger Verwendung, insbesondere in der Chirurgie haben sich seit vielen Jahren Traumakliniken auf die Behandlung von Unfällen spezialisiert. Die Psychotraumatologie ist dagegen ein vergleichsweise junges Gebiet – die Gründe dafür werden in diesem Kapitel über den geschichtlichen Hintergrund ausgeführt. Ein Trauma verändert die eigene Wahrnehmung irreversibel – nach dem Trauma ist nichts mehr so, wie es vorher war. Folge davon ist eine tiefgreifende Beeinträchtigung des eigenen Befindens (Gefühl der eigenen Sicherheit, des Aufgehobenseins, des Wohlbefindens) – das innere Gleichgewicht gerät völlig durcheinander, die Homöostase kann nicht mehr aufrechterhalten werden. Schutzfunktionen wie Dissoziation, Amnesien und Numbing bewahren viele scheinbar vor den schlimmen Erinnerungen – v. a. in entspannten Momenten tauchen diese inneren Bilder unerbittlich wieder auf oder sie werden durch Triggerphänomene ausgelöst.

Aus Überlebensgründen versuchen Betroffene, diese innere Balance wieder ins Gleichgewicht zu bringen und den Energieaufwand, der aus den Auseinandersetzungen mit den Folgen resultiert, zu minimieren (Damasio, 2021). Analog, wie die Medizin Fieber als Folge einer Infektion versteht, werden heute Flashbacks als Folge des Traumas angesehen. Betroffene müssen lernen, ihre Symptome anzunehmen und nicht gegen sie anzukämpfen. Die Beeinträchtigungen sind ein Gradmesser des eigenen Befindens und weisen den Weg der Heilung.

Um einer ausufernden Verwendung des Begriffs „Traumafolgestörung“ vorzubeugen, haben verschiedene Autoren vorgeschlagen, belastende Lebenserfahrungen von traumatischen Erfahrungen abzugrenzen (Gysi, 2025, S. 30). Dies ist jedoch illusorisch, weil die Traumafolgestörung nicht allein über das auslösende

Ereignis definiert werden kann, sondern auch durch die Art und Weise der „Bewältigung“ (van der Watt et al., 2023). Zudem spielen die gesellschaftlichen Bedingungen für die Verarbeitung traumatischer Erfahrungen eine wesentliche Rolle. Im Vergleich: Auch wenn jemand auf einer Bananenschale ausrutscht und sich dabei das Genick bricht, würden wir Bananenschalen nicht als ‚gefährlich‘ bezeichnen. Ausgangspunkt der klinischen Diagnostik und Folgenabschätzung bei traumatischen Erfahrungen muss stets die resultierende Symptomatik sein, wie dies im nachfolgenden Kapitel ausgeführt wird.

## 1.1 Trauma – Psychotrauma

Trauma kommt aus dem Griechischen und bedeutet „Wunde“ resp. Verletzung. In der somatischen Medizin haben sich für die körperlichen Verletzungen, wie eingangs festgehalten, Begriffe wie „Unfallchirurgie“, „Unfallmedizin“ oder allgemein „Traumatologie“ eingebürgert. Die „Wiederherstellungschirurgie“ hat sich heute in eine Vielzahl von Spezialdisziplinen aufgesplittert, um der Vielfalt an Verletzungsfolgen zu begegnen – dazu gehören neben anderem die Behandlung von Verbrennungen, Verletzungen des Bewegungsapparates und der inneren Organe, Strahlenschäden, Hautverletzungen sowie Verletzungen der Zähne. Die Auswirkungen auf das seelische Befinden werden als Psychotraumata bezeichnet, resp. als Traumafolgestörungen in der psychiatrischen Literatur aufgeführt. Während die körperlichen Folgen durch die Medizin seit langem fachgerecht behandelt werden, kann man dies für die psychischen Folgen leider nicht sagen. Viele Beeinträchtigungen in Zusammenhang mit Traumafolgestörungen sind körperlicher Natur, weshalb die Einteilung unter den psychiatrischen Leiden umstritten ist.

Eine weitere Kontroverse dreht sich um die Gültigkeit des aktuellen Traumakonzepts. Vor allem in nichtwestlichen Ländern ist die Meinung verbreitet, dass die entsprechenden Diagnosen wie die Posttraumatische Belastungsstörung (PTSD) (**Kasten 1.1**) in Ländern des Globalen Südens nicht zu gebrauchen seien: „Many experts consider PTSD in Africa as a pseudo-diagnosis by Western agencies who medicalize social consequences of war and who bring about Western models of management that are inappropriate“ (Njenga et al., 2006). (Übers. des Autors: Zahlreiche Experten betrachten PTSD in Afrika als eine Pseudo-Diagnose, welche die sozialen Auswirkungen von Kriegen ‚medizinalisiert‘. Damit werden westliche Konzepte propagiert, die für den Globalen Süden ungeeignet sind.) Die Fakten sprechen leider eine andere Sprache – Millionen von Menschen weltweit benötigen Hilfe wegen Traumafolgestörungen. Wir haben deshalb zwei Fachleute zu Beiträgen in diesem Buch eingeladen, die jeweils aus ihrer Sicht die Situation darlegen sollen: Japan für den asiatischen Raum (**Kap. 4.2**) und Uganda für Afrika (infolge akuter Erkrankung des Autors konnte er den vorgesehenen Beitrag nicht erstellen; eine kurze Zusammenfassung zu der Situation in Afrika steht in **Kap. 4.7**). Besonders interessant ist das Faktum, dass weltweit um die Anerkennung von seelischen Folgen traumatischer Erlebnisse gerungen wird – den Gründen dafür werden wir in unserem Buch nachgehen.

**Kasten 1.1:** Die Posttraumatische Belastungsstörung (PTSD)

Das Störungskonzept wurde 1980 eingeführt und beruht auf einem streng psychopathologischen Verständnis:
Traumatisches Ereignis → clusterartige Folgen:
Intrusionen, Flashbacks
Vermeidungsverhalten
Hyperarousal
Numbing (emotionale Taubheit)

Die Symptome bestehen über mind. 4 Wochen.
Es resultiert eine deutliche funktionelle Einschränkung.

Auch bei uns bietet die Anerkennung der psychischen Folgen von traumatischen Ereignissen ein seltsames Bild: „... dass ein nicht unbeträchtlicher Teil der Medizinerschaft das Psychische in ihrem Herantreten an den kranken Menschen ausklammert, und dass das psychische Trauma allzu oft auch von Psychiatern übersehen oder nicht spezifisch diagnostiziert wird“ (Friedmann, 2004, S. 5). Obwohl drei berühmte Forscher bereits im 19. Jahrhundert den Weg geebnet haben, der schliesslich 1980 zur Formulierung von zwei Diagnosen führte: Die Posttraumatische Belastungsstörung und die Multiple Persönlichkeit, später in Dissoziative Identitätsstörung umbenannt. Die drei Männer waren: Emil Kraepelin, der die biologischen Grundlagen von psychischen Beeinträchtigungen herausarbeitete, Emile Durkheim, der die soziologische Dimension beschrieb und Pierre Janet, der die Folgen traumatischer Erfahrungen in den psychischen Auswirkungen dokumentierte. Dieser lange Weg zur Anerkennung psychischer Traumafolgen ist wie gesagt erklärungsbedürftig.

Im Jahre 2022 wurde in der ICD-11 neu die Komplexe Posttraumatische Störung als Diagnose eingeführt, was das Spektrum diagnostischer Beurteilungen nochmals erheblich erweiterte. Ebenfalls neu wird die Borderline Störung nicht mehr als Persönlichkeitsstörung aufgeführt, sondern überwiegend als Folge traumatischer Erfahrungen betrachtet, wie dies von diversen Autoren schon vor einiger Zeit vorgeschlagen wurde (Van der Hart et al., 2006). Gleichzeitig wurde mit den neuen Diagnosemöglichkeiten eine einheitliche und kongruente Erfassung von Traumafolgestörungen erheblich erschwert – die Diskrepanz liegt in unterschiedlichen Ansätzen zwischen dem DSM-5 und der ICD-11. Im DSM-5 werden umfassende spezifische Kriterien für die Diagnostik aufgeführt (vier Symptomcluster mit 20 unterschiedlichen Symptomen), während die ICD-11 nur drei Symptomcluster für die Diagnose verlangt. Die in ICD-11 aufgenommene Diagnose der Komplexen Posttraumatischen Belastungsstörung verlangt neben der PTSD-Symptomatik weitere drei Symptomcluster: (1) Schwere und anhaltende Probleme der Affektregulation; (2) Überzeugungen über sich selbst als vermindert, besiegt oder wertlos, begleitet von Scham-, Schuld- oder Versagensgefühlen im Zusammenhang mit dem traumatischen Ereignis; und (3) Schwierigkeiten, Beziehungen aufrechtzuerhalten und sich anderen nahe zu fühlen. „So, in the coming years, patients, clinicians, and researchers are faced with two official PTSD concepts which do not convey much unity in the trauma field“ (Jongedijk et al., 2023). (Übers. des Autors: Damit sind in den kommenden Jahren sowohl Kliniker als auch Forscher mit zwei offiziellen PTSD-Konzepten konfrontiert, die nicht sonderlich zu einer einheitlichen Sicht über Traumafolgestörungen beitragen.) Diese Diskrepanz zeigt sich in der Konzeption des Störungsbildes – welche Ereignisse führen zu Traumafolgestörungen und welche Symptome sind charakteristisch? Diesbezüglich herrscht in der Forscherwelt alles andere als Einigkeit – obwohl das Störungsbild auf einer klaren pathophysiologischen Konzeption beruht, die bei den meisten anderen psychiatrischen Störungsbildern nicht so ausgeprägt gegeben ist. Bemerkenswert ist in diesem Zusammenhang auch, dass mit jeder Neuausgabe der beiden Diagnosemanuale die Traumafolgestörungen anders formuliert wurden. Wurde die Posttraumatische Belastungsstörung zu Beginn noch als Angststörung bezeichnet, wurde im DSM-IV eine neue Kategorie von „*disorders related to stressful events*“ (Beeinträchtigungen durch stressvolle Ereignisse) geschaffen. Weil die Traumafolgestörungen seit ihrer Kreation 1980 mehr Änderungen als jede andere psychische Störung erfahren haben (Hoge et al., 2016), sind viele Fachleute mit der Diagnostik der Traumafolgestörungen überfordert und suchen nach Orientierungshilfen – die unterschiedlichen Konzepte, wie sie heute bestehen, machen es jedenfalls nicht leichter. Zudem erfüllen um die 80 % aller Traumafolgestörungen zusätzlich die diagnostischen Kriterien anderer Störungsbilder – als Komorbiditäten bezeichnet (Tschan, 2019). Die Kontroversen zum Traumakonzept sind in **Kasten 1.2** aufgeführt.

**Kasten 1.2:** Kontroversen zum heutigen Traumakonzept

1. Andauernde Änderungen der diagnostischen Kriterien
   Seit der Einführung 1980 wurden mit jeder Neuausgabe von DSM und ICD neue diagnostische Kriterien formuliert, zudem wurde das Störungsbild zunächst den Angststörungen zugerechnet. Die Dissoziation als pathophysiologische Ursache der Symptomatik ist vielen Fachleuten unvertraut.
2. Weltweite Gültigkeit wird in Frage gestellt
   Von nicht westlichen Forschern wird die universelle Gültigkeit des Traumakonzepts infrage gestellt – dabei sind die Auswirkungen von traumatischen Ereignissen auf Menschen überall dieselben.
3. Diskrepanz zwischen DSM und ICD
   Die Störungskonzepte und die charakteristischen Symptome werden unterschiedlich erfasst und klassifiziert. DSM-5 verlangt für die Diagnose vier Symptomcluster mit 20 unterschiedlichen Symptomen, die ICD-11 verlangt drei Symptomcluster. Die Diagnose der Komplexen Posttraumatischen Belastungsstörung ist nur in der ICD-11 aufgeführt.
4. Diskrepanz zu AI/KI
   Die heutigen Systeme der künstlichen Intelligenz stellen die Symptomatik gegenüber ICD und DSM umfassender dar. Insbesondere werden die körperlichen Beeinträchtigungen im Gegensatz zu den geltenden Kriterien als Teil der Diagnostik verstanden.
5. Spektrum der Traumafolgestöungen
   Die dissoziative Identitätsstörung (DID) wird in der offiziellen Diagnostik nicht zu den Traumafolgestörungen gezählt – obwohl die Forschung schon längst von einem Kontinuum von Traumafolgestörungen spricht und die DID als gravierendste Folge ansieht.
6. Komorbiditäten
   In über 80 % erfüllen die diagnostischen Kriterien der Traumafolgestörungen diejenigen anderer Störungsbilder – damit ist die gewünschte Trennschärfe zwischen den einzelnen Diagnosen erschwert. Würde man jedoch in der klinischen Diagnostik beispielsweise bei Depressionen oder Suchterkrankungen den pathophysiologischen Zusammenhang mit den traumatischen Ereignissen berücksichtigen, wäre das Ergebnis eindeutig.
7. Klinische Marker für den Schweregrad fehlen
   Der Schweregrad der Traumafolgestörung richtet sich nach den individuellen Bewältigungsmöglichkeiten sowie der resultierenden Symptomatik, und *nicht* nach dem auslösenden Ereignis – dies erschwert die korrekte Erfas-

sung des Störungsbildes. Die Unterscheidung von belastenden Lebensereignissen versus traumatische Erfahrungen ist deshalb obsolet.

8. Die Versorgung der Betroffenen resp. das Gesundheitswesen stößt an seine Grenzen, personell und ökonomisch.
   Es besteht ein eklatanter Mangel an Fachkräften, die für Traumabehandlung zur Verfügung stehen. Die große Zahl von Betroffenen stellt eine enorme Herausforderung für Public Health dar. Die Nachsorge für Traumaüberlebende steht erst in ihren Anfängen.

Zusätzlich wird die Sache erschwert, wenn man die Dissoziative Identitätsstörung (DID) den Traumafolgestörungen zuordnet. Die DID ist das Resultat von erheblichen Traumatisierungen, insbesondere Vernachlässigung, in der frühen Kindheit mit gravierenden Auswirkungen auf die Entwicklung der Persönlichkeit (Tschan, 2019). Die Integration zu einem einheitlichen Selbst ist bei Betroffenen beeinträchtigt – einem schwer nachvollziehbaren Phänomen. Fragen tauchen auf: „Die Möglichkeit der Existenz solcher separaten Persönlichkeiten innerhalb eines Individuums nährt Zweifel daran, ob die allgemein akzeptierten Grundannahmen über die Einheit der Persönlichkeit und der Bewusstseinsstruktur noch haltbar sind“ (Putnam, 2021, S. 45). C. G. Jung (1971) sprach im Zusammenhang mit der Persönlichkeit von einem Ich-Komplex neben anderen autonomen Anteilen – damit stellte er die Einheit unserer psychischen Struktur in Frage.

Die Entwicklung des Störungskonzepts läuft parallel mit der Geschichte der modernen Psychiatrie (Ellenberger, 1980) und alle für diesen Prozess maßgebenden Exponenten des Faches waren gezwungen, sich mit den durch die DID aufgeworfenen Fragen auseinanderzusetzen (Putnam, 2021). Auch die Frage, was „Bewusstsein“ ist, wird nach wie vor sehr vorsichtig formuliert (Damasio, 2021).

Die Ausformung der Persönlichkeit ist das Resultat eines hochkomplexen Prozesses, maßgeblich beeinflusst durch interaktionelle Bindungserfahrungen (Siegel, 2012). Weiter spielen gesellschaftliche Gegebenheiten, evolutionsbiologische Faktoren (Cozolino, 2014) und konkrete Lebenserfahrungen, insbesondere traumatische Ereignisse, sowie genetische Faktoren eine wesentliche Rolle. Die Persönlichkeit ist alles andere als statisch, vielmehr unterliegt sie einer steten dynamischen Anpassung an die jeweilige Lebensrealität. Ungeklärt ist nach wie vor die Frage, was jeweils darüber bestimmt, welcher Persönlichkeitsanteil das aktuelle Wesen „steuert“. Fast beiläufig wird manchmal gesagt, sie oder er ist wie „ein anderer Mensch“; oder „so kenne ich sie/ihn gar nicht“, er oder sie ist wie ein umgekehrter Handschuh. Triggermechanismen können zu solchen Persönlichkeits-Änderungen führen – die oft lange zurück liegenden Erfahrungen dringen plötzlich ins Bewusstsein ein und beeinflussen so das momentane Befinden und Verhalten.

Bekannt und explizit erforscht sind heutzutage die epigenetischen Steuerungsprozesse in Zusammenhang mit traumatischen Lebenserfahrungen (McGowan et al., 2009). Ein weiteres Verständnis liefert die Polyvagaltheorie, welche das Funktionieren des autonomen Nervensystems zur Aufrechterhaltung eines stabilen inneren Gleichgewichtes und damit der Homöostase zum Gegenstand hat (Porges, 2019). Ein weiterer Baustein stellt die Bindungstheorie dar, welche die Bedeutung der sozialen Interaktionen, insbesondere in nahe Bezugspersonen, untersucht (Brisch, 1999; Levy et al., 1998). Diese unterschiedlichen Faktoren beeinflussen die Ausformung der Persönlichkeit. Die Traumaforschung lieferte in den letzten Jahrzehnten wesentliche Beiträge zum Verständnis der Persönlichkeitsentwicklung (Herman, 2003; Siegel 2012).

## 1.2 Geschichtlicher Hintergrund

Im historischen Rückblick orientierte sich die Konzeption der Traumafolgestörungen hauptsächlich an vier Bereichen:

1. kriegerischen Auseinandersetzungen und Flucht
2. der industriellen Revolution mit Unglücksfällen mit einer großen Zahl von Verletzten (in erster Linie: Eisenbahnunglücke verbunden mit der parallelen Ausbildung von Haftpflichtregelungen, Versicherungsgesellschaften und staatlichen Versicherungssystemen)
3. Naturkatastrophen aller Art
4. sexualisierte und partnerschaftliche Gewalt.

Die Forschung zeigte rasch die unterschiedlichen Auswirkungen von man-made Trauma (durch Menschen verursachte Ereignisse) gegenüber Schicksalsschlägen wie Naturkatastrophen (z. B. Hochwasser, Lawinenniedergänge, Erdbeben oder Vulkanausbrüche, etc.). Je mehr allerdings menschliche Einflüsse bei der zweiten Kategorie eine Rolle spielen, desto mehr „man-made“ Auswirkungen wurden erkannt (fehlende Warnungen, kriminelle Baumethoden, ungenügende Gefahreneinschätzung, mangelhafte Rettungsmöglichkeiten, etc.).

Die Entwicklung eines pathophysiologischen Verständnisses über Traumafolgestörungen in der Medizin lässt sich über einen Zeitraum von gegen zwei bis drei Jahrhunderten verfolgen. Berichte aus dem Dreißigjährigen Krieg (1618 – 1648) lassen die Gräuel erahnen, unter denen die Überlebenden litten. Viele Menschen wurden damals nachhaltig traumatisiert, wie der Schweizer Historiker Arthur E. Imhof aufzeigte. Bei den Menschen jener Zeit galt der Leitsatz: „Verschone uns vor Pest, Hunger und Krieg. Oh Gott!“ (Imhof, 1983).

Der französische Arzt, Philippe Pinel (1745 – 1826), war wohl einer der ersten Mediziner, der die Auswirkungen der Horrorerlebnisse des Schlachtfeldes auf die mentale Gesundheit erkannte – er schuf 1798 den Begriff der „cardiorespiratorischen Neurose“, die man heute am ehesten mit „Herzneurose“ bezeichnen würde (Crocq et al., 2000). Betroffene leiden unter Herz- und Atembeschwerden, die sich nicht auf eine organische Ursache zurückführen lassen – sie haben Panikattacken und Todesangst. Die französischen Militärärzte sprachen damals von „*vent du boulet syndrome*“, erzeugt durch vorbeifliegende Kanonenkugeln. Pinels großer Verdienst war die Befreiung der psychisch Kranken von Ketten und Zwangsbehandlungen und er war einer der maßgeblichen Wegbereiter der Entwicklung der Psychiatrie zu einer modernen medizinischen Wissenschaft. Die Ärzteschaft der damaligen Zeit sah jedoch die Ursache von Nervenzusammenbrüchen von Soldaten in Zusammenhang mit körperlichen und konstitutionellen Faktoren, sowie Umgebungseinflüssen (z.B. Hitze und dgl. mehr) (Jones et al., 2001). Während des amerikanischen Bürgerkrieges (1861–1865) beschrieben Ärzte das Leiden der Soldaten mit „*soldiers heart*“, mit Herzrhythmusstörungen, Palpitationen (starkes Herzklopfen), Brustschmerzen, Atemnot und extremer Erschöpfung sowie Müdigkeit. Ausgeprägte Schlafstörungen gehörten ebenfalls zum Störungsbild (Jones et al., 2001). Da Costa sprach 1871 von einem „psychovegetativen Syndrom“. Eine deutliche Änderung in der medizinischen Auffassung stellte die Beschreibung der „*Neurasthenie*“ (Nervenschwäche) dar, 1869 durch den amerikanischen Arzt George Miller Beard (1839–1883). Im deutschen Raum wurde die Krankheit bald als „Amerikanische Krankheit“ bezeichnet. Hauptsymptom der Neurasthenie ist eine ausgeprägte Erschöpfung und generelle Ermüdung – ohne organisch fassbare Ursache. Vielfach wurden auch Kopfschmerzen, Freudlosigkeit und depressive Verstimmung sowie Störungen der Libido beschrieben. Beard stellte Überlegungen zur Krankheitsursache an, die als soziologisch bezeichnet werden können – damit war er seiner Zeit weit voraus. Gleichzeitig wurde durch die Ärzte ein Mangel an „*Spurenelementen*“ als Ursache angenommen, dem man mit entsprechenden Kurbehandlungen und Diäten zu begegnen versuchte.

Neben den Kriegsschauplätzen stellten Eisenbahnunglücke zu Beginn der Industriellen Revolution die großen „*man-made*“ Katastrophen dar – wo die Ärzte neben den körperlichen Schädigungen mit einer Vielzahl von traumatisierten Menschen konfrontiert waren, die unter psychischen Folgen nach dem Unglück litten. Der englische Chirurg John Eric Erichsen (1818–1896) sprach von „*railway spine*" (Eisenbahn-Rückgrat) und vermutete die Ursache in Mikroläsionen im Nervensystem. Der deutsche Nervenarzt Hermann Oppenheim war schließlich der erste, der 1884 den Begriff der „traumatischen Neurose" prägte (Tschan, 2019). Um dieselbe Zeit entdeckte Pierre Janet die Dissoziation als pathophysiologische Ursache der Traumafolgestörungen. Weiter entdeckte er die Bedeutung „vergessener Erinnerungen" und ihre Bedeutung für das Traumagedächtnis. Und schließlich war Janet der Erste, der die Wirkung einer „*kathartischen*" Behandlung von Traumafolgestörungen beschrieb.

Der deutsche Arzt Honigmann prägte 1907 nach dem Russisch-Japanischen Krieg (1904–1905) den Ausdruck „*Kriegsneurose*" und stellte einen Zusammenhang zwischen den Symptomen der Soldaten und den zivilen Opfern her, wie sie Oppenheim beschrieben hatte (Crocq et al., 2000). In England führte Myers den Begriff „*shell shock*" (Granatschock) in die Literatur der Militär-Psychiatrie ein (Myers, 1940). Man ging davon aus, dass die Druckwellen explodierender Granaten die Beschwerden ähnlich wie bei Gehirnerschütterungen verursachten. Einer der ersten Ärzte, der das Leiden der Soldaten als Krankheit ansah und entsprechend behandelte, war William H.R. Rivers. Er war englischer Militärarzt im Royal Medical Corps und arbeitete im Craiglockhart Hospital in Edinburgh. Entgegen der vorherrschenden Auffassung jener Zeit sah er die Beschwerden nicht als Ausdruck von Feigheit und dergleichen. Er forderte die Betroffenen auf, anstatt zu schweigen und die Symptome zu ertragen, über ihre Erlebnisse an der Front zu sprechen. Rivers verstand das Leiden der Soldaten als Ausdruck des Selbsterhaltungstriebes jedes Lebewesens – damit war Rivers seiner Zeit weit voraus. In ihrem Roman „*Niemandsland*" (engl.: Regeneration) verarbeitete die englische Schriftstellerin Pat Barker aus der Perspektive der Psychiatrie die Geschehnisse um den ersten Weltkrieg (Barker, 1992). Der Roman beruht auf biografischem Material sowie medizinischen Akten von Dr. Rivers am Militärspital Craiglockhart in Edinburgh. Die Autorin wurde für dieses Werk 1995 mit dem Booker-Preis ausgezeichnet.

In Deutschland wurden betroffene Soldaten als Kriegszitterer oder Schüttelneurotiker bezeichnet – die Behandlung mittels Elektroschocks zielte auf die Wiederherstellung der militärischen Einsatzfähigkeit (Kaufmann-Kur nach dem deutschen Psychiater Fritz Kaufmann, Pansen-Kur nach dem deutschen Psychiater Friedrich Panse (1899–1973) und war dermaßen schmerzhaft, dass betroffene Soldaten den Einsatz an der Front vorzogen. Nach Auffassung der beteiligten Psychiater solle der Schmerzeindruck so gewaltig sein, dass dies die betroffenen Soldaten in die Gesundung hineinzwingen würde. Dies war ganz im Sinne der Militärführung, welche die Ärzteschaft anhielt, die Zahl der Rentenberechtigten so niedrig wie möglich zu halten und Heilungsraten von 95 bis 100 % zu erzielen. Den Soldaten wurde *„ein Wille zur Krankheit"* unterstellt. Nach Ansicht der militärpsychiatrischen Eliten und der akademischen Repräsentanten waren nicht die Erlebnisse auf dem Schlachtfeld für die Ursache der Beschwerden verantwortlich, sondern eine nervös-seelische Disposition im Sinne einer neuropathischen Minderwertigkeit. Die Behandlung mittels *„aktiver Kriegsneurotikertherapie"* sollte nicht bloß der Symptombekämpfung dienen, sondern auch die Simulanten und Kriegsdienstverweigerer enttarnen (Riedesser & Verderber, 2004). Eines der grundlegendsten Werke zur Thematik stellt das Buch „The Traumatic Neuroses of War" von Abram Kardiner (1891–1981) dar, das später zur Grundlage der diagnostischen Begriffe im DSM 1952 resp. 1980 wurde (Kardiner, 1941). **Abbildung 1-1** fasst die Entwicklung der Diagnostik von Traumafolgestörungen zusammen.

Gegen Ende des 19. Jahrhunderts hatten Betroffene Aussichten auf Entschädigungen durch die gesetzlichen Unfallversicherungen und staatlichen Rentensysteme. Dagegen machten namhafte Mediziner Stimmung, indem sie von vorgetäuschten Störungsbildern ohne Krankheitscharakter sprachen. Zur Zeit des ersten Weltkrieges wurden die inzwischen als Kriegsneurosen bezeichneten Störungsbilder auf eine „psychogene Reaktion mit wunschbedingten-tendenziösen Charakter" (zit. in Vees, 2010) zurückgeführt. Die Armeeführung versuchte mit allen Mitteln, den Verlust an Soldaten durch derartige Krankheitsbilder zu vermeiden; analog verhielt sich die Industrieführung, welche den Verlust von Arbeitskräften verhindern wollte. Der deutsche Nervenarzt Bonhoeffer brachte es schließlich mit seiner Feststellung auf den Punkt, dass die „sogenannte traumatische Neurose als psychopathische Reaktion (!) aufzufassen sei" (Bonhoeffer, 1926, S. 182). Damit war der Begriff der Rentenneurose geprägt, der das Denken der folgenden Jahrzehnte bestimmte.

Inzwischen wurde auch klar erkannt, dass die psychischen Kriegsfolgen mit dem Ende der Kampfhandlungen keineswegs abgeschlossen waren – „alle Nachkriegsgesellschaften müssen sich mit den anhaltenden psychischen Problemen der heimgekehrten Soldaten auseinandersetzen" (Rauh et al., 2015, S. 1). Diese Sichtweise hat sich nach dem Vietnamkrieg etabliert und war neben den Vergewaltigungsopfern ein wesentlicher Grund für die Schaffung der Diagnose „Posttraumatische Belastungsstörung" durch die amerikanische Psychiatrie 1980. Durch die späteren erfolgten militärischen Operationen in Afghanistan waren auch Soldaten aus Deutschland und anderen europäischen Ländern betroffen. Doch die Anerkennung verlief schleppend: „Da die verletzte Seele keine nach außen hin sichtbare Wunde darstellt, mussten die davon betroffenen Kriegsteilnehmer stets besonders hart um ihre Ehrenrente kämpfen" (Rauh et al., 2015, S. 1).

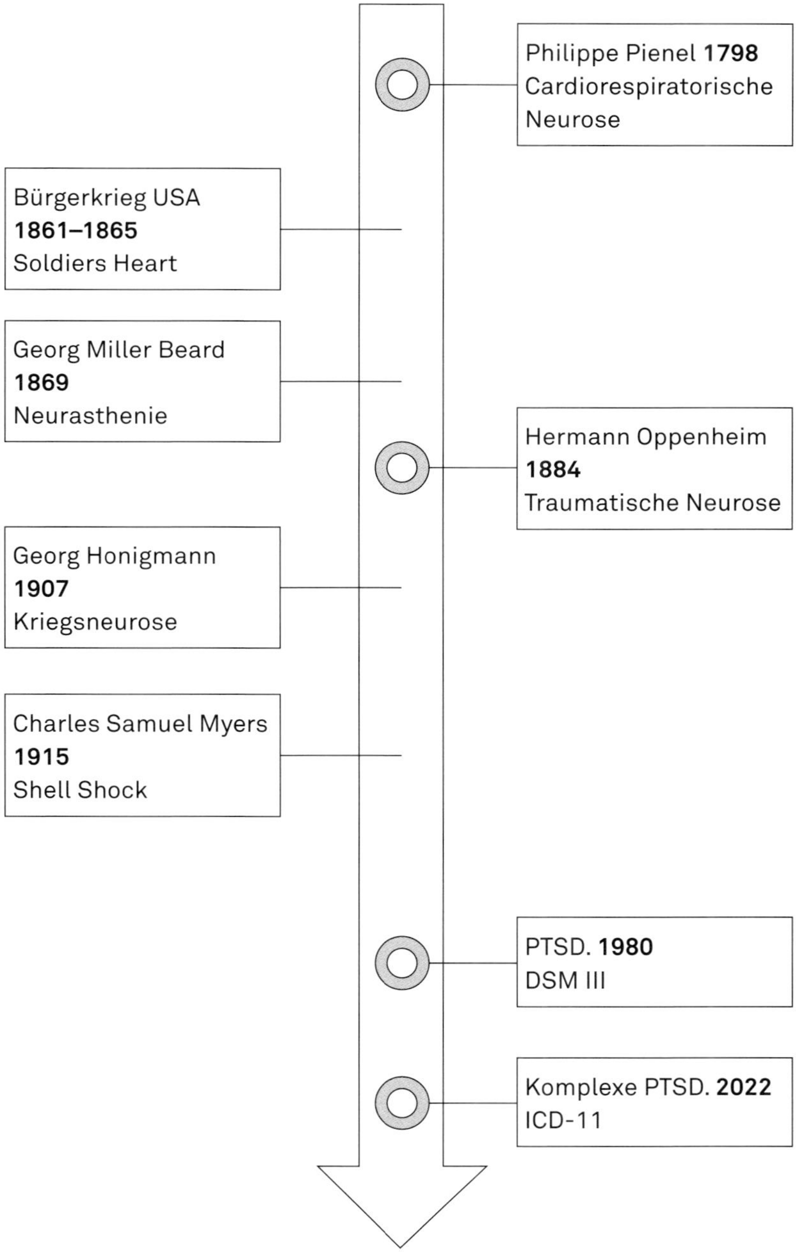


**Abbildung 1-1:** (rechts) Chronologie der Entwicklung der Diagnostik der Traumafolgestörungen: Klinische Begriffe (links), Anwendungen aus Kriegsmedizin (Eigendarstellung).

Ein weiteres Werk bestimmte die Haltung der deutschen Gerichte: „Neurosenfrage, Ursachenbegriff und Rechtsprechung“ (Dansauer et al., 1939). Die beiden Autoren waren der Auffassung, dass

„… es gar keine kausalen Beziehungen zwischen äusseren Ereignissen und psychischen Folgen geben [könne], da Ursache-Wirkungs-Verknüpfungen nur im räumlich-materiellen Bezugssystem denkbar seien“. Anders ausgedrückt bedeutet das, dass „… eine psychische Traumatisierung gar nicht kausal für eine psychische Störung verantwortlich sein [könne] und niemand daher einem anderen einen psychischen Schaden zufügen [könne]“ (Dansauer et al., zit. in Vees, 2010).

Gestützt auf diese Rechtspraxis hatten in Deutschland Holocaust-Überlebende und Kriegsversehrte keine Chance auf Rentenbegehren, obwohl diverse Arbeiten das Gegenteil bestätigten. So etwa von Targowla aus Frankreich: „Asthenie der Deportierten“, von Baastians aus den Niederlanden: „*Traumatischer Schwächezustand psychosomatischer Art*“ oder von Hermann und Thygesen aus Dänemark: „*KZ-Syndrom*“ (Tschan, 2019). Dann führte 1968 William G. Niederland einen neuen Begriff ein: „*Überlebenden-Syndrom*“. Dessen Folgen er als eine Art Lebensangst bezeichnete, verbunden mit einem Kampf gegen die Erinnerung, innerer Spannung, Grübelzwang, Überlebensschuld, Verstimmbarkeit, Affektlähmung, Initiativlosigkeit, apathische Zurückgezogenheit, Ruhelosigkeit, Konzentrationsschwierigkeiten, Leistungsmängel, Unfähigkeit zu Frohsinn und Genuss, Sinnlosigkeit des Daseins, Verlust des Selbstwertgefühls und der Selbstsicherheit, sozialen Beziehungsstörungen sowie psychosomatischen Beschwerden (Niederland, 1980, S. 233). Der Autor sprach von Seelenmord als einem unheilbaren Knick in der Lebenslinie.

In einer Publikation viele Jahre später wird darauf Bezug genommen: „Nicht zu fühlen, was ist, ist einer unserer wichtigsten Überlebensmechanismen bei Bedrohung. Funktionieren, verdrängen, verleugnen, sich zurückziehen, nichts mehr zeigen von der inneren Wirklichkeit – ohne diese Fähigkeit könnten Menschen in einer traumatischen Situation geistig und seelisch nicht überleben“ (Alberti, 2019, S. 9).

Im Jahre 1964 erfolgte die Publikation: „*Psychiatrie der Verfolgten*“ (Von Baeyer et al., 1964), wo die Autoren die Beschwerden der Holocaust-Überlebenden eindeutig als Folge der durchgemachten Erfahrungen zurückführten:

„Die Literatur über psychische Störungen durch Verfolgung ergibt übereinstimmend ein relativ einheitliches Kern-Syndrom mit chronischer Angst, Depressivität und Asthenie, das nach einer Latenzzeit mit blander Erschöpfungssymptomatik in Erscheinung tritt und je nach Orientierung der Autoren neuropathologisch, psychosomatisch oder psychodynamisch erklärt wird" (Von Baeyer et al., 1964, zit. bei Vees 2010, S. 11).

Im DSM-I wurde 1952 die Diagnose: „*gross stress reaction*" aufgeführt, die dann 1968 im DSM-II als „*transient situational disturbance*" (Vorübergehende situationsbedingte Beeinträchtigung) bezeichnet wurde. Bis zur Schaffung der Posttraumatischen Belastungsstörung 1980 bestand innerhalb der Ärzteschaft eine ausgeprägte Einfühlungsverweigerung in die Not betroffener Menschen – Friedmann sprach angesichts dieser Ignoranz von einem „Ausdruck des Versagens zwischenmenschlichen Mitgefühls und mitmenschlicher Solidarität" (Friedmann, 2004, S. 7). Die vorherrschenden Ideologien und Menschenbilder verhinderten die Entwicklung einer adäquaten Diagnostik und Behandlung – so erklärt sich wohl am einfachsten die Tatsache, dass die Medizin erst 1980 eine Diagnostik für Menschen schuf, die unter den Folgen traumatischer Ereignisse litten, obwohl es solche Ereignisse wohl seit Anbeginn der Menschheit gibt. Sicherlich spielen auch ökonomische Überlegungen seitens der Versicherungs- und Pharmaindustrie eine wesentliche Rolle, um diese Widerstände zu verstehen. Die Behandlung der Wahl von Traumafolgestörungen ist die Psychotherapie – und Psychotherapie ist, utilitaristisch betrachtet, äußerst aufwändig. Nicht zu vernachlässigen sind aber auch die Widerstände innerhalb der Schulmedizin, was damit zu tun hat: „... dass die Bollwerke institutionalisierter medizinischer Forschung es nie zulassen wollten, Krankheit anders als somatisch definieren zu lassen" (Friedmann, 2004, S. 7).

Interessanterweise haben Autoren aus verschiedenen Ländern in diversen literarischen Werken die Situation der Soldaten im WWI in einer Art beschrieben, die keinen Zweifel an den mentalen Problemen der Betroffenen aufkommen lässt. Vom englischen Schriftsteller Robert Graves stammt „*Goodbye to All That*" (1929), vom deutschen Ernst Jünger „*In Stahlgewittern*" (1920) oder der französische Beitrag von Henri Barbusse: „*Le Feu*" (1916). Aber nicht nur Soldaten sind von den Kriegsgräueln betroffen, auch die Zivilbevölkerung leidet unter der steten Bedrohung – unschwer nach dem Einmarsch russischer Truppen in der Ukraine nach 2014 nachzuvollziehen. Die Überlebenden hatten zunächst keine Wahl, sich mit den emotionalen Seiten des Durchgemachten auseinanderzusetzen – der schiere Überlebenskampf und der Wiederaufbau absorbierten alle Kräfte. Die Menschen entwickeln ein Pseudo-Selbst, um funktionieren zu können – dies erfolgt durch Dissoziation resp. Verleugnung der inneren Realität. Die Bindungs- und Erziehungserfahrungen in der Nachkriegszeit und zur Zeit des kalten Krieges führten dazu, dass sich bei zahlreichen Überlebenden ein Gefühl von „tief empfundener Einsamkeit, ein diffuses, depressives Lebensgrundgefühl, eine Unsicherheit, sich selbst sein zu dürfen, die immer wiederkehrende Frage nach dem eigenen Wert und die Angst vor Gefühlen", einstellte (Alberti, 2019, S. 9). Im selben Buch zitiert die Autorin eine 1959 geborene Deutsche: „Unsere Eltern räumten die Trümmer der zerstörten Häuser mit ihren Händen weg – wir, die nächste Generation, sind mit dem Aufräumen der seelischen Trümmer beschäftigt" (Alberti, 2019, S. 11). Einmal mehr zeigt sich, dass nicht die traumatischen Erfahrungen per se für die Ausbildung von Traumafolgestörungen verantwortlich sind, sondern deren Bewältigung auf der Inneren Bühne. In der äußeren Welt herrschte längst Frieden – was die Not der Betroffenen noch akzentuierte, weil ihnen niemand mehr zuhören mochte: „*Hör doch endlich auf mit diesen alten Geschichten, man kann das nicht mehr hören – schau vorwärts*". Aber so einfach geht das nicht.

Katastrophen, wie beispielsweise das Ramstein Air Base Unglück von 1988, verdeutlichten die Langzeitfolgen psychischer Art – viele Betroffene litten noch Jahre nach dem Unglück an plötzlich einschießenden Panikattacken, ausgelöst durch Triggerphänomene (z.B. ein tief fliegendes Flugzeug über der Stadt, etc.). Die Betroffenen wurden in erster Linie in den Notaufnahmestationen betreut und zwangen die Mediziner, sich mit den psychischen Folgen traumatischer Erfahrungen auseinanderzusetzen. Lange Zeit hielt sich in der Medizin hartnäckig die Vorstellung, „... dass es somatischer Befunde bedurfte, um von Kranksein und Krankheit reden zu dürfen" (Friedmann, 2004, S. 7). Doch diese Menschen wiesen keine organischen Befunde auf, sondern litten an stressbedingten Symptomen, bedingt durch ihre zurückliegenden Erfahrungen.

Während in den USA resp. in englischsprachigen Weltgegenden die Bedeutung der Posttraumatischen Störung für den klinischen Alltag schon 1980, also mit der Schaffung der neuen Diagnose, anerkannt wurde, dauerte dieser Prozess in Europa wesentlich länger. Erst mit der Einführung der ICD-10 und im deutschen Sprachraum nach der Publikation des Lehrbuches von Fischer und Riedesser (1998) fasste das Störungsbild im klinischen Alltag langsam Fuß. In Japan wurde mit dem Erdbeben von 1995 (Great Hanshin Earthquake) und den im gleichen Jahr erfolgten Sarin Anschlägen in der U-Bahn von Tokio die klinische Bedeutung des Störungsbildes erkannt. Das Beben forderte 6434 Tote und über 300000 Menschen wurden obdachlos. 61000 Gebäude wurden vollständig zerstört. Das Beben ereignete sich um 05:46, als die Straßen noch praktisch leer waren – zu anderer Tageszeit wäre die Opferzahl wesentlich höher gelegen.

# Teil II: Diagnostik und rechtliche Aspekte

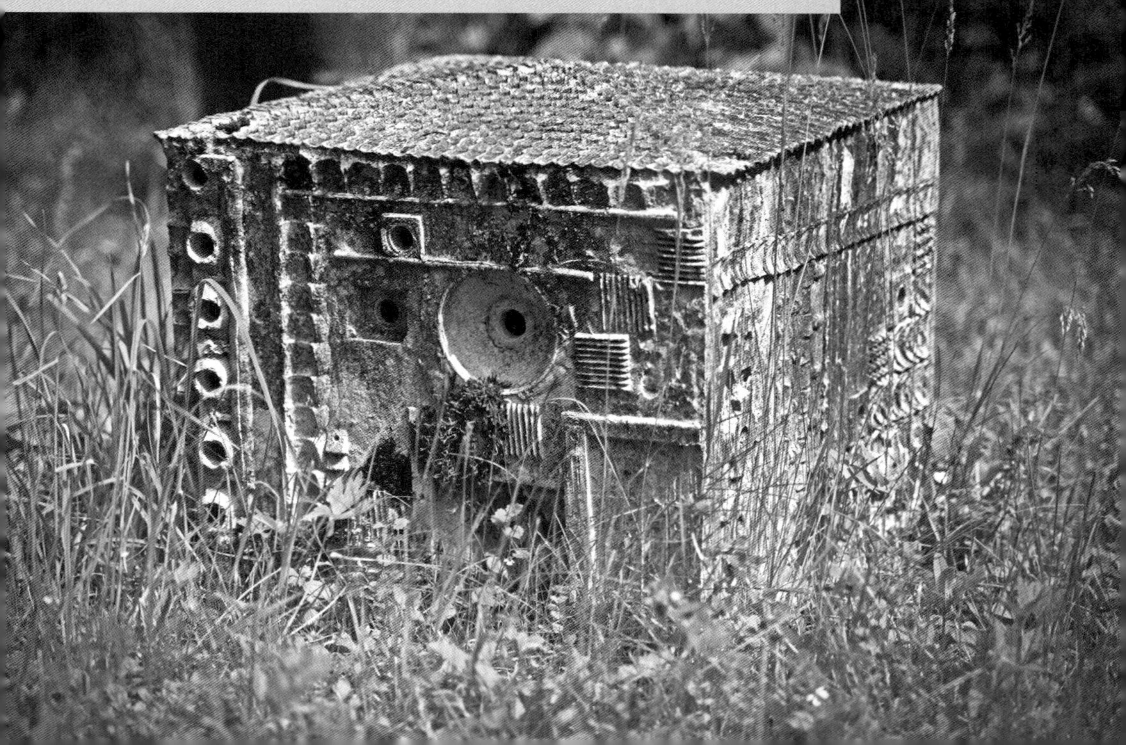

# 2 Störungsbilder: Diagnostische Kriterien und rechtswissenschaftliche Aspekte

Kapitel 2 thematisiert zunächst anhand einer Fallvignette, wie wichtig eine adäquate Diagnostik ist und welche Folgen fehlerhafte Einschätzungen der Störungsbilder für einen betroffenen Menschen haben können. Traumatische Störungen können entsprechend den neuen diagnostischen Möglichkeiten in einem weiten Spektrum zugeordnet werden. Anhand von einzelnen Störungsbildern und dissoziativen Störungen werden diagnostische Kriterien beschrieben. Zudem wird der Frage nachgegangen, welche Symptome das Krankheitsbild charakterisieren und wann man von Krankheit sprechen kann. Angesprochen wird auch die Möglichkeit, mit AI/KI diagnostische Klärung zu finden. Das Kapitel schließt ab mit der Betrachtung von der Anwendung des Störungskonzepts in den Rechtswissenschaften.

## 2.1 Fallvignette: „... ein Unglück ruft das nächste ...“

Der 1934 geborene Vater von Frau I. ist Schweißer. Er kommt in den 50er Jahren aus der Türkei in die Schweiz zu einer führenden Firma in Wasserleitungstechnologie. Er ist ein geschätzter Arbeiter und zum Teil monatelang im Ausland auf Montage gewesen. Die Mutter ist Hausfrau und kommt 1968 definitiv in die Schweiz. Beide Eltern sind gläubige Moslem, bezüglich religiöser Einstellung sind sie gegenüber den Kindern aber sehr liberal.

Die 1966 geborene Frau I. wächst zusammen mit einer 1963 geborenen Schwester und drei 1969, 1972 und 1974 geborenen Brüdern bei ihren Eltern auf. Die Kinder schlafen alle in einem Zimmer. Die Mutter ist sehr streng. Es ist für sie nicht einfach mit den fünf Kindern. Insgesamt beschreibt Frau I. aber ihre Kindheit als schön.

1974 hat die Familie bei der Rückfahrt von den Sommerferien einen schweren Autounfall in Ex-Jugoslawien. Ein anderes Auto kommt ihnen auf ihrer Spur entgegen. Der Vater versucht auszuweichen, es kommt aber trotzdem zu einer Kollision. Die ältere Schwester kommt dabei ums Leben. Die Mutter wird schwer verletzt. Zwei Brüder und der Vater kommen mit mittelschweren Verletzungen davon. Das jüngste Geschwister wird aus dem Auto geschleudert und erst am nächsten Tag unverletzt gefunden. Frau I. bleibt unverletzt. Die Familie bleibt drei Wochen im Spital und wird dann mit der Ambulanz in die Schweiz überführt.

Danach ist die Atmosphäre in der Familie völlig verändert. Der Mutter geht es lange Zeit nicht gut. Sie ist verstimmt und traurig, kann keine Freude mehr empfinden. Ihre Schwester ist nicht mehr da und Frau I. ist plötzlich die Älteste, sie muss viel helfen und kann sich kaum noch von der Familie entfernen. Die Hausaufgaben kommen erst an zweiter Stelle. Der Vater erholt sich schneller und arbeitet bald wieder.

Frau I. absolviert zehn Schuljahre. Sie möchte Krankenschwester werden und besteht auch die Aufnahmeprüfung für die Ausbildung. Sie muss aber noch ein Jahr warten, um mit der Lehre beginnen zu können. In diesem Jahr absolviert sie ein Praktikum. Die Eltern erlauben ihr, nur Leute zu treffen, wenn diese zu ihr nach Hause kommen. Es wird ihr aber erlaubt, allein in die Moschee zu gehen.

Auf dem Weg in die Moschee wird sie von einem Mann aus ihrem Bekanntenkreis in ein Auto gezerrt und entführt. In einem Haus in Basel wird sie eine Woche festgehalten. Als sie dort aus dem Auto in eine ihr unbekannte Wohnung gebracht wird, fleht sie eine Passantin an, ihr zu helfen. Diese reagiert aber nicht. Frau I. wird mit einer Waffe bedroht und hat Todesängste. Die Familie von Frau I. wird von den Entführern dahingehend informiert, dass sie in diesen Typen verliebt und deshalb von zu Hause ausgerissen sei. Ihr Vater schenkt diesen Angaben zuerst Glauben. Als sich die Entführer bei den Eltern melden und die Mutter Frau I. ans Telefon verlangt, merkt die Mutter sofort, dass etwas nicht stimmt und handelt mit diesen aus, dass sie gemeinsam mit Frau I. für ein Gespräch zu den Eltern kommen sollen. Als diese mit Frau I. an der Wohnungstür auftauchen, haut die Mutter dem Entführer eine runter, zieht Frau I. in die Wohnung und bringt sie so in Sicherheit. Am folgenden Tag sucht der Vater gemeinsam mit Frau I. den Polizeiposten auf und will Anzeige erstatten. Nachdem Frau I. eine Vergewaltigung verneint, sagen die Polizisten, sie würden nichts unternehmen mit der Begründung, das laufe oft so bei Türken.

Da die Eltern unter diesen Umständen Kummer um die Sicherheit der Tochter haben und der Täter noch auf freiem Fuß ist, wird sie zu einem Bruder des Vaters in die Türkei gebracht. Dort wird sie dann gegen ihren Willen 1984 verheiratet.

Sie weint in der Folge jeden Abend. Nach ein paar Monaten hält sie es nicht mehr aus und reist mit dem Einverständnis des Ehemannes in die Schweiz zu den Eltern. Obwohl sie bei ihrem Ehemann in Luxus hätte leben können, kehrt sie nicht mehr in die Türkei zurück. Der Vater hat Verständnis für ihre Lage und hilft ihr, eine Wohnung zu suchen. Ein halbes Jahr später folgt ihr der Ehemann in die Schweiz. Er bekommt eine Anstellung bei einem Unternehmen. Frau I. arbeitet in dieser Zeit Tag und Nacht. 1985 kommt ihr erstes Kind zur Welt. Der Ehemann ist anfänglich gut zu ihr und den Kindern. Nachdem er Rückenprobleme bekommt, wird die familiäre Situation schwieriger. Er verliert sein Interesse an ihr und beginnt, Alkohol zu konsumieren. Wegen seines Rückenschadens wird er in der Folge IV-Rentner. Obwohl sie beide keine Kinder mehr wollen, kommt 1990 eine Tochter zur Welt. Nach der Geburt der Tochter geht es ganz gut. Frau I. arbeitet viel, um die Familie durchzubringen. Der Ehemann rührt jedoch keinen Finger. Die Misshandlungen durch ihn verschweigt sie lange vor ihrer Tochter, bis sie Jahre später realisiert, dass diese alles mitbekommen hat.

In den Familienferien in der Türkei 1994 mit dem Ehemann und den Kindern werden sie von einem feindseligen Clan im Auto beschossen. Wie durch ein Wunder wird niemand verletzt.

1994 tritt sie bei einer Vertriebsfirma eine Stelle als Aushilfe an. Von da an geht es beruflich aufwärts. Am Schluss ist sie dort in führender Stellung für 120 Leute verantwortlich. Nach einem Wechsel im Management 2004 erhält sie den Auftrag, 30 Mitarbeitenden die Kündigung auszusprechen. Sie weigert sich aber, Leuten, die zum Teil kurz vor der Pensionierung stehen, zu kündigen. Als sie am kommenden Montag in ihr Büro kommt, ist dieses bereits geräumt und sie wird, wie eine Verbrecherin, vom Sicherheitsdienst hinausbegleitet und in der Folge freigestellt. Danach fällt sie zuerst in ein Loch, schaltet aber nach einer Woche ihre Gewerkschaft ein. Die Presse berichtet ausführlich darüber. Dank ihren Informationen kann die Gewerkschaft erreichen, dass die Mitarbeitenden neue einwandfreie Arbeitsverträge erhalten. In der Zeit auf der Leitungsebene verdiente sie gut und die beiden Eheleute können in der Türkei Liegenschaften erwerben. Diese gehen aber alle an die Familie des Ehemannes über, ohne dass sie das realisiert.

Für sie ist die Kündigung ein Knick im Leben. Sie sucht deshalb einen Psychiater auf. Für sie ist es in dieser Situation außerordentlich schwierig, eine Stelle zu finden. Sie führt Gelegenheitsarbeiten aus, bis sie 2009 damit beginnt, ein eigenes Geschäft im Bereich Hausreinigung aufzubauen. Obwohl es ihr in dieser Zeit nicht gut geht, muss sie einfach funktionieren. Ab diesem Zeitpunkt hält sich der Ehemann immer mehr in der Türkei auf. Im selben Jahr wird sie aus der Türkei informiert, dass sie geschieden sei. Der Ehemann habe „Zeugen“ beibringen können, dass „sie ihn geschlagen und nicht zu den Kindern geschaut habe". Sie steht allein da mit zwei Kindern. In dieser Zeit lernt sie ihren zweiten, ebenfalls türkischen Ehemann kennen. Sie heiratet ihn 2010, damit er in die Schweiz kommen kann. Er ist jedoch faul und arbeitet nichts. Kaum ist er hier, beginnt er damit, sie zu misshandeln, u.a. vergewaltigt und würgt er sie bis zur Bewusstlosigkeit. In dieser Zeit wohnt sie mit ihrer Familie bei den Eltern. Es gibt große Spannungen, weil die Eltern mit diesem Mann nicht einverstanden sind. In der Folge erstattete Frau I. Anzeige gegen ihren Ehemann. Er droht ihr aber mit allem Möglichen und kann so erreichen, dass sie ihre Anzeige zurückzieht. Die Staatsanwaltschaft zieht das Verfahren jedoch durch und der Ehemann wird im August 2011 in die Türkei abgeschoben. Er kehrt aber illegal zurück und bedroht und misshandelt sie erneut und nötigt sie auf diese Weise, ihn wieder aufzunehmen. Sie zeigt ihn erneut an, aber es passiert vorerst nichts. Erst nachdem ihn Frau I. erneut anzeigt, wird er von der Polizei festgenommen.

Ebenfalls 2011 zieht sie aus der Wohnung der Eltern aus und mietet gemeinsam mit ihrer mittlerweile erwachsenen Tochter ein Einfamilienhaus. Psychisch geht es Frau I. zunehmend schlechter. Im April 2011 sucht sie deshalb erneut ihren Psychiater auf. Neben den eigenen schweren Traumatisierungen, unter denen sie leidet, stellt sich heraus, dass ihre Tochter ein ähnliches Schicksal ereilt hat, wie sie selbst: Auch die Tochter wurde von ihrem Partner schwer misshandelt. In der Folge geht es Frau I. gesundheitlich immer schlechter.

Im Bericht an die Taggeldversicherung vom 21.11.2011 diagnostizierte ihr Psychiater eine Anpassungsstörung und attestierte Frau I. eine hundertprozentige Arbeitsunfähigkeit.

In seinem Bericht an die IV vom 25.02.2012 stellte er die Diagnose einer schweren depressiven Episode und attestierte eine bis auf weiteres andauernde, hundertprozentige Arbeitsunfähigkeit.

In ihrem Gutachten für die Taggeldversicherung vom 03.08.2012 stellt die Gutachterin die Diagnose einer mittelschweren depressiven Episode ohne somatisches Syndrom. Die Arbeitsfähigkeit als selbstständige Reinigungsfachkraft beurteilt sie auf 60 %. Die von Frau I. erlittenen schweren Traumata werden als solche von der Gutachterin kaum erwähnt, allenfalls als Hinweis auf häusliche Gewalt. Die Gutachterin ist offensichtlich mit der Wirkung von wiederholten schweren Traumata und deren Symptomatik und Folgen nicht vertraut und verschlechtert mit ihrer Fehlbeurteilung die Situation von Frau I. entscheidend.

In einem weiteren Bericht an die Taggeldversicherung vom 20.11.2012 stellt der behandelnde Psychiater die Diagnose rezidivierende depressive Störung und bestätigt eine bis auf weiteres bestehende hundertprozentige Arbeitsunfähigkeit.

Im Bericht an die IV vom 22.01.2013 stellt der Psychiater die Diagnose einer rezidivierenden depressiven Störung mit mittelgradigen bis schweren depressiven Episoden. Er bestätigt eine bis auf weiteres bestehende hundertprozentige Arbeitsunfähigkeit.

2016/17 mietet Frau I eine Wohnung. Es kommt aber zu einem völligen Zerwürfnis mit dem Vermieter, da dieser Leistungen verlangt von ihr, die überhaupt nicht gerechtfertigt sind. Nachdem sie dazu nicht bereit ist, verleumdet er sie im Bekanntenkreis. Sie reicht deswegen eine Strafanzeige ein. Seit 2018 ist Frau I. Untermieterin ihrer Tochter. Sie leben aber in getrennten Wohnungen.

Als Folge der erlebten Traumatisierungen und der widrigen Umstände ist Frau I. den Anforderungen der Arbeit immer weniger gewachsen. Sie kann nur noch sporadisch Reinigungsarbeiten durchführen und muss 2018 den Konkurs ihrer Firma anmelden. Spätestens ab 2017 ist Frau I. nicht mehr in der Lage zu arbeiten. In den Jahren der selbstständigen Geschäftstätigkeit hat sich ein Schuldenberg angehäuft. Seit 2018 ist sie von der Sozialhilfe abhängig.

Im Juli 2019 nimmt Frau I. nach längerem Unterbruch die Behandlung bei ihrem Psychiater wieder auf. In seinem Bericht an die IV vom 17.06.2021 stellt er die Verdachtsdiagnose einer Persönlichkeitsstörung und erwähnt auch noch Depressionen. Zur Arbeitsfähigkeit nimmt er nicht Stellung, obwohl er für die Zeit, während der Frau I. bei ihm in Behandlung war, also vom Juli 2019 bis November 2020, gegenüber der Sozialhilfe eine hundertprozentige Arbeitsunfähigkeit attestiert hat. Die Prognose bezüglich Arbeitsfähigkeit bezeichnet er als wahrscheinlich schlecht.

Am 16.11.2020 nimmt Frau I. die Behandlung auf beim jetzigen Therapeuten mit der Intension, ihre schweren Traumata, die sie im Laufe ihres Lebens erlitten hat, zu verarbeiten.

Sie fühlt sich kaum noch in der Lage, die Wohnung zu verlassen. Diese ist in einem desolaten Zustand. Die Angehörigen seien erschreckt darüber, wie es bei ihr aussieht. Sie lebt immer noch in den Kisten, da es ihr nicht möglich gewesen ist, diese auszupacken und die Wohnung einzurichten. Sie ist auch nicht in der Lage, aufzuräumen und zu putzen. Sogar die Körperpflege vernachlässigt sie. Sie zeigt Fotos der vermüllten Wohnung.

Am 23.03.2021 wird bei Frau I. eine SARS-CoV-2 Infektion diagnostiziert und sie muss deshalb vom 4. bis 13.04.2021 hospitalisiert werden. Seither leidet sie zusätzlich an den Folgen von Long Covid. Auch die Eltern von Frau I. erkranken: Der Vater stirbt im März 2021 an den Folgen der Covid-Erkrankung, was für sie ein großer Verlust bedeutet, und die Mutter leidet unter den Folgen der Erkrankung.

Frau I. kann ihren Haushalt im Grunde nicht mehr bewältigen. Waschen und Einkaufen könne sie nicht mehr selbst, die administrativen Arbeiten nur noch eingeschränkt erledigen. Reinigen und Aufräumen der Wohnung seien kaum noch möglich. Sie ist auf die Unterstützung durch Tochter und Schwiegersohn angewiesen.

Im Oktober 2021 realisiert Frau I., dass sie seit August 2021 in Menschenansammlungen zunehmend unter Ängsten leidet. Eine Bekannte muss ihr helfen, die Wohnung aufzuräumen und ihre Akten zu sortieren, was für sie mit großer Scham verbunden ist. Sie leidet unter einem lästigen Husten, zudem an Erschöpfung, fehlendem Antrieb und Reizbarkeit bis hin zu impulsiver Aggressivität bei alltäglichen Konflikten, was Frau I. sehr unangenehm ist, da sie sonst gegenüber Mitmenschen freundlich und umgänglich ist.

Im Dezember 2021 berichtet Frau I. über Kopfschmerzen, Erschöpfung, Müdigkeit, Schlaf- und Konzentrationsstörungen. Sie leidet an Intrusionen im Zusammenhang mit den schweren Misshandlungen durch den Ehemann, die mit Todesängsten verbunden sind. Sie leidet auch darunter, dass ihre Tochter ein ähnliches Schicksal hat, wie sie selbst und auch durch deren Ehemann schwer misshandelt wurde. Beide Männer wurden für ihre Straftaten verurteilt. Die Traumafolgen bei Frau I. werden mit IRRT (Imagery Rescripting and Reprocessing Therapy) behandelt.

Im Januar 2022 wird der Anspruch auf IV-Leistungen abgelehnt. Wie die IV in Anbetracht des gut dokumentierten Verlaufes mit den typischen Symptomen einer komplexen posttraumatischen Belastungsstörung, die im Rahmen von ICD 10 als andauernde Persönlichkeitsveränderung nach Extrembelastung kodiert werden muss, und der seit Jahren dokumentierten Arbeitsunfähigkeit dazu kommt, einen Leistungsanspruch abzulehnen, mit der Begründung, es gebe keine Diagnose mit Auswirkung auf die Arbeitsfähigkeit, kann in keiner Weise nachvollzogen werden. Es scheint, dass der beurteilende Arzt des RAD (Regionaler ärztlicher Dienst der Invalidenversicherung), seines Zeichens Facharzt für Psychiatrie und Psychotherapie, mit der Diagnose der komplexen posttraumatischen Belastungsstörung nicht vertraut ist und er deren Auswirkungen auf den Alltag eines Menschen nicht kennt. Aufgrund der Intervention des Anwaltes von Frau I., der durch ihre Rechtsschutzversicherung bezahlt wird, muss die IV einsehen, dass ihr Vorgehen unhaltbar ist und die Abklärungen weiterführen.

Seit der Covid-Infektion im April 2021 leidet Frau I. unter Gliederschmerzen und fehlender Kraft in Armen und Beinen. Sie ist deshalb bereits zweimal eine Treppe hinuntergestürzt.

Februar und März 2022 sind geprägt durch intensive Traumaarbeit. Dabei kommt ein weiteres Trauma zum Vorschein. Bei der Bearbeitung der Misshandlung durch den ersten Ehemann berichtet Frau I. von einem bewaffneten Überfall auf das Auto, mit dem die Familie in der Türkei unterwegs war und dem sie wie durch ein Wunder niemand verletzt wurde.

Im April 2022 erhält sie die Kündigung für ihre Wohnung, was für sie eine große zusätzliche Belastung bedeutet, da es in ihrer Situation als Sozialhilfebezieherin und mit ihren laufenden Betreibungen sehr schwierig sein wird, eine neue Wohnung zu finden. Die depressive Symptomatik verstärkt sich. Die Traumaverarbeitung wird weitergeführt. Frau I. wird zur stationären Behandlung in eine Klinik angemeldet, die ein spezifisches Angebot zur Traumbehandlung hat.

In den Monaten Mai und Juni 2022 wird die Traumverarbeitung weitergeführt. Die Belastung durch die Kündigung der Wohnung behindert diese Arbeit. Bei Frau I. macht sich das Gefühl breit, mit dem Verlust der Wohnung nach allen anderen Verlusten in ihrem Leben nun alles verloren zu haben. Zudem leidet sie an Muskelschmerzen am ganzen Körper. Eine rheumatische Erkrankung wird ausgeschlossen.

Im Juli 2022 wird die Arbeit mit IRRT weitergeführt. Da Frau I. Untermieterin ihrer Tochter ist und diese auf den 01.09.2022 eine neue Wohnung gefunden hat, muss sie ihre Wohnung auf Ende August ebenfalls verlassen, obwohl sie noch keine neue gefunden hat. Nachdem der Hausrat einige Tage im Freien gestanden hat, kann sie einen Lagerraum finden, um den Hausrat einzustellen, verbunden mit der Vorstellung, dort provisorisch Wohnsitz nehmen zu können. Nachdem sich Frau I. am bisherigen Wohnort abgemeldet hat und am neuen Ort anmelden will, erhält sie von den Gemeindebehörden Bescheid, dass sie sich unter dieser Adresse nicht anmelden kann. Die Sozialhilfe der bisherigen Wohngemeinde weigert sich, sie weiter zu unterstützen. Frau I. wird ohne jegliche Unterstützung auf die Straße gesetzt, was für sie eine enorme Belastung darstellt und eine weitere Verschuldung zur Folge hat. Sie ist nun auch ohne offiziellen Wohnsitz. Der Therapeut veranlasst in dieser Situation eine Aufsichtsbeschwerde beim Kantonalen Sozialamt, der Aufsichtsbehörde über die Gemeindesozialdienste. Da es in dieser Situation praktisch aussichtslos ist, eine neue Wohnung zu finden, findet sie provisorisch Unterschlupf bei ihrer Tochter. Der Gesundheitszustand verschlechtert sich zunehmend. Der Therapeut motiviert sie, sich in eine stationäre Behandlung zu begeben.

In der Folge hält sich Frau I. vom 08.11.2022 bis 26.01.2023 zur stationären Behandlung in einer Klinik auf. Dort erhält sie einen Telefonanruf ihres rechtskräftig wegen häuslicher Gewalt verurteilten zweiten Ehemannes aus der Türkei, der sie völlig aus der Bahn wirft. Seit seiner Ausschaffung nach seiner illegalen Rückkehr in die Schweiz 2011 hat sie keinen Kontakt mit ihm. Dass er sich nach so langer Zeit wieder meldet, löst bei ihr massive Ängste und Flashbacks aus. Insbesondere stellt sich die Frage, wie sie unter diesen Umständen allein wohnen soll.

Zum Verlauf in der Klinik seien hier folgende Passagen aus dem Austrittsbericht zitiert: Insbesondere die kPTSD (komplexe posttraumatische Belastungsstörung), aber auch die depressive Erkrankung wirken sich insgesamt beeinträchtigend auf die Arbeitsfähigkeit aus. Die Patientin strebte zwar immer wieder eine schrittweise berufliche Integration an, was vor allem dem finanziellen Druck und dem hohen Bedürfnis nach Selbstständigkeit geschuldet ist. Vor dem Hintergrund der anhaltenden Schwierigkeiten der Patientin sowie des komplexen Beschwerdebildes, erachten wir eine Wiederaufnahme weder in der angestammten noch in einer angepassten Arbeitstätigkeit als gegeben.

Mit Hilfe eines trauma-therapeutischen Vorgehens konnte die kPTSD-Symptomatik während des Aufenthaltes leicht gebessert werden, allerdings besteht immer noch eine relevante Restsymptomatik in Form von fortbestehenden Intrusionen, Körperempfindungsstörungen sowie Hypervigilanz. Die Patientin setzte sich zwar intensiv mit ihrer Problematik auseinander und erlangte diesbezüglich wichtige Erkenntnisse. Zum aktuellen Zeitpunkt erwiesen sich die Traumatisierungen allerdings als derart dominant, dass ein konkreter Veränderungsprozess kaum möglich war.

Von der Klinik aus wird der Wohnsitz definitiv bei der Tochter angemeldet. Damit kann Frau I. durch den Sozialdienst dieser Gemeinde unterstützt werden. Die psychiatrische Spitex nimmt ihre Tätigkeit auf. Es zeigt sich, dass Frau I. größte Mühe hat, ihren Alltag zu bewältigen. Als Folge der kPTSD kommt es bei alltäglichen Konflikten zu Eskalationen mit impulsiven Handlungen, welche bei der Umgebung auf Unverständnis und Ablehnung stoßen, insbesondere auch bei Menschen, auf deren Hilfe sie angewiesen ist. In Anbetracht dieser Probleme wird eine Beistandschaft in Betracht gezogen.

Im Laufe der Monate Februar bis April 2023 zeigt sich, dass die Spitex Frau I. zu wenig unterstützen kann. Gleichzeitig laufen Abklärungen für eine dringend nötige Zahnsanierung. In der Folge wird in Zusammenarbeit mit dem Sozialdienst und der KESB im Mai 2023 eine freiwillige Beistandschaft (Hilfe und Unterstützung in Verwaltungs- und Gerichtsverfahren) errichtet. Die Beziehung von Frau I. zur Beiständin entwickelte sich nicht optimal, da die Verhaltensstörung von Frau I. in Verbindung mit der komplexen Situation eine Zusammenarbeit erschwert, trotz Vermittlungsversuchen des Therapeuten.

Wegen der sich häufenden sozialen und finanziellen Probleme verstärkt sich im Juni 2023 die depressive Stimmung von Frau I. und sie wird suizidal.

Im Juli und August 2023 steht die Wohnungssuche im Vordergrund. Frau I. wird dabei durch Sozialdienst und Beiständin unterstützt und erhält tatsächlich die Zusage für eine Wohnung auf den 01.09.2023. Sie berichtet weiterhin über

Schmerzen am ganzen Körper, fehlende Kraft in den Fingern und Kopfschmerzen.

Im September 2023 muss Frau I. gemeinsam mit Mutter und Geschwistern in der Türkei zu einem Gerichtstermin erscheinen, um den Tod des Vaters amtlich abzuschließen, was für sie wiederum eine große Belastung bedeutet.

Der Bezug der neuen Wohnung, der etappenweise in den Monaten Oktober bis Dezember 2023 erfolgt, bedeutet für Frau I. eine völlige Überforderung, trotz Unterstützung durch die Angehörigen und den Sozialdienst. Insbesondere die Räumung ihres Möbellagers kostete sie enorm viel Energie. Viele Gegenstände und Utensilien sind wegen Wasserschäden unbrauchbar geworden und müssen entsorgt werden. Für Frau I. bedeutet es einen weiteren schwer zu verkraftenden Verlust in ihrem Leben. Zudem kommt es zu Flashbacks, da in diesem Zusammenhang frühere traumatische Ereignisse getriggert werden, insbesondere Gewalterfahrungen durch die Ehemänner. Mit den beteiligten Bezugspersonen kommt es als Folge der Dünnhäutigkeit von Frau I., die zum Teil mit Rückzug und impulsivem Verhalten reagiert, immer wieder zu schwierigen Situationen, die ohne Moderation durch den Therapeuten eskalieren würden.

Im Januar 2024 wird diskutiert, ob die Beistandschaft für Frau I. noch sinnvoll ist, da sie durch den Sozialdienst der neuen Wohngemeinde ausreichend unterstützt wird. Frau I. ist mit der Aufhebung der Beistandschaft einverstanden. Sie ist zurzeit sehr angespannt wegen der im Februar 2024 stattfindenden Begutachtung im IV-Verfahren.

Im April 2024 wird Frau I. mit einer Verfügung des Migrationsamtes konfrontiert, dass sie in einem Jahr ausgewiesen werden soll, da sie zu viele Betreibungen (Zwangsvollstreckung, um Geldforderungen einzutreiben) habe und ihr IV-Antrag abgewiesen worden sei. Für Frau I. ist das sehr beunruhigend, nachdem sie praktisch ihr ganzes Leben in der Schweiz verbracht hat und nun in ein Land ausgewiesen werden soll, zu dem sie kaum Bezug hat. Zudem beruht diese Verfügung auf einem weiteren Behördenfehler. Die Information, dass das IV-Verfahren von Frau I. abgelehnt worden sei, beruht auf der ungerechtfertigten Entscheidung der IV, den Antrag abzulehnen, was durch die Intervention des Anwaltes verhindert werden konnte. Das IV-Verfahren ist noch am Laufen und sieht gut aus für Frau I. Sie hat aber wieder eine suizidale Krise mit all diesen Ungewissheiten, die auftauchen. Die Betreibungen, die vom Migrationsamt erwähnt wurden, hängen auch damit zusammen, dass die Sozialhilfe an ihrem früheren Wohnort. ihren Verpflichtungen nicht nachgekommen ist. Im Mai 2024 kommt der Entscheid des Regierungsrates zur Aufsichtsbeschwerde. Der Sozialdienst der früheren Wohngemeinde ist für die Zeit von September 2022 bis Januar 2023 unterstützungspflichtig, d.h. bis zum Zeitpunkt, wo der Sozialdienst am neuen Wohnort zuständig ist. Für Frau I. bedeuten diese Behördenfehler fast unerträgliche Belastungen. Es bedeutete fünf Monate ohne Geld zu leben mit allen Konsequenzen wie Schulden machen, Mangelernährung, Verlust von Handyabo und Bankkonto und drohendem Entzug der Aufenthaltsbewilligung.

Im Juli 2024 realisiert Frau I., wie schlecht es ihr nach wie vor geht. Sie ist erschöpft, reizbar, dünnhäutig, verträgt nichts, reagiert sofort aggressiv und ist so voller Wut, dass sie das Gefühl hat zu explodieren. Gleichzeitig ist sie aber blockiert, etwas zu unternehmen, hat keinen Antrieb, oft Gefühle von Sinnlosigkeit, leidet an Konzentrationsstörungen und Glieder- und Kopfschmerzen. Ebenfalls im Juli 2024 werden die unteren Räume der Wohnung der Tochter von einem Hochwasser überschwemmt, was für sie erneut wieder eine zusätzliche Belastung ist.

In Anbetracht der desolaten Situation von Frau I. wird im Oktober 2024 eine weitere stationäre Behandlung in die Wege geleitet.

**Fachlicher Kommentar**

Anhand dieses eindrücklichen Fallbeispiels können verschiedene typische Aspekte des Verlaufes einer komplexen posttraumatischen Belastungsstörung (kPTSD) dargestellt werden.

Diese Frau erlebt in ihrem Leben eine ganze Reihe schwerer Traumata. Als Erstes ist der schwere Autounfall der Familie im Alter von acht Jahren zu erwähnen, der für Frau I. einschneidende Konsequenzen hat. Die ältere Schwester verliert beim Unfall ihr Leben und die schwer verletzte Mutter kann ihre Aufgabe für längere Zeit nur noch beschränkt wahrnehmen. Die Atmosphäre in der Familie wird durch diesen Unfall völlig verändert. Die unbeschwerte Kindheit ist damit vorbei, und Frau I. muss in der Familie wichtige Aufgaben übernehmen, mindestens teilweise auf Kosten ihrer eigenen Entwicklung.

Als nächstes schweres Trauma folgt die Entführung durch einen Mann aus ihrem Bekanntenkreis. Dabei wird sie eine Woche unter Drohung mit einer Waffe in einem Zimmer eingesperrt und erlebt Todesangst. Dank dem beherzten Eingreifen der Mutter kann sie der Gewalt des Entführers entkommen. Dann passiert etwas Unglaubliches, als der Vater zusammen mit Frau I. bei der Polizei Anzeige erstatten will. Obwohl es sich um ein Offizialdelikt handelt und die Polizei von Gesetzes wegen verpflichtet wäre, ein Strafverfahren in die Wege zu leiten, unternimmt sie nichts mit dem Argument, bei den Türken laufe das halt so. Diese Amtspflichtverletzung der Polizei, die auch einen rassistischen Aspekt hat, hat für Frau I. dramatische Konsequenzen. Statt ihre Lehre als Krankenschwester hier in der Schweiz machen zu können, wird sie zu Verwandten in der Türkei gebracht. Da der Täter noch frei herumläuft, machen sich die Eltern verständlicherweise

Sorgen um die Sicherheit ihrer Tochter. Sie gerät aber vom Regen in die Traufe. In der Türkei wird sie gegen ihren Willen mit einem Mann verheiratet, der sie nach Rückkehr in die Schweiz massiv misshandelt, womit eine weitere schwere Traumatisierung dazu kommt. In diese Zeit fällt auch der Beschuss durch einen feindlichen Clan anlässlich von Ferien in der Türkei.

Trotz dieser schwerwiegenden Traumatisierungen und der anhaltenden häuslichen Gewalt gelingt Frau I. in den folgenden Jahren ein fast unglaublicher beruflicher Aufstieg. Sie schafft es, sich von der Hilfsarbeiterin in eine Führungsposition hinaufzuarbeiten, in der sie für 120 Mitarbeitende verantwortlich ist. Die demütigende Entlassung aufgrund ihrer menschlichen Haltung gegenüber ihren Untergebenen war eine weitere schwerwiegende Traumatisierung. Das überstieg nun ihre Verarbeitungskapazitäten. Diese Entlassung traf sie im Zentrum ihres Selbstverständnisses und ihrer bisherigen Copingstrategien. Es war für sie eine Möglichkeit gewesen, ihre Fähigkeiten zu beweisen und für alle sichtbar werden zu lassen. Das war der Knick in ihrem Leben, wie sich Frau I. ausdrückte.

Dieses Fallbeispiel stellt einen typischen Verlauf einer PTSD dar. Menschen können auch mit schweren Traumatisierungen erstaunlich gut umgehen, oft viele Jahre manchmal sogar Jahrzehnte. Irgendwann kann es dann jedoch zu viel werden und das Vollbild einer PTSD respektive kPTSD manifestiert sich, oft vordergründig als depressive Verstimmung. Auslöser für die Manifestation einer PTSD kann eine weitere Traumatisierung sein wie hier bei Frau I. Es kann aber auch ein Erlebnis sein, das einen Flashback an ein früheres Trauma triggert. Weiter ist auch möglich, dass die Betreffenden einfach mit ihren Kräften am Ende sind, weil es einen ständigen Energieaufwand bedeutet, mit den Symptomen der PTSD zu leben und die traumatischen Erlebnisse unter dem Deckel zu halten.

Frau I. ist nun an diesem Punkt angelangt. Sie fühlt sich schlecht und es gelingt ihr nicht mehr, beruflich Fuß zu fassen. Sie muss sich in psychiatrische Behandlung begeben. Der behandelnde Psychiater beurteilt sie zwar als arbeitsunfähig, realisiert aber nicht, dass der von ihm diagnostizierte depressive Zustand eine Folge der Traumafolgestörung ist. Die Gutachterin der Taggeldversicherung unterliegt dem gleichen Fehler und beurteilt Frau I. als 60 % arbeitsfähig. In ihrer Verzweiflung versucht Frau I. deshalb, ihre Reinigungsfirma weiterzuführen, was darin mündet, dass ihre Firma Konkurs anmelden muss und sie schließlich mit einem Schuldenberg dasteht, da sie dieser Aufgabe in keiner Weise gewachsen ist. Aufgrund der kPTSD war sie gar nicht mehr in der Lage zu arbeiten. Sie ist seit 2018 von der Sozialhilfe abhängig.

Seit 2020 ist Frau I. beim aktuellen Therapeuten in Behandlung. Neben der spezifischen Traumatherapie mussten auch die sozialen Probleme angegangen werden. Es brauchte einiges an Überzeugungsarbeit, bis sie bereit war, erneut eine IV-Anmeldung zu machen, da sie immer noch glaubte, es aus eigenen Kräften zu schaffen. Als die Sozialhilfe der früheren Gemeinde die gesetzliche Unterstützung verweigerte, nachdem ihr die Wohnung gekündigt wurde, stand Frau I. ohne finanzielle Unterstützung und ohne Wohnung da. Das hatte zur Folge, dass sie sich in dieser Zeit weiter verschuldete.

Die ungerechtfertigte Leistungsverweigerung durch die Sozialhilfe und die Abweisung von Leistungen durch die IV hat zur Folge, dass das Migrationsamt aufgrund ärztlicher Fehleinschätzungen und widerrechtlicher Leistungsverweigerung der Behörden Frau I. zu allem andern noch mit Ausschaffung droht.

Dieser Fall zeigt anschaulich, wie wichtig eine *sorgfältige Diagnostik* für das Schicksal eines traumatisierten Menschen ist. Diesbezüglich sind alle bei Frau I. involvierten Ärzte fachlich nicht auf dem erforderlichen Stand. In der Schweiz schreibt das Medizinalberufegesetz (MedBG) in Art. 17, Abs. 2 vor: [Die Weiterbildung] befähigt sie ... dazu: a. sichere Diagnosen zu stellen und die geeigneten Therapien zu verordnen beziehungsweise durchzuführen. Es wird aber auch deutlich, welche fatalen Folgen das Fehlverhalten der Polizei und der Sozialhilfebehörden haben kann.

Als Lehre aus diesem Fall kann man sehen, wie wichtig eine adäquate Diagnostik der behandelnden Ärzte ist. Mit der Diagnostik ist es aber noch nicht getan. Es braucht ein Engagement, das über die Traumabehandlung im engeren Sinne hinausgeht. Es geht auch darum, gerade bei Menschen mit Traumafolgestörungen, dass sich Therapeut*innen für eine menschenwürdige Behandlung durch Behörden und Versicherungen einsetzen. Dazu gehört auch, dafür zu sorgen, dass solche Menschen juristischen Beistand bekommen. Ohne engagierte ärztliche Behandlung und juristischen Beistand haben Betroffene keine Chance, mit solchen Situationen, wie sie in diesem Fallbeispiel erwähnt werden, zurechtzukommen und trotz ihres schweren Schicksals eine versöhnliche Haltung zu finden.

## 2.2 Diagnostische Kriterien

Heute spricht man von einem Kontinuum der Traumafolgestörungen mit unterschiedlichen Schweregraden. Eine zusätzliche Akzentuierung der Schwierigkeiten im Erfassen der psychischen Beeinträchtigungen resultiert aus den schwersten bekannten Traumafolgen, der Dissoziativen Identitätsstörung (DID), ein Konzept, das zeitgleich mit der Posttraumatischen Belastungsstörung geschaffen wurde. Nach der offiziellen Leseart wird die DID nicht den Traumafolgen zugerechnet, sondern im DSM zunächst unter den Konversionsstörungen eingeteilt.

Die ICD-11 schafft hier nur bedingt eine Neuorientierung, weil die DID und die übrigen dissoziativen Störungen nicht den Stressfolgestörungen zugeordnet, sondern in einem eigenen Kapitel „Dissoziative Störungen" behandelt werden. Gemäß unserer Ansicht sollte man das Spektrum der Traumafolgestörungen – wie in **Abbildung 2-1** gezeigt – darstellen.

### 2.2.1 Die einzelnen Störungsbilder

Traumatische Störungen können entsprechend den neuen diagnostischen Möglichkeiten in einem weiten Spektrum zugeordnet werden. Nachfolgend die aktuelle diagnostische Einteilung gemäß ICD-11.

**6B43 – Anpassungsstörung**

Die Anpassungsstörung ist eine fehlangepasste Reaktion auf einen identifizierbaren psychosozialen Stressor oder mehrere Stressoren (z. B. Scheidung, Krankheit oder Behinderung, sozioökonomische Probleme, Konflikte zu Hause oder am Arbeitsplatz), die normalerweise innerhalb eines Monats nach dem Stressor auftritt. Die Störung ist gekennzeichnet durch die Beschäftigung mit dem Stressor oder seinen Folgen, einschließlich übermäßiger Sorge, wiederkehrenden und belastenden Gedanken über den Stressor oder ständiges Grübeln über seine Auswirkungen so-

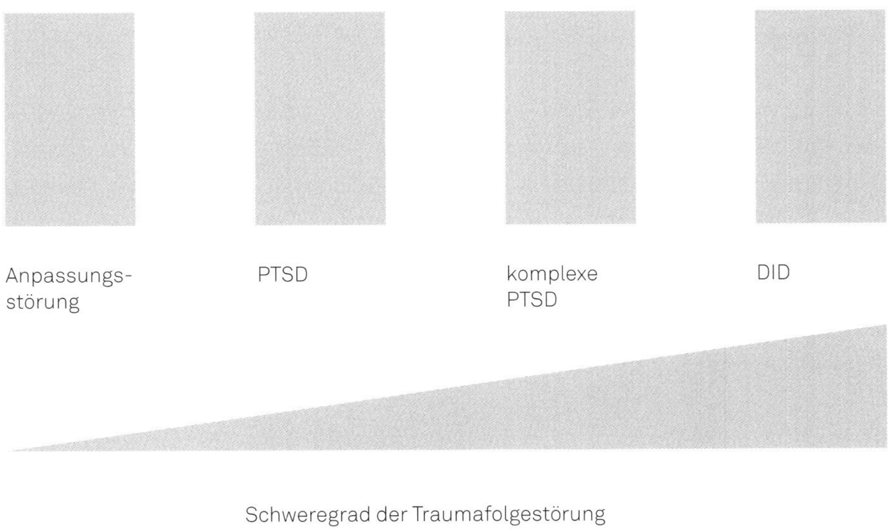


**Abbildung 2-1:** Zunehmender Schweregrad der Traumafolgestörungen (Eigendarstellung)

wie durch mangelnde Anpassung an den Stressor, der zu erheblichen Beeinträchtigungen im persönlichen und familiären Bereich führt, soziale, pädagogische, berufliche oder andere wichtige Funktionsbereiche. Die Symptome lassen sich nicht besser durch eine andere psychische Störung erklären (z. B. eine Stimmungsstörung, eine andere speziell mit Stress verbundene Störung) und klingen normalerweise innerhalb von sechs Monaten ab, es sei denn, der Stressor hält länger an.

### 6B40 – Posttraumatische Belastungsstörung

Eine Posttraumatische Belastungsstörung kann sich entwickeln, nachdem eine Person einem **extrem bedrohlichen oder schrecklichen Ereignis oder einer Reihe von Ereignissen** ausgesetzt war. Sie zeichnet sich durch folgendes aus:

1. **Wiedererleben** des traumatischen Ereignisses oder der Ereignisse in der Gegenwart in Form von lebhaften aufdringlichen Erinnerungen, Rückblenden oder Albträumen. Das Wiedererleben kann über eine oder mehrere Sinnesmodalitäten erfolgen und wird typischerweise von starken oder überwältigenden Emotionen, insbesondere Angst oder Schrecken und starken körperlichen Empfindungen begleitet.
2. **Vermeidung von Gedanken und Erinnerungen** an das Ereignis oder die Ereignisse oder das Vermeiden von Aktivitäten, Situationen oder Personen, die an das Ereignis oder die Ereignisse erinnern.
3. **Anhaltende Wahrnehmungen einer vermeintlichen Bedrohung**, beispielsweise angezeigt durch Hypervigilanz oder eine verstärkte Schreckreaktion auf Reize wie unerwartete Geräusche.

Die Symptome halten für mindestens mehrere (im aktuellen DSM V TR sind es vier) Wochen an und verursachen erhebliche Beeinträchtigungen in persönlichen, familiären, sozialen, schulischen, beruflichen oder anderen wichtigen Funktionen. Die Hypervigilanz ist das Resultat einer dauernden Alarmbereitschaft, die als Stressreaktion zu einer Reizüberforderung führt und viele Symptome wie etwa Migräne- und Schmerzattacken (als Folge der seelischen Anspannung) erklären mag. Ein weiterer Symptomcluster wird als Numbing bezeichnet: eine emotionale Taubheit gegenüber Reizen.

### 6B41 – Komplexe Posttraumatische Belastungsstörung

Die komplexe Posttraumatische Belastungsstörung (kPTSD) ist neben der Kernsymptomatik der PTSD durch eine anhaltende Affektregulationsstörung, ein negatives Selbstwertgefühl sowie anhaltenden Schwierigkeiten in der Beziehungsgestaltung charakterisiert.

Die kPTSD ist eine Störung, die sich entwickeln kann, nachdem der/die Betroffene einem Ereignis oder einer Reihe von Ereignissen extrem bedrohlicher oder entsetzlicher Natur ausgesetzt war. Am häufigsten anhaltende oder sich wiederholende Ereignisse sind jene, aus denen eine Flucht schwer oder unmöglich ist (z. B. Folter, Sklaverei, Genozid, anhaltende häusliche Gewalt, wiederholter sexueller oder körperlicher Missbrauch in der Kindheit). Alle diagnostischen Voraussetzungen für PTSD sind erfüllt. Darüber hinaus ist die komplexe PTSD gekennzeichnet durch:

1. Schwere und anhaltende Probleme der Affektregulation
2. Überzeugungen über sich selbst als vermindert, besiegt oder wertlos, begleitet von Scham-, Schuld- oder Versagensgefühlen im Zusammenhang mit dem traumatischen Ereignis
3. Schwierigkeiten, Beziehungen aufrechtzuerhalten und sich anderen nahe zu fühlen.

Diese Symptome verursachen erhebliche Beeinträchtigungen in persönlichen, familiären, sozialen, schulischen, beruflichen oder anderen wichtigen Funktionsbereichen.

### 2.2.2 Dissoziative Störungen

Die Neurologie kennt eine Reihe von dissoziativen Störungen, die im ICD-11 unter 6B60 „Dissoziative Neurologische Symptomstörung“ aufgeführt werden. Diese Störungsbilder sind gekennzeichnet durch das Auftreten von motorischen, sensorischen oder kognitiven Symptomen, deren Ursachen äußerst vielfältig sein können. Mit der neuen Version von ICD-11 werden grundlegende Änderungen in der Diagnostik von dissoziativen Phänomenen wirksam. Ein regelrechter Quantensprung charakterisiert diese Entwicklung.

Einer der Pioniere auf diesem Gebiet, der US-amerikanische Psychiater Frank W. Putnam, sprach schon vor Jahren von einer Zeitenwende:

„Das neue Zeitalter begann mit dem Erscheinen von Ellenberger (1980) gründlich recherchierter und erhellender Geschichte der Ursprünge und Entwicklungsphasen der dynamischen Psychiatrie. Dieses imposante Produkt der Gelehrsamkeit geht über eine blosse detaillierte geschichtliche Darstellung weit hinaus, indem es seinen Lesern eine faszinierende Synthese von Ereignissen, Themen und Persönlichkeiten, die die moderne Psychiatrie geformt haben, präsentiert. [...] In dem von Ellenberger rekonstruierten vielfältigen historischen Kontext lässt sich der starke Einfluss dissoziativer Phänomene auf das moderne Denken über psychische Prozesse besonders gut erkennen“ (Putnam, 2003, S. 56–57).

Im ICD-11 werden die dissoziativen Störungen in einem eigenen Kapitel aufgeführt – diese Störungsbilder sind gekennzeichnet durch eine unfreiwillige Unterbrechung oder Diskontinuität in der normalen Integration eines oder mehrerer der folgenden Elemente: Identität, Empfindungen, Wahrnehmungen, Affekte, Gedanken, Erinnerungen, Kontrolle über Körperbewegungen oder Verhalten. Unterbrechungen können vollständig sein, sind jedoch häufiger partiell und können von Tag zu Tag oder sogar von Stunde zu Stunde variieren. Die Symptome von dissoziativen Störungen sind nicht auf die direkte Wirkung eines Medikaments oder einer Substanz zurückzuführen, einschließlich Entzugserscheinungen, und werden nicht besser durch eine andere psychische Verhaltens- oder neurologische Entwicklungsstörung, eine Schlaf-Wach-Störung, eine Erkrankung des Nervensystems oder eine andere Erkrankung erklärt. Die Zustände sind nicht Teil einer anerkannten kulturellen, religiösen oder spirituellen Praxis. Dissoziative Symptome bei dissoziativen Störungen sind so schwerwiegend, dass sie zu erheblichen Beeinträchtigungen in persönlichen, familiären, sozialen, schulischen, beruflichen oder anderen wichtigen Funktionsbereichen führen.

### 6B64 – Die dissoziative Identitätsstörung

Die dissoziative Identitätsstörung (DID) ist gekennzeichnet durch eine Identitätsstörung, bei der zwei oder mehr unterschiedliche Persönlichkeitszustände mit ausgeprägten Diskontinuitäten im Sinne von Selbst- und Handlungsfähigkeit, auftreten. Jeder Persönlichkeitszustand beinhaltet sein eigens Muster des Erlebens, Wahrnehmens, Begreifens und Beziehens auf sich selbst, den Körper und die Umwelt. Mindestens zwei unterschiedliche Persönlichkeitszustände übernehmen wiederholt die exekutive Kontrolle über das Bewusstsein und die Reaktionen des Individuums in der Interaktion mit anderen oder mit der Umwelt, beispielsweise bei der Ausübung bestimmter Aspekte des täglichen Lebens wie Elternschaft oder Arbeit oder als Reaktion auf bestimmte Situationen (z. B. solche, die als bedrohlich empfunden werden). Veränderungen des Persönlichkeitszustandes (“personality states”) werden von entsprechenden Veränderungen in Empfindung, Wahrnehmung, Affekt, Kognition, Gedächtnis, motorischer Kontrolle und Verhalten begleitet. Es gibt typischerweise Episoden von Amnesie, die schwerwiegend sein können. Die Symptome lassen sich nicht besser durch eine andere psychische verhaltens- oder neurologische Entwicklungsstörung erklären und sind nicht auf die direkte Wirkung einer Substanz oder eines Medikaments auf das Zentralnervensystem einschließlich Entzugserscheinungen und nicht auf eine Erkrankung des Nervensystems oder eine Schlaf-Wach-Störung zurückzuführen. Die Symptome führen zu erheblichen Beeinträchtigungen in persönlichen, familiären, sozialen, schulischen, beruflichen oder anderen wichtigen Funktionsbereichen.

### 6B65 – Partielle dissoziative Identitätsstörung

Die partielle dissoziative Identitätsstörung (pDID) ist gekennzeichnet durch eine Identitätsstörung, bei der zwei oder mehr verschiedene Persönlichkeitszustände (dissoziative Identitäten) mit ausgeprägten Diskontinuitäten im Sinne von Selbst- und Handlungsfähigkeit verbunden sind. Jeder Persönlichkeitszustand beinhaltet sein eigenes Muster des Erlebens, Wahrnehmens, Begreifens und Beziehens auf sich selbst, den Körper und die Umwelt. Ein Persönlichkeitszustand ist dominant und funktioniert normalerweise im täglichen Leben, wird jedoch von einem oder mehreren nicht dominanten Persönlichkeitszuständen (dissoziatives Eindringen) gestört. Diese Eingriffe können kognitiv, affektiv, wahrnehmungsbezogen, motorisch oder verhaltensbezogen sein. Sie werden als Störung des Funktionierens des dominanten Persönlichkeitszustandes erlebt und sind typischerweise aversiv. Die nicht-dominaten Persönlichkeitszustände übernehmen nicht immer wieder die exekutive Kontrolle über das Bewusstsein und die Funktion des Individuums, aber es kann gelegentliche, begrenzte und vorübergehende Episoden geben, in denen ein unterschiedlicher Persönlichkeitszustand die exekutive Kontrolle übernimmt, um sich an umschriebenen Verhaltensweisen zu beteiligen, z. B. emotionalen Zuständen oder während Episoden von Selbstverletzung oder dem Wiedererleben von traumatischen Erinnerungen. Die Symptome lassen sich nicht besser durch eine andere psychische, verhaltens- oder neurologische Entwicklungsstörung erklären und sind nicht auf die direkte Wirkung einer Substanz oder eines Medikaments auf das Zentralnervensystem, einschließlich Entzugserscheinungen zurückzuführen und nicht Folge einer Erkrankung des Nervensystems oder einer Schlaf-Wach-Störung. Die Symptome führen zu erheblichen Beeinträchtigungen in persönlichen, familiären, sozialen, schulischen, beruflichen oder anderen wichtigen Funktionsbereichen.

*Die partielle dissoziative Identitätsstörung (pDID) unterscheidet sich von der DID darin, dass die Spaltung zwischen den Persönlichkeitszuständen weniger ausgeprägt ist. In der Regel treten keine Amnesien, hingegen regelmäßig teildissoziiertes Handeln auf.*

### 6B66 – Depersonalisations-Derealisationsstörung

Die Depersonalisations-Derealisationsstörung ist gekennzeichnet durch anhaltende oder wiederkehrende Erfahrungen von Depersonalisation, Derealisation oder beidem. *Depersonalisation* ist dadurch gekennzeichnet, dass man das Selbst als fremd oder unwirklich erlebt oder sich von seinen Gedanken, Gefühlen, Empfindungen, Körper oder Handlungen losgelöst oder als Beobachter von außen fühlt. *Derealisation* ist dadurch gekennzeichnet, dass man andere Personen, Gegenstände oder die Welt als fremd oder unwirklich (z. B. traumartig, distanziert, neblig, leblos, farblos oder visuell verzerrt) oder sich von der Umgebung losgelöst fühlt. Die Erfahrungen der Depersonalisation oder Derealisation treten nicht ausschließlich während einer anderen dissoziativen Störung auf und lassen sich nicht besser durch eine andere psychische verhaltens- oder neurologische Entwicklungsstörung erklären. Bei Erfahrungen von Depersonalisation und Derealisation bleibt die Realitätsprüfung intakt. Die Erfahrungen von Depersonalisation und Derealisation sind nicht auf die direkte Wirkung einer Substanz oder eines Medikaments auf das Zentralnervensystem einschließlich Entzugserscheinungen zurückzuführen und nicht Folge einer Erkrankung des Nervensystems oder einer Schlaf-Wach-Störung. Die Symptome führen zu erheblichen Beeinträchtigungen in persönlichen, familiären, sozialen, schulischen, beruflichen oder anderen wichtigen Funktionsbereichen.

*Depersonalisation und Derealisation beschreiben Beeinträchtigungen der Wahrnehmung von sich selbst und der Umgebung. Sie können komorbid bei verschiedenen anderen psychiatrischen Erkrankungen wie Depression, Sucht und Psychose auftreten.*

## 2.3 Was ist eine Krankheit, was ist ein Unfall?

Wie kaum ein anderes Störungsbild zeigt die Konzeption der Traumafolgestörungen die Schwierigkeiten des Fachs, sich zu einigen, welche Symptome das Krankheitsbild charakterisieren, ja unter welchen Bedingungen man überhaupt von Krankheit sprechen kann. Wie intensiv müssen die Beschwerden sein? Die rechtliche Definition „Krankheit" für die Schweiz findet sich im ATSG (Bundesgesetz über den Allgemeinen Teil des Sozialversicherungsrechts) vom 6. Oktober 2000 (**Kasten 2-1**).

**Kasten 2.1:** Rechtliche Definition von Krankheit und Unfall im ATSG

Art. 3 ATSG Krankheit

1. Krankheit ist jede Beeinträchtigung der körperlichen, geistigen oder psychischen Gesundheit, die nicht Folge eines Unfalles ist und die eine medizinische Untersuchung oder Behandlung erfordert oder eine Arbeitsunfähigkeit zur Folge hat.
2. Als Geburtsgebrechen gelten diejenigen Krankheiten, die bei vollendeter Geburt bestehen.

Im selben Gesetz ist der Unfall wie folgt definiert:

**Art. 4 ATSG Unfall**
Unfall ist die plötzliche, nicht beabsichtigte schädigende Einwirkung eines ungewöhnlichen äußeren Faktors auf den menschlichen Körper, die eine Beeinträchtigung der körperlichen, geistigen oder psychischen Gesundheit oder den Tod zur Folge hat.

Forscher wie Arthur Kleinman weisen auf die Tatsache hin, dass sich jegliches Krankheitsverständnis, sei es biologisch oder psychologisch orientiert, nicht losgelöst vom kulturellen und gesellschaftlichen Hintergrund betrachten lässt. Krankheiten können auch durch gesellschaftlich-politische Gegebenheiten und Missstände – wie Armut, Konflikte, Unterdrückung oder Flucht – verursacht sein (Hacking, 1999). Der pathophysiologische Zusammenhang, wie sich *social suffering* schließlich als Störung manifestiert, ist zwar nach wie vor in vielen Aspekten nicht geklärt; wie krankmachend aber etwa negative Kindheitserlebnisse sein können, ist inzwischen über die ACE-Studie bestätigt (Tschan, 2019).

Stellen Sie sich einmal vor, den Ärzt*innen wäre das Phänomen von *Phantomschmerzen* unbekannt. Phantomschmerzen sind Schmerzen an amputierten Gliedmaßen, also an einem Ort, wo eigentlich *nichts* mehr vorhanden ist, das weh tun könnte. Hypothesen sind für die Medizin zentral: „Denn ohne Theorie ist der Arzt blind und ohne praktisches Können lahm" (Adler, 2022, S. 7). Deswegen ist eine reflektierende Auseinandersetzung mit dem wissenschaftlichen Konstrukt der Traumafolgestörungen unabdingbar. Dass dies nicht ohne Kontroversen möglich ist, liegt in der Natur der Sache. Bedenklich stimmen uns jedoch Medienberichterstattungen etwa in Zusammenhang mit „Satanic Panik", welche die Schweizer Öffentlichkeit 2022/2023 aufwühlten und zu einer Diskreditierung betroffener Opfer und den sie unterstützenden Fachleuten führten. Der Vorwurf: therapeutisch tätige Fachleute würden ihren Patient*innen die abartigsten Missbrauchsrituale suggerieren. Die generelle Diffamierung trug zu einer erheblichen Irritation bei betroffenen Patient*innen bei, die ohnehin Mühe mit ihrer Glaubwürdigkeit haben. Dass einzelne Fachleute therapeutische Fehler verüben, ist wohl unbestritten und soll auch thematisiert werden (Tschan, 2023b).

Der Zeitgeist trug dazu bei, dass die traumabedingte Symptomatik lange als Schwäche oder konstitutionelle Einschränkung (d.h. anlagebedingte Organminderwertigkeit) angesehen worden war. Darüber hinaus galt in Medizinerkreisen die Auffassung, dass „seelische Störungen nach psychotraumatischen Einwirkungen ...

grundsätzlich nach Wochen, äußerstenfalls Monaten [abklingen]. Persistieren diese weiter, so sind die Ursachen in einer psychopathischen Konstitution ... zu suchen“ (Schneider, zit. in Vees, 2010). Eine typische Form von victim-blaming resp. Nicht-Anerkennung der leidensbedingten Auswirkungen. Viel zynischer kann man nicht auf Betroffene zugehen. Dies verdeutlicht die Bedeutung der „wissenschaftlichen“ Konzepte für die Versorgung schwer traumatisierter Menschen. „Diagnosen sind nicht gegeben, existieren nicht einfach so, sondern sie entstammen Vorstellungen in uns, die auf einer Theorie der Medizin beruhen“ (Adler, 2022, S. 38).

Die beiden Diagnosemanuale für die Diagnostik von psychiatrischen Störungsbildern DSM und ICD erheben den Anspruch, dass für alle Fachleute die gleichen Grundlagen gelten sollen, wie die einzelnen Störungen zu klassifizieren sind. Damit soll auch die vergleichende wissenschaftliche Forschung sichergestellt werden. Diagnosen sollen ohne theoretische Modelle, losgelöst von den einzelnen Therapieschulen und unabhängig von persönlichen Einstellungen und Meinungen gestellt werden. Dabei soll ausschließlich auf die Verhaltensweisen und Symptome abgestellt werden, welche die Patient*innen berichten oder zeigen – und nicht auf Interpretationen durch Fachleute. Das geht jedoch nicht ohne Theorien und Konzepte: „Die Aufgabe des Arztes besteht darin, die somatischen, psychischen und sozialen Faktoren in ihren Zusammenhängen zu erfassen, zu gewichten und daraus Handlungsanweisungen für das ärztliche Tun abzuleiten“ (Adler, 2022, S. 9). Man muss sich immer im Klaren sein, dass das individuelle Leiden mit der Diagnosestellung nicht erfasst wird. Mit Demut und Bescheidenheit können wir einzig konstatieren: Irren ist menschlich oder wie es Karl Popper (1963) formulierte: We are learning through our mistakes. (Übers. des Autors: Wir lernen aus unseren Fehlern.)

## 2.4 PTSD im DSM-5-TR

Um einen Vergleich mit der Diagnostik gemäß des amerikanischen Diagostischen und Statistischen Manuals Psychische Störungen DSM-5 (American Psychiatric Association, APA, 2018, 2025) zu ermöglichen, führen wir an dieser Stelle die entsprechenden diagnostischen Kriterien aus der deutschen Übersetzung an (American Psychiatric Association, APA, 2018, 2025).

Die American Psychiatric Association (APA) (2022) definiert eine Posttraumatische Belastungsstörung (PTBS) wie folgt: *„PTSD is a mental and behavioral disorder that develops from experiencing a traumatic event. A trauma is defined an experience that cause intense physical and psychological stress reactions.“* Die Posttraumatische Belastungsstörung ist eine Krankheit, die sich im Psychischen und auf der Verhaltensebene zeigt, und die sich als Folge eines traumatischen Ereignisses entwickelt. Ein Trauma wird definiert als ein Ereignis, welches mit ausgeprägtem körperlichem und psychischem Stress verbunden ist [Übers. d. Autoren].

Die Störung kann nach einem einzelnen Ereignis, nach mehreren Ereignissen oder einer Reihe von Umständen auftreten, die durch die betreffende Person als körperlich oder psychisch belastend oder als bedrohlich erlebt werden, und die länger anhaltende und widrige Auswirkungen auf das körperliche, soziale, emotionale oder spirituelle Wohlbefinden haben. Beispiele von traumatischen Ereignissen sind sexualisierte Übergriffe, häusliche Gewalt, Übergriffe in der Kindheit, Krieg und die damit verbundenen Traumata, Naturkatastrophen, Verkehrsunfälle, und andere lebensbedrohliche Ereignisse oder Ereignisse mit Auswirkungen auf das Wohlbefinden, inkl. schweren Erkrankungen.

Die Autoren dieses Fachbuch weisen darauf hin, dass in der klinischen Diagnostik der Traumafolgestörungen die nachfolgende Reaktion an ein traumatisches Geschehen entscheidend ist, und weniger das primäre Ereignis. Viele Menschen erleben schlimme Dinge, ohne dass sie an einer Traumafolgestörung leiden.

In der deutschen Ausgabe der DSM-5 (American Psychiatric Association, APA, 2018, 2025) werden die Posttraumatischen Belastungsstörungen ausführlich bezüglich der folgenden Punkte beschrieben und kommentiert:

- diagnostische Merkmale
- zugehörigen Merkmale zur Diagnosesicherung
- Prävalenz
- Entwicklung und Verlauf
- Risiko- und prognostische Faktoren
- Präklinische, peritraumatische und posttraumatische Faktoren
- kulturelle und geschlechtsspezifische Besonderheiten
- Suizidrisiko
- Folgen der Posttraumatischen Belastungsstörung
- Differenzialdiagnose und
- Komorbidität.

Das Studium dieser Ausführungen sei jeder/m Leser*in empfohlen. Der folgende **Kasten 2.1** fasst die diagnostischen Kriterien der Posttraumatischen Belastungsstörungen für Erwachsene, Jugendliche und Kinder unter und über 6 Jahre zusammen. Ausführliche Erläuterungen zu den diagnostischen Kriterien finden sich im DSM-5-Manual (American Psychiatric Association, APA, 2025).

**Kasten 2.1:** Posttraumatische Belastungsstörungen (American Psychiatric Association (APA). (2025, S. 430–434).

| **Diagnostische Kriterien** | **F43.10** |
|---|---|

**Posttraumatische Belastungsstörung bei Personen im Alter von über 6 Jahren**

**Beachte:** Die folgenden Kriterien gelten für Erwachsene, Jugendliche und Kinder, die älter als 6 Jahre sind. Für 6-jährige oder jüngere Kinder gelten die entsprechenden weiter unten aufgeführten Kriterien.

A. Konfrontation mit tatsächlichem oder drohendem Tod, ernsthafter Verletzung oder sexueller Gewalt auf eine (oder mehrere) der folgenden Arten:
   1. Direktes Erleben eines oder mehrerer traumatischer Ereignisse.
   2. Persönliches Erleben eines oder mehrerer solcher traumatischer Ereignisse bei anderen Personen.
   3. Erfahren, dass einem nahen Familienmitglied oder einem engen Freund ein oder mehrere traumatische Ereignisse zugestoßen sind. Im Falle von tatsächlichem oder drohendem Tod des Familienmitgliedes oder Freundes muss das Ereignis bzw. müssen die Ereignisse durch Gewalt oder einen Unfall bedingt sein.
   4. Die Erfahrung wiederholter oder extremer Konfrontation mit aversiven Details von einem oder mehreren derartigen traumatischen Ereignissen (z.B. Ersthelfer, die menschliche Leichenteile aufsammeln, oder Polizisten, die wiederholt mit schockierenden Details von Kindesmissbrauch konfrontiert werden).

      **Beachte:** Eine Konfrontation durch elektronische Medien, Fernsehen, Spielfilme oder Bilder erfüllt das Kriterium A4 nicht, es sei denn, diese Konfrontation ist berufsbedingt.

B. Vorhandensein eines (oder mehrerer) der folgenden Symptome des Wiedererlebens (Intrusionen), die auf das oder die traumatischen Ereignisse bezogen sind und die nach dem oder den traumatischen Ereignissen aufgetreten sind:
   1. Wiederkehrende, unwillkürlich sich aufdrängende belastende Erinnerungen (Intrusionen) an das oder die traumatischen Ereignisse.

      **Beachte:** Bei Kindern, die älter als 6 Jahre sind, können traumabezogene Themen oder Aspekte des oder der traumatischen Ereignisse wiederholt im Spielverhalten zum Ausdruck kommen.
   2. Wiederkehrende, belastende Träume, deren Inhalte und/oder Affekte sich auf das oder die traumatischen Ereignisse beziehen.

**Beachte:** Bei Kindern können stark beängstigende Träume ohne wiedererkennbaren Inhalt auftreten.

3. Dissoziative Reaktionen (z.B. Flashbacks), bei denen die Person fühlt oder handelt, als ob sich das oder die traumatischen Ereignisse wieder ereignen würden.
   (Diese Reaktionen können in einem Kontinuum auftreten, bei dem der völlige Wahrnehmungsverlust der Umgebung die extremste Ausdrucksform darstellt.) **Beachte:** Bei Kindern können Aspekte des Traumas im Spiel nachgestellt werden.
4. Intensive oder anhaltende psychische Belastung bei der Konfrontation mit inneren oder äußeren Hinweisreizen, die einen Aspekt des oder der traumatischen Ereignisse symbolisieren oder an Aspekte desselben bzw. derselben erinnern.
5. Deutliche körperliche Reaktionen bei der Konfrontation mit inneren oder äußeren Hinweisreizen, die einen Aspekt des oder der traumatischen Ereignisse symbolisieren oder an Aspekte desselben bzw. derselben erinnern.

C. Anhaltende Vermeidung von Reizen, die mit dem oder den traumatischen Ereignissen verbunden sind, und die nach dem oder den traumatischen Ereignissen begannen. Dies ist durch eines (oder beide) der folgenden Symptome gekennzeichnet:
   1. Vermeidung oder Bemühungen, belastende Erinnerungen, Gedanken oder Gefühle zu vermeiden, die sich auf das oder die Ereignisse beziehen oder eng mit diesem/diesen verbunden sind.
   2. Vermeidung oder Bemühungen, Dinge in der Umwelt (Personen, Orte, Gespräche, Aktivitäten, Gegenstände, Situationen) zu vermeiden, die belastende Erinnerungen, Gedanken oder Gefühle hervorrufen, die sich auf das oder die Ereignisse beziehen oder eng mit diesem bzw. diesen verbunden sind.

D. Negative Veränderungen von Kognitionen und der Stimmung im Zusammenhang mit dem oder den traumatischen Ereignissen. Die Veränderungen haben nach dem oder den traumatischen Ereignissen begonnen oder sich verschlimmert und sind durch zwei (oder mehr) der folgenden Symptome gekennzeichnet:
   1. Unfähigkeit, sich an einen wichtigen Aspekt des oder der traumatischen Ereignisse zu erinnern (typischerweise durch Dissoziative Amnesie und nicht durch andere Faktoren wie Kopfverletzungen, Alkohol oder Drogen bedingt).

2. Anhaltende und übertriebene negative Überzeugungen oder Erwartungen, die sich auf die eigene Person, andere Personen oder die Welt beziehen (z.B. „Ich bin schlecht", „Man kann niemandem trauen", „Die ganze Welt ist gefährlich", „Mein Nervensystem ist dauerhaft ruiniert").
3. Anhaltende verzerrte Kognitionen hinsichtlich der Ursache und Folgen des oder der traumatischen Ereignisse, die dazu führen, dass die Person sich oder anderen die Schuld zuschreibt.
4. Andauernder negativer emotionaler Zustand (z.B. Furcht, Entsetzen, Wut, Schuld oder Scham).
5. Deutlich vermindertes Interesse oder verminderte Teilnahme an wichtigen Aktivitäten.
6. Gefühle der Abgetrenntheit oder Entfremdung von anderen.
7. Anhaltende Unfähigkeit, positive Gefühle zu empfinden (z.B. Glück, Zufriedenheit, Gefühle der Zuneigung).

E. Deutliche Veränderungen des Erregungsniveaus und der Reaktivität im Zusammenhang mit dem oder den traumatischen Ereignissen. Die Veränderungen haben nach dem oder den traumatischen Ereignissen begonnen oder sich verschlimmert und sind durch zwei (oder mehr) der folgenden Symptome gekennzeichnet:
1. Reizbarkeit und Wutausbrüche (ohne oder aus geringfügigem Anlass), welche typischerweise durch verbale oder körperliche Aggression gegenüber Personen oder Gegenständen ausgedrückt werden.
2. Riskantes oder selbstzerstörerisches Verhalten.
3. Übermäßige Wachsamkeit (Hypervigilanz).
4. Übertriebene Schreckreaktionen.
5. Konzentrationsschwierigkeiten.
6. Schlafstörungen (z.B. Ein- oder Durchschlafschwierigkeiten oder unruhiger Schlaf).

F. Das Störungsbild (Kriterien B, C, D und E) dauert länger als 1 Monat.

G. Das Störungsbild verursacht in klinisch bedeutsamer Weise Leiden oder Beeinträchtigungen in sozialen, beruflichen oder anderen wichtigen Funktionsbereichen.

H. Das Störungsbild ist nicht Folge der physiologischen Wirkung einer Substanz (z.B. Medikament, Alkohol) oder eines medizinischen Krankheitsfaktors.

*Bestimme, ob:*

**Mit Dissoziativen Symptomen:** Die bei der betroffenen Person auftretenden Symptome erfüllen die Kriterien für eine Posttraumatische Belastungsstörung.

Zusätzlich erlebt die betroffene Person als Reaktion auf das auslösende Ereignis dauerhaft oder wiederkehrend eines der beiden folgenden Symptome:

1. **Depersonalisation:** Anhaltende oder wiederkehrende Erfahrung des Losgelöstseins und das Gefühl, die eigenen Gedanken und Körperempfindungen von außen zu beobachten (z.B. Gefühl, als sei man in einem Traum; Gefühl der Unwirklichkeit des Selbst oder des Körpers oder alles wie in Zeitlupe zu erleben).
2. **Derealisation:** Anhaltende oder wiederkehrende Erfahrungen der Unwirklichkeit der Umgebung (z.B. die Umgebung wird als unwirklich, wie im Traum, entfernt oder verzerrt wahrgenommen).

**Beachte:** Um diesen Subtyp zu vergeben, dürfen die dissoziativen Symptome nicht auf die physiologische Wirkung einer Substanz (z.B. Erinnerungsverlust, Verhalten während einer Alkoholintoxikation) oder einen medizinischen Krankheitsfaktor (z.B. komplex fokale Anfälle) zurückgehen.

*Bestimme, ob:*

**Mit Verzögertem Beginn:** Wenn das Auftreten und das Beschreiben einzelner Symptome zwar initial erfolgt, aber erst mindestens 6 Monate nach dem Ereignis alle diagnostischen Kriterien erfüllt sind.

**Posttraumatische Belastungsstörung bei Kindern bis zum Alter von 6 Jahren**

A. Das 6-jährige oder jüngere Kind war tatsächlichem oder drohendem Tod, ernsthafter Verletzung oder sexueller Gewalt auf eine (oder mehrere) der folgenden Arten ausgesetzt:
   1. Direktes Erleben eines oder mehrerer traumatischer Ereignisse.
   2. Persönliches Erleben eines oder mehrerer solcher traumatischer Ereignisse bei anderen Personen, insbesondere bei primären Bezugspersonen.
   3. Erfahren, dass einem nahen Familienmitglied oder einem engen Freund ein oder mehrere traumatische Ereignisse zugestoßen sind.

B. Vorhandensein eines (oder mehrerer) der folgenden Symptome des Wiedererlebens (Intrusionen), die auf das oder die traumatischen Ereignisse bezogen sind und die nach dem oder den traumatischen Ereignissen aufgetreten sind:
   1. Wiederkehrende, unwillkürlich sich aufdrängende belastende Erinnerungen (Intrusionen) an das oder die traumatischen Ereignisse.
      **Beachte:** Spontane und intrusive Gedanken müssen nicht notwendigerweise belastend wirken, sondern können auch spielerisch reinszeniert werden.
   2. Wiederkehrende, belastende Träume, deren Inhalte und/oder Affekte sich auf das oder die traumatischen Ereignisse beziehen.

**Beachte:** Es kann möglicherweise nicht gesichert werden, dass der beängstigende Inhalt der Träume mit dem belastenden Ereignis zusammenhängt.

3. Dissoziative Reaktionen (z. B. Flashbacks), bei denen das Kind fühlt oder handelt, als ob das oder die traumatischen Ereignisse sich wieder ereignen würden. (Diese Reaktionen können in einem Kontinuum auftreten, bei dem der völlige Wahrnehmungsverlust der Umgebung die extremste Ausdrucksform darstellt.) Aspekte des Traumas können im Spiel nachgestellt werden.
4. Intensive oder anhaltende psychische Belastung bei der Konfrontation mit inneren oder äußeren Hinweisreizen, die einen Aspekt des oder der traumatischen Ereignisse symbolisieren oder an Aspekte desselben bzw. derselben erinnern.
5. Deutliche körperliche Reaktionen bei der Konfrontation mit inneren oder äußeren Hinweisreizen, die einen Aspekt des oder der traumatischen Ereignisse symbolisieren oder an Aspekte desselben bzw. derselben erinnern.

C. Vorhandensein eines (oder mehrerer) der folgenden Symptome, welche entweder anhaltende Vermeidung von Reizen, die mit dem oder den traumatischen Ereignissen verbunden sind, oder negative kognitive oder affektive Veränderungen im Zusammenhang mit dem oder den traumatischen Ereignissen beinhalten. Diese Veränderungen traten erstmalig nach dem oder den Ereignissen auf oder haben sich danach verschlimmert:

**Anhaltende Vermeidung von Reizen**

1. Vermeidung oder Bemühungen, Aktivitäten, Orte oder Gegenstände zu vermeiden, die an das oder die traumatischen Ereignisse erinnern.
2. Vermeidung oder Bemühungen, Personen, Gespräche oder zwischenmenschliche Situationen zu vermeiden, die Erinnerungen an das oder die traumatischen Ereignisse hervorrufen.

**Negative kognitive Veränderungen**

1. Deutlich häufiger auftretende negative emotionale Zustände (z. B. Furcht, Schuld, Traurigkeit, Scham oder Verwirrung).
2. Deutlich vermindertes Interesse oder verminderte Teilnahme an wichtigen Aktivitäten, darunter eingeschränktes Spielen.
3. Soziales Rückzugsverhalten.
4. Dauerhaft verminderter Ausdruck positiver Emotionen.

D. Veränderungen des Erregungsniveaus und der Reaktivität im Zusammenhang mit dem oder den traumatischen Ereignissen. Die Veränderungen haben nach dem oder den traumatischen Ereignissen begonnen oder sich verschlimmert und sind durch zwei (oder mehr) der folgenden Symptome gekennzeichnet:

1. Reizbarkeit und Wutausbrüche (ohne oder aus geringfügigem Anlass), welche typischerweise durch verbale oder körperliche Aggression gegenüber Personen oder Gegenständen ausgedrückt werden (einschließlich extremer Wutanfälle).
2. Übermäßige Wachsamkeit (Hypervigilanz).
3. Übertriebene Schreckreaktionen.
4. Konzentrationsschwierigkeiten.
5. Schlafstörungen (z. B. Ein- oder Durchschlafschwierigkeiten oder unruhiger Schlaf).

E. Das Störungsbild dauert länger als 1 Monat.

F. Das Störungsbild verursacht in klinisch bedeutsamer Weise Leiden oder Beeinträchtigungen in Beziehungen mit Eltern, Geschwistern, Gleichaltrigen oder anderen Bezugspersonen oder im schulischen Verhalten.

G. Das Störungsbild ist nicht Folge der physiologischen Wirkung einer Substanz (z. B. Medikament, Alkohol) oder eines medizinischen Krankheitsfaktors.

*Bestimme, ob:*

**Mit Dissoziativen Symptomen:** Die beim Kind auftretenden Symptome erfüllen die Kriterien für eine Posttraumatische Belastungsstörung. Zusätzlich erlebt das Kind dauerhaft oder wiederkehrend eines der beiden folgenden Symptome:

1. **Depersonalisation:** Anhaltende oder wiederkehrende Erfahrung des Losgelöstseins und das Gefühl, die eigenen Gedanken und Körperempfindungen von außen zu beobachten (z. B. Gefühl, als sei man in einem Traum; Gefühl der Unwirklichkeit des Selbst oder des Körpers oder alles wie in Zeitlupe zu erleben).
2. **Derealisation:** Anhaltende oder wiederkehrende Erfahrungen der Unwirklichkeit der Umgebung (z. B. die Umgebung wird als unwirklich, wie im Traum, entfernt oder verzerrt wahrgenommen).

**Beachte:** Um diesen Subtyp zu vergeben, dürfen die dissoziativen Symptome nicht auf die physiologische Wirkung einer Substanz (z. B. Erinnerungsverlust) oder einen medizinischen Krankheitsfaktor (z. B. komplex fokale Anfälle) zurückgehen.

*Bestimme, ob:*

**Mit Verzögertem Beginn:** Wenn das Auftreten und das Beschreiben einzelner Symptome zwar initial erfolgt, aber erst mindestens 6 Monate nach dem Ereignis alle diagnostischen Kriterien erfüllt sind.

## 2.5 Diagnostik und therapeutische Möglichkeiten mittels AI/KI

Seit ein paar Jahren findet AI (Artificial Intelligence) oder KI (Künstliche Intelligenz) als neues Tool Eingang in medizinische Bereiche. Wir haben deshalb im Januar 2025 beschlossen, den beiden großen KI Systemen DeepSeek und ChatGPT die Frage vorzulegen: „Welche Symptome treten bei einer Traumafolgestörung auf“? Die Antwort überraschte uns – wir geben Ihnen nachfolgend die Version von DeepSeek vom 9.2.2025 wieder.

**DeepSeeK:**
Die Symptome einer Traumafolgestörung können vielfältig sein und sich auf unterschiedliche Weise zeigen. Sie werden oft in mehrere Kategorien unterteilt, die sowohl psychische als auch körperliche Aspekte umfassen. Hier sind die häufigsten Symptome:

1. Intrusionen (Wiedererleben des Traumas)
**Flashbacks**: Plötzliches und intensives Wiedererleben des Traumas, als ob es gerade passiert.
**Albträume**: Häufige Träume, die das Trauma thematisieren.
**Intrusive Gedanken**: Ungewollte und belastende Erinnerungen an das Trauma, die immer wieder auftauchen.

2. Vermeidungsverhalten
**Vermeidung von Auslösern**: Orte, Menschen, Aktivitäten oder Situationen, die an das Trauma erinnern, werden gemieden.
**Emotionale Taubheit**: Gefühle von Betäubung, Distanziertheit oder Unfähigkeit, positive Emotionen zu empfinden.

3. Negative Veränderungen in Gedanken und Stimmung
**Negative Gedanken**: Anhaltende negative Überzeugungen über sich selbst, andere oder die Welt (z. B. „Ich bin schlecht“, „Die Welt ist gefährlich“).
**Schuld- oder Schamgefühle**: Starke Gefühle von Schuld oder Scham im Zusammenhang mit dem Trauma.
**Interessenverlust**: Verlust des Interesses an Aktivitäten, die früher Spaß gemacht haben.
**Sozialer Rückzug**: Rückzug von Freunden, Familie und sozialen Aktivitäten.

4. Hyperarousal (Übererregung)
**Reizbarkeit und Wutausbrüche**: Leichte Reizbarkeit oder Wutausbrüche, oft ohne erkennbaren Grund.
**Schlafstörungen**: Schwierigkeiten beim Einschlafen oder Durchschlafen.
**Konzentrationsschwierigkeiten**: Probleme, sich zu konzentrieren oder sich zu erinnern.
**Übermäßige Wachsamkeit**: Ständiges Gefühl der Alarmbereitschaft oder „auf der Hut sein".

5. Emotionale Überreaktion
**Starke emotionale Reaktionen**: Überwältigende emotionale Reaktionen auf scheinbar harmlose Auslöser.
**Angst und Panikattacken**: Plötzliche und intensive Angstzustände oder Panikattacken.

6. Körperliche Symptome
**Körperliche Schmerzen**: Unerklärliche körperliche Schmerzen oder Beschwerden.
**Müdigkeit**: Chronische Müdigkeit oder Erschöpfung.
**Herzrasen oder Atemnot**: Körperliche Reaktionen, die an Angstattacken erinnern.

7. Dissoziation
**Depersonalisation**: Das Gefühl, von sich selbst losgelöst zu sein, als ob man sich selbst von außen beobachtet.
**Derealisation**: Das Gefühl, dass die Umgebung unwirklich oder fremd erscheint.

Wann profess onelle Hilfe suchen?
Wenn du mehrere dieser Symptome bei dir bemerkst und sie dein tägliches Leben beeinträchtigen, könnte es sinnvoll sein, professionelle Hilfe in Anspruch zu nehmen. Ein Psychologe oder Psychiater kann eine genaue Diagnose stellen und dir helfen, die richtige Behandlung zu finden.

Behandlungsmöglichkeiten
**Traumatherapie**: Spezialisierte Therapieformen wie EMDR (Eye Movement Desensitization and Reprocessing) oder traumafokussierte kognitive Verhaltenstherapie (TF-CBT).
**Medikamente**: In einigen Fällen können Antidepressiva oder andere Medika-

mente verschrieben werden, um die Symptome zu lindern.
**Selbsthilfegruppen**: Der Austausch mit anderen Betroffenen kann ebenfalls hilfreich sein.
Es ist wichtig, sich bewusst zu machen, dass eine Traumafolgestörung behandelbar ist und es viele Ressourcen und Unterstützungsmöglichkeiten gibt. Du bist nicht allein, und es gibt Hilfe.

Wie gesagt: Das Ergebnis überraschte uns. Wir hatten nicht damit gerechnet, eine dermaßen umfassende Antwort zu erhalten. Menschen werden sich in Zukunft immer öfters Rat bei den verschiedenen KI-Systemen wie DeepSeek, ChatGPT, Gemini, Copilot, Mistral, Perplexity, Claude, etc. holen (Bernhardt, 2024). Es zeigt sich hier auch mit aller Deutlichkeit ein Problem der offiziellen Diagnosemanuale, die in der Entwicklung der Interventionskonzepte bei Traumafolgestörungen oft bedenklich hinter dem aktuellen Stand des Wissens zurückliegen. Bevor beispielsweise die ICD-11 2022 eingeführt wurde, konnte man komplexe Traumafolgestörungen diagnostisch nicht erfassen – was in Prüfungen von Rentenansprüchen oder in Gerichtsverfahren Probleme generierte, weil diese Instanzen in ihren Beurteilungen jeweils auf die offiziell gültigen Diagnosekriterien abstellen. Noch krasser war die Situation bis 1991 (Europa) resp. 1980 (USA) vor der Einführung der Posttraumatischen Belastungsstörung im ICD-10 resp. DSM III.

## 2.6 Anwendung des Störungskonzeptes in den Rechtswissenschaften

Das Störungsbild geht von einem kausalen Zusammenhang zwischen traumatischem Ereignis und resultierenden Beeinträchtigungen resp. Symptomen aus. Damit wurde das Konzept der Posttraumatischen Belastungsstörung rasch durch die Rechtswissenschaften aufgegriffen, und sowohl in Strafverfahren als auch in Zivilverfahren angewandt. Allerdings bleibt umstritten, ob zwischen den aktuellen Symptomen und dem verursachenden Ereignis tatsächlich ein Zusammenhang im rechtlich beweisenden Sinne vorliegt (Kasten 2-3, S 71). Hier hilft die Beurteilung nach der überwiegenden Wahrscheinlichkeit weiter – kann das heutige Symptombild in Zusammenhang mit einer Traumaexposition gesehen und andere verursachende Faktoren ausgeschlossen werden, so ist der kausale Zusammenhang naheliegend.

Zusätzlich kompliziert wird die Sache durch ein großes Dunkelfeld (mit Hellfeld werden die bekannten Delikte bezeichnet) bei Gewalterfahrungen. Viele Fachleute können deshalb kaum nachvollziehen, was sie zu hören bekommen. Sie haben in ihrer Ausbildung kaum etwas über Traumafolgestörungen gehört. Wegen der unvorstellbaren Größe des Dunkelfeldes kann man jedoch kaum die Ermittlungsergebnisse für den "Nicht-Beweis" des Ausmaßes von Gewaltdelinquenz heranziehen. Das Fehlen von Beweisen ist nicht der Beweis der Nichtexistenz von sexualisierter und häuslicher Gewalt. Die Aussagebereitschaft und das Aussageverhalten von Betroffenen muss durch die Justiz in ihrer Entscheidungsfindung beachtet werden.

Würden Traumaüberlebende durch Forschende der Rechtswissenschaften dazu befragt werden, ob sie sich durch die Justiz gerecht behandelt fühlen, könnten ihre Antwort zu grundlegenden Änderungen in der Rechtssprechung beitragen. Die heutigen Vorgehensweisen zur Beweiswürdigung von Aussagen von Betroffenen, insbesondere wenn sie sexualisierte Gewalt erlebt haben, muss sich grundlegend ändern.

Dieser wichtige Punkt wurde bisher durch die Rechtswissenschaften kaum beachtet: je schwerwiegender die Traumatisierung, desto mehr wird die Aussagequalität und damit die Zeugentauglichkeit beeinträchtigt. Die **Abbildung 2-2** illustriert diesen Zusammenhang.

Je gravierender die Traumafolgestörung, desto eingeschränkter die Aussagefähigkeit – was als Ausdruck der Störung (und damit der Folgen der Gewalteinwirkung) und nicht der individuellen Fähigkeiten verstanden werden muss. Die Frage der Gerichtsverwertbarkeit muss damit ebenfalls störungsspezifisch beurteilt werden – was bei fehlender Expertise der Richterin oder des Richters durch die in solchen Fällen übliche Begutachtung geklärt werden muss. Im Hinblick auf die Optimierung der Helferkette postulieren wir: Durch sachdienliche Weiterbildung der Richter*innen in diesen Aspekten können sie sich das erforderliche Fachwissen über diese Zusammenhänge aneignen und würden damit befähigt, opfersensitive Befragungen im Justizverfahren durchführen zu können. Allgemein wird heute gefordert, dass Fachleute, die mit den Folgen von Gewalterfahrungen zu tun haben, fundierte Kenntnisse in ihren Curricula nachweisen müssen. Diese

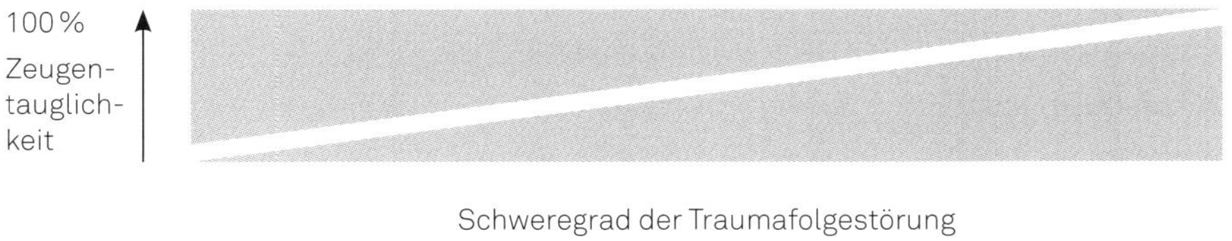


**Abbildung 2-2:** Aussagequalität von Opfern mit Traumafolgestörungen (Angela Ohno, Stadtpolizei Zürich; mit freundlicher Genehmigung)

Zusammenhänge zu kennen, ist für Fachleute grundlegend, wenn sie Opfer von Gewalterfahrungen einvernehmen oder beurteilen.

Klaus Mertes, der ehemalige Rektor des Canisius-Kollegs in Berlin hat den Satz geprägt: „Ob man einem Opfer Glauben schenken will, ist stets eine persönliche Entscheidung" (Mertes, 2013, S. 81). Er hat sich über die Unschuldsvermutung hinweggesetzt und damit die Missbrauchsdebatte 2010 in Deutschland angestoßen. Es nutzt herzlich wenig, wenn heute gegen sexualisierte Gewalt eine „Null-Toleranz" gefordert wird, und die Justiz dann Mühe bekundet, die Täter zur Verantwortung zu ziehen. Hier ist ein fächerübergreifender Dialog erforderlich, soll sich etwas ändern. Sexualisierte Gewaltdelikte sind nicht bloß ein individuelles Drama, sondern sie betreffen die Gesellschaft als Ganzes.

In diesem Zusammenhang ist interessant, dass der Schweizer Bundesrat am 09.10.2024 die Vernehmlassung für eine Teilrevision des Opferhilfegesetzes (OHG) eröffnet hat. Es wird durch den Bundesrat vorgeschlagen, die medizinische Hilfe (für Opfer von Gewalt) und den Zugang zu rechtsmedizinischer Dokumentation zu verbessern.

Weiter ist das Aussageverhalten zu beachten. Aus Gründen des Selbstschutzes vermeiden Betroffene, über das Vorgefallene zu sprechen – weil sie instinktiv merken, dass sie durch die Auseinandersetzung mit den traumatischen Ereignissen destabilisiert würden. Auch hier gilt der Zusammenhang: je schwerwiegender die Traumatisierung und je gravierender die Beeinträchtigung, desto belastender die Kooperation mit den Justizbehörden. In Anlehnung an Miyaji sind vier Punkte zu berücksichtigen (Miyaji im Druck):

1. Eine schwere seelische Beeinträchtigung stellt medizinisch eine Kontraindikation zur Durchführung eines justiziellen Verfahrens dar. Dies in erster Linie wegen der Gefahr der zusätzlichen Destabilisierung durch die Belastungen durch das Ermittlungsverfahren und die Befragung vor Gericht. Opfer nach Gewalterfahrungen sind äußerst vulnerabel – auch hier gilt: Je gravierender die Traumatisierung und die resultierenden Beeinträchtigungen, desto fragiler ist die betreffende Person. Über 10 % aller Betroffenen von Gewalterfahrungen haben ihr Leben durch Suizid beendet. Erst nach ausreichender Stabilisierung ist aus medizinischer Sicht ein justizielles Verfahren zu verantworten – aus diesem Grund sind Vorgehensweisen nach dem Barnahus-Konzept (Kinderhaus-/Childhood House-Konzepte) einzurichten mit einer einmaligen Opferbefragung zu Beginn der Inanspruchnahme professioneller Hilfe (Tschan, 2024).

2. Das Aussageverhalten Betroffener wird infrage gestellt: Wieso haben Sie nicht schon früher Hilfe gesucht? Wieso haben Sie den Täter weiter gesehen? Und ähnlichem mehr. Die Untersuchung der Australian Royal Commission hat Daten

von rund 10 000 Betroffenen in Bezug auf das Aussageverhalten bei sexualisierten Gewaltdelikten ausgewertet: Im Mittel haben die Betroffenen 34 Jahre benötigt, bis sie jemandem etwas anvertraut haben (Royal Commission into Institutional Responses to Child Sexual Abuse, 2017).

3. Leiden die Betroffenen unter schwerwiegenden Beeinträchtigungen, insbesondere Flashbacks und dissoziativen Symptomen, sind die Justizbehörden regelmäßig überfordert und wissen nicht, wie sie die Angaben einordnen sollen. Zweifel an der Aussagequalität und der Glaubwürdigkeit tauchen auf. Diese Infragestellungen wiederum unterminieren die Kooperationsfähigkeit Betroffener mit den Justizbehörden.

4. Eine stabile Gesundheit ist eine wichtige Voraussetzung, um ein justizielles Verfahren mitmachen zu können; ebenfalls von Vorteil sind genügend finanzielle Mittel, gute soziale Unterstützung und allgemein genügend Energie. Häufig sind diese Voraussetzungen bei Betroffenen nicht gegeben; ihre Gesundheit ist durch die traumatischen Erfahrungen erheblich beeinträchtigt. Was in der Regel zu Erwerbsausfällen bis zu Erwerbsunfähigkeit führt, womit die finanziellen Möglichkeiten rasch begrenzt sein können. Besonders bei Opfern sexualisierter Gewalt fehlt regelmäßig die soziale Unterstützung, das gilt auch für Opfer von Kriegsverbrechen sowie struktureller Gewalt wie Verding-, Heim- und Verschickungskinder. Die gesundheitlichen Beeinträchtigungen manifestieren sich in depressiver Symptomatik, womit Betroffenen regelmäßig die nötige Energie zur aktiven Lebensgestaltung fehlt und sie durch das justizielle Verfahren restlos überfordert werden.

Im Bereich von Traumafolgestörungen sind wir immer wieder mit ungenügenden medizinischen Gutachten konfrontiert. Grundsätzlich kann der Versicherungsträger gemäß Art. 53 ATSG Abs. 2 auf formal rechtskräftige Verfügungen oder Einspracheentscheide zurückkommen, wenn diese zweifellos unrichtig sind. Für die therapeutische Begleitung von Betroffenen macht es deshalb Sinn, sich schriftlich an den Versicherungsträger zu wenden, wenn eine medizinische Beurteilung durch versicherungsmedizinische Sachverständige offensichtlich ungenügend ist (Mueller-Pfeiffer, 2016). So kommt es auch immer wieder vor, dass die gutachterlichen Einschätzungen den durchgeführten beruflichen Abklärungen widersprechen. Die Gutachter*innen sind verpflichtet, derartige Abweichungen detailliert zu begründen.

**Kasten 2.3:** Anwendung des Störungskonzepts in den Rechtswissenschaften

Der scheinbar klare kausale Zusammenhang zwischen Trauma und Folgen hat zu einer raschen Übernahme des Störungskonzeptes der Posttraumatischen Belastungsstörung in den Rechtswissenschaften geführt. Bisher wurde jedoch zu wenig berücksichtigt, dass die Folgen *nicht* primär durch das traumatische Ereignis bestimmt werden, sondern weit mehr durch die nachfolgende Verarbeitung. Weiter muss die Aussagequalität störungsspezifisch und nicht als individuelle Fähigkeit beurteilt werden.
Regelmäßig sind Opfer wegen den Verjährungsfristen gezwungen, eine Anzeige zu erstatten, obwohl sie den Belastungen des Justizverfahrens aufgrund ihrer Beeinträchtigungen vorerst nicht gewachsen sind. Die Justizbehörden sollten in diesen Fällen die Verfahren aussetzen (allerdings ohne, dass Verjährungsfristen weiterlaufen), bis durch therapeutische Interventionen eine hinreichende Stabilisierung erreicht ist. Eine Verfahrenseinleitung unter Inanspruchnahme des Barnahaus-Konzepts kommt diesem Postulat entgegen – eine initiale Opferbefragung wird auf Video festgehalten und steht als gerichtsverwertbarer Beweis zur Verfügung.

Die Politik ist für die heutige Situation verantwortlich. Achselzuckend wird im Rechtsstaat akzeptiert, dass nur 6 % aller Delikte gegen die sexuelle Integrität zur Anzeige gelangen (Tschan, 2024). Sowohl die Verfassung als auch die Internationalen Konventionen postulieren den persönlichen Schutz vor Gewalt – es ist Pflicht und Aufgabe der Nationalstaaten, ihre Bürger wirksam vor sexualisierter Gewalt zu schützen. Es wäre somit längstens an der Zeit, die entsprechenden Strafrechtsbestimmungen als Offizialdelikte zu gestalten, verbunden mit Meldepflichten wie bei Hundebissen. Die Arbeit der Justizorgane mit Betroffenen ist so zu gestalten, dass sekundäre Traumatisierungen durch die Verfahren unterbleiben.

Zweifel gehören zur Wissenschaft (Oreskes et al., 2011). Die Forscherin hat in ihren Ausführungen dokumentiert, wie Zweifel an wissenschaftlichen Feststellungen durch sogenannte "Mietmäuler" gezielt in die Welt gesetzt wurden, um gewisse unangenehme Tatsachen in Abrede zu stellen. Als Fake News wird dies heute bezeichnet. Regelmäßig werden in den Medien über unglaubwürdige Geschichten von sexualisierten Gewalthandlungen berichtet. Offensichtliche Falschbeschuldigungen und Nichtverurteilungen werden dahingehend instrumentalisiert, um generell alle Opfer als unglaubwürdig hinzustellen.

Umgekehrt klingen aber auch viele Medienberichte über sexualisierte Gewaltdelikte unglaublich – Dinge, die man sich beim besten Willen nicht vorstellen kann. Auch Schilderungen von Opfern können bei uns Fachleuten Zweifel an deren Wahrheitsgehalt wecken. Wenn schon vergleichsweise simple (man entschuldige uns bitte diese Formulierung) Sexualdelikte wie diejenigen an der Odenwaldschule nie in justiziellen Verfahren abgehandelt wurden, wie sieht es dann erst bei organisierter sexualisierter und ritueller Gewalt aus?

Wie die vorstehenden Ausführungen gezeigt haben, besteht im justiziellen Verfahren die große Schwierigkeit der Glaubhaftigkeit der Opferaussagen. Die große hermeneutische Schwierigkeit bei Traumafolgestörungen, insbesondere nach sexualisierten Gewaltdelikten, stellt für alle involvierten Disziplinen die zentrale Herausforderung dar. Wie soll man entscheiden, ob die Aussagen zutreffen oder nicht? Alle Beteiligten müssen sich bei dieser Gratwanderung im Hinblick auf diese Schwierigkeit im Klaren sein. Das bleibt ein nicht lösbares Dilemma. Eine gute Ausbildung erleichtert sicherlich den Umgang mit den aufgeworfenen Fragestellungen; aber letztlich verlangt jede Beurteilung ein Eingehen auf die individuelle Situation von Betroffenen.

Die anhaltenden Kirchenskandale wie auch die #MeToo Bewegung haben weltweit allen unmissverständlich die Grenzen der justiziellen Möglichkeiten in unseren Rechtsstaaten vor Augen geführt. Die Justiz beansprucht für sich die Deutungshoheit über delinquentes Verhalten – Art. 6 der EMRK besagt im Absatz (2): Jede Person, die einer Straftat angeklagt ist, gilt bis zum gesetzlichen Beweis ihrer Schuld als unschuldig. Wir dürfen niemanden als Täter*in bezeichnen, bevor sie oder er nicht rechtsgültig verurteilt ist.

# Teil III:
# Traumatische Erlebnisse

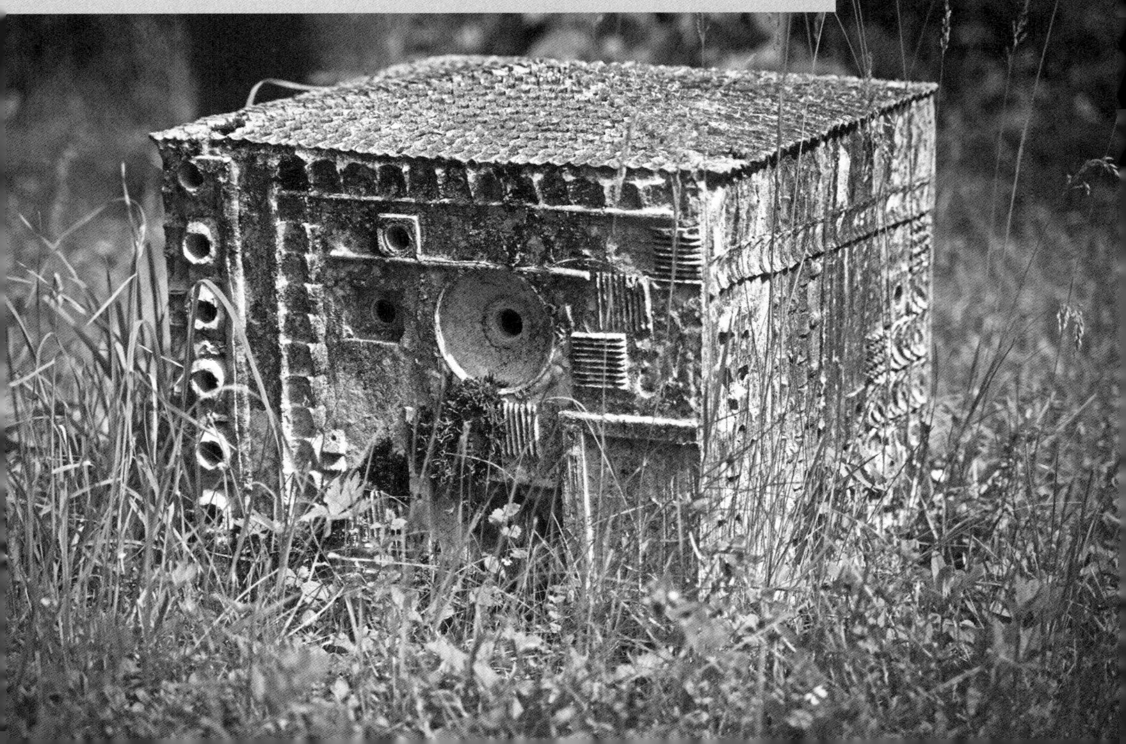

# 3
# Beispiele traumatischer Erlebnisse

„Allen, die unerschrocken für die Wahrheit kämpfen“ (Nils Melzer, 2021).

Wir führen in diesem Kapitel verschiedene Beispiele traumatischer Erlebnisse näher aus. Die Auflistung ist nicht abschließend und kann auch nicht alle möglichen Vorfälle dokumentieren, sondern behandelt die am häufigsten gesehenen Ursachen von Traumafolgestörungen. Fälschlicherweise gingen die Fachleute anfänglich bei der Diagnostik der Posttraumatischen Belastungsstörung davon aus, dass das Störungsbild nur durch außergewöhnlich belastende resp. katastrophale Ereignisse hervorgerufen wird. Diese Auffassung hat sich inzwischen geändert. Existenzielle Bedrohungen aller Art können zu Traumafolgestörungen führen, aber auch Vernachlässigung, Demütigungen wie verletzende Worte in der Kindheit (Schauer, 2024). Dabei gilt, dass eine Traumafolgestörung immer Ausdruck einer Reihe von belastenden Erfahrungen darstellt; mit anderen Worten: Es sind kaum einzelne Ereignisse, welche eine derart komplexe Beeinträchtigung bedingen.

Was sagen uns die vielen Beispiele? Die Ereignisse illustrieren die Vielzahl möglicher Ursachen, aber sie zeigen nicht das individuelle Leiden. Wenn sich etwa Menschen in der TV-Berichterstattung von der Kamera wegdrehen, damit man ihren Schmerz und ihre Tränen nicht sehen soll, können sich Menschen im Therapieraum nicht wegdrehen. Unweigerlich kommen die Emotionen und Gefühle hoch. Damit werden wir Fachleute zu Zeugen – die auch nicht mehr wegsehen können. Es ist unsere Aufgabe, dieses Geschehen in Worte zu fassen und in eine Sprache zu transformieren, die das Vergangene nachvollziehbar, resp. das „Unaussprechliche“ hörbar macht. Nicht vergessen werden darf, dass weniger das eigentliche Geschehen für die Ausbildung einer Traumafolgestörung entscheidend ist, sondern mehr die nachfolgende Verarbeitung (Tschan, 2019).

Fachleute können durch die Ereignisse ebenfalls an ihre Grenzen kommen. Weiter ist zu berücksichtigen, dass Zeugen schlimmer Ereignisse genauso Betroffene sein können, wie die eigentlichen Opfer. Ebenso zu beachten ist die transgenerationale Weitergabe traumatischer Erfahrungen (Drexler, 2017). Der Historiker Arthur E. Imhof hat die Gräuel des Dreißigjährigen Krieges untersucht und dabei festgehalten, wie die Menschen in früheren Zeiten mit unglaublichen Traumatisierungen fertig werden mussten (Imhof, 1983). Mit seinen Ausführungen forderte er die Fachwelt auf, sich damit auseinanderzusetzen, wie die Menschen mit den Folgen von Gewalt, Krieg, Hunger, Krankheit, Tod, Verlust ihres Besitzes, und anderen Lebensbedrohungen fertig wurden. Vor 1980 existierte jedoch keine Diagnostik für Traumafolgestörungen, aber man kann sich – aus heutiger Sicht – unschwer vorstellen, welche Auswirkungen schlimme Erfahrungen auf die Menschen hatten.

So kann im Gegensatz zu früheren Zeiten nach heutiger Auffassung die Diagnose einer schlimmen Krankheit, einer Reanimation, der Aufenthalt auf der Intensivstation, etc. zu einer Traumafolgestörung führen – Dinge, die man früher als Schicksalsschläge hinnahm. Auch die weltweite Covid-19-Pandemie (2020–2023) hat bei vielen Menschen zu erheblichen Traumatisierungen und zu einem deutlichen Anstieg der psychiatrischen Hospitalisierungen geführt – während man beispielsweise die Schrecken der Spanischen Grippe von 1918 kaum unter diesem Gesichtspunkt beachtete. Erst jetzt erinnern sich viele Nachkommen, was sich damals in ihren Familien zugetragen hatte. Die letzte Pestepidemie in Europa trat in Marseille und Umgebung um 1720 auf. Im März 1963 wurde Zermatt von einer Typhus-Epidemie heimgesucht – 437 Menschen erkrankten, drei von ihnen verstarben: eine 62-jährige Mutter von 13 Kindern, ein 22-jähriger Hotelangestellter und ein 25-jähriger britischer Matrose, der seine Skiferien im Wallis verbrachte. Dank Antibiotika konnten die Krankheitssymptome in den meisten Fällen bekämpft werden. Der Grund für die Typhus-Epidemie: Arbeiten an einem Stollen der Staumauer Grande-Dixence führten zur Verunreinigung einer Trinkwasserquelle.

Traumafolgestörungen sind Ausdruck eines Nicht-Bewältigen-Könnens, eines Nicht-Einordnen-Könnens in die bisherigen Lebenserfahrungen. Insbesondere die Opfer von Gewalttaten können vielfach nicht verstehen, was ihnen angetan wurde. „Verzweiflung und Schmerz legen sich wie eine Schale um die betroffene Person und schließen sie ein“ (Emcke, 2015, S. 16). Es bringt die Opfer zum Verstummen und Schweigen, darin liegt etwas Perfides, weil es den Tätern damit gelingt, dass „Gras über die Sache“ wächst, die Opfer allein gelassen werden, und die übrige Welt nichts von dem Schrecklichen mitbekommt. Damit wird es auch für alle schwierig, solche Schilderungen nachvollziehen zu können.

Die Bedeutung von Zeugenschaft bei traumatischen Ereignissen wird durch zahlreiche Berichte untermauert (Emcke, 2015). Viele Opfer sind Zeitzeugen von schrecklichen Ereignissen – aber nicht zu vergessen: viele wurden zum Schweigen gebracht, indem sie ermordet wurden. Die unzähligen Schicksale der Sklavenherrschaft – ein bis heute nicht bewältigtes Drama der Menschheitsgeschichte, mag dies illustrieren. Die Forderungen nach Reparationszahlungen für das erlittene Leid und Unrecht werden immer lauter (Nuspliger, 2024). Auch beim Holocaust wurden viele mögliche Zeugen ermordet. Auch da tat sich die Gesellschaft lange schwer, das Geschehen zu akzeptieren.

Die Angehörigen von Menschen nach schweren Schicksalsschlägen werden immer wieder vergessen und allein gelassen – manchmal benötigen sie mehr Unterstützung als die direkt Betroffenen. Auch Selbsthilfegruppen für Angehörige erfüllen eine wichtige Funktion. Es geht in diesem Buch nicht nur um die materiellen und körperlichen Auswirkungen traumatischer Erfahrungen, sondern v.a. um die psychischen Folgen. Wir streben damit eine ganzheitliche Betrachtung inklusive der spirituellen Dimension an. Diese umfassende Sichtweise ist jedoch zum Verständnis der Auswirkungen traumatischer Erfahrungen auf die menschliche Psyche unabdingbar.

Wie bereits angesprochen, darf nicht vergessen werden, dass auch bestandene Fachleute als Zeugen, als Helfer im Notfalleinsatz, etc. von traumatischen Erfahrungen betroffen sein können – wir sprechen dann von *sekundär bedingten Traumafolgen*. Im Gegensatz zu Burnout resp. chronischer Erschöpfung manifestieren sich die sekundären Traumafolgestörungen plötzlich – wie eine Seite einer Geige, die mitten im Spiel springt. Dieses Risiko muss als Berufsrisiko bekannt sein und in der Einsatz- und Personalplanung berücksichtigt werden – fundierte Ausbildung in diesen Aspekten, gute Teamarbeit und persönliche Unterstützung, genügend Erholungszeit, adäquate Ausrüstung und klare Aufgabenverteilung haben sich als prophylaktisch wirksam erwiesen (Tschan, 2019). Dass dies keine Selbstverständlichkeit ist, haben die Missstände bei der Kantonspolizei Basel gezeigt, wie sie in einem Bericht von Markus Schefer, Ordinarius für Staats- und Verwaltungsrecht an der Universität Basel, vom 21.06.2024 aufgezeigt wurden. Als Folge der aufgedeckten Missstände mussten der Kommandant und weitere Kadermitglieder den Hut nehmen. Der Bericht wurde in Auftrag gegeben, weil die Missstände im Polizeikorps und die daraus resultierenden schlechten Arbeitsbedingungen offensichtlich geworden waren (Schefer, 2024). Gerade für Polizist*innen, die sehr oft traumatisierenden Situationen ausgesetzt sind, man denke etwa an Ordnungseinsätze gegen Hooligans, ist ein gutes Arbeitsklima entscheidend für die Erhaltung der psychischen Gesundheit und damit auch der Arbeitsfähigkeit.

Die Empfehlungen zur Verbesserung der Arbeitssituation im Bericht von Markus Schefer geben konkrete Hinweise, wie Betriebsabläufe und Betriebsklima gestaltet werden müssen, um das Risiko von sekundären Traumafolgestörungen bei den Mitarbeitenden zu verringern. Bedenklich stimmen jedoch Missstände innerhalb des Polizeikorps bis zu sexuellen Belästigungen und anderen Diskriminierungen – die offensichtlich schon länger bestanden. In einer Behörde, die für die Sicherheit und das Wohlergehen der Bevölkerung essenziell ist, darf so etwas nicht toleriert werden. Hier liegt ein eklatantes Führungsversagen bis in die politischen Instanzen vor, das bisher mit einem Achselzucken abgetan wurde. Eine Außensicht ist bei derartigem Fehlverhalten unabdingbar.

Bemerkenswert scheint uns, dass schon vor Jahren darauf hingewiesen wurde, dass die Behandlung beispielsweise bei Kindesmisshandlungen oder in Risikosituationen stets in interdisziplinärer Zusammenarbeit erfolgen muss. Dies setzt eine fundierte und spezialisierte Weiterbildung aller involvierten Fachleute voraus.

„Diese Art der Behandlung kann nicht theoretisch erlernt werden, sondern nur in praktischen Ausbildungskursen, in therapeutischer Zusammenarbeit mit Spezialisten, die sich in diesem Bereich ausgewiesen haben. Die Anforderungen, die an die Ausbildner und Ausbildnerinnen gestellt werden, sind vergleichbar mit den Anforderungen an die Ausbildung des Pflegepersonals für Intensivstationen. Die Arbeit erstreckt sich über die offizielle Arbeitszeit hinaus und verlangt berufliche Kompetenz in verschiedenen Bereichen“ (Arbeitsgruppe Kindesmisshandlungen, 1992, S. 137).

Die Fachkräfte aus den verschiedenen Disziplinen müssen gegenseitig ihre Arbeitsweisen kennen und wissen, wer wann für was zuständig ist. Sie müssen in der Lage sein, wie dies heute bei den Care Teams selbstverständlich ist, notfallmässig einzugreifen und in konfliktreichen Situationen ihre Ruhe und Professionalität bewahren können. „Diese Ausbildung verlangt eine lange Schulung in einer multidisziplinären Gruppe“ (Arbeitsgruppe Kindesmisshandlungen, 1992, S. 138).

## 3.1 Behördentraumatisierung

Die Folgen von Traumatisierungen durch Behördenentscheide sind verheerend (Tschan, 2024) – die Ohnmacht der Betroffenen setzt sich oft bis ins hohe Alter fort, weil sie nicht darüber sprechen können, was ihnen angetan wurde. Sie schämen sich abgrundtief. Der Schweizer Bundespräsident gab 1969 ganz offiziell zu, dass es in der Schweiz Zwangsarbeit geben würde, ohne dass dies einen Aufschrei der Empörung ausgelöst hätte. Erst eine arbeitsteilige Täterschaft ermöglichte derartige Vorgänge in der Schweiz, wo über Jahrzehnte junge Frauen in der Spinnerei des Waffenhändlers Emil Bührle und anderen Industriellen zu Zwangsarbeit gezwungen wurden – „Staat, Wirtschaft und kirchliche Organisationen arbeiteten bei der Ausbeutung der jungen Frauen Hand in Hand" (Demuth, 2023, S. 17). Die Frauen wurden in Fabrikheimen untergebracht und waren dabei einem brutalen Regime ausgesetzt. Die Perfidie ist kaum zu überbieten, haben doch alle Beteiligten das Ganze stets als wohlgemeinte Fürsorge dargestellt. Die meisten der betroffenen Frauen von Zwangsarbeit wurden als Kleinkinder durch Sozialbehörden ihren Eltern weggenommen. Sie hatten keine Chance: Lehnten sie sich gegen die Ungerechtigkeit auf oder liefen sie gar davon, mussten sie damit rechnen, dass sie wegen Ungehorsams im Frauengefängnis in Hindelbank und analogen Einrichtungen versorgt wurden – die Abteilungen hatten sogar eine eigene Bezeichnung: für die „administrativ Versorgten".

An der Vernissage für die Ausstellung im Bernischen Historischen Museum „Vom Glück vergessen" im Februar 2025 forderte die Bildungs- und Kulturdirektorin des Kantons Bern, Christine Häsler: „Der Staat muss sich der Vergangenheit stellen und das Unrecht anerkennen". Weiter wies sie darauf hin, dass die Gesellschaft sich mit der Frage auseinandersetzen muss, warum so viel Leid überhaupt möglich war, oder immer noch ist. Das Unrecht lässt sich nur durch ein Systemversagen mit einer arbeitsteiligen Täterschaft verstehen – ärztliche Gutachter, Juristen und Behördenmitglieder arbeiteten Hand in Hand. Das kriminelle Handeln wurde nie geahndet und bis heute auch nicht aufgearbeitet. Wir müssen als Gesellschaft die Grundrechte immer wieder verteidigen – erst mit der Ratifizierung der Europäischen Menschenrechtskonvention (EMRK) wurde 1981 die bisherige Vorgehensweise in Bezug auf Fremdplatzierungen geändert. In der Schweiz haben bis anfangs 2025 10 826 Personen einen Solidaritätsbeitrag erhalten; es wird davon ausgegangen, dass es rund 350 000 direkt Betroffene gibt. Nicht erfasst werden Kinder und Angehörige von Betroffenen, die oft selbst von großem Leid betroffen sind.

Der oft gehörte Einwand, „dass man die Ereignisse von damals nicht aus heutiger Sicht betrachten darf, ist für Betroffene kaum zu ertragen" (Fluri, 2020, S. 31). Noch schlimmer – vielfach wurde die Anerkennung des Unrechts durch Behörden, politische Gruppierungen und letztlich die Öffentlichkeit gezielt verhindert. Stauffer (2015) hat eindrücklich dargelegt, wie dies die Folgen bei den Betroffenen nochmals deutlich verschlimmert. Im Mai 2024 wurden die Ergebnisse eines nationalen Forschungsprogramms „Fürsorge und Zwang" veröffentlicht (Hafner, 2024). Das Unrecht hat Spuren hinterlassen: Betroffene, die als Säuglinge in Heime gebracht wurden, leiden heute unter überdurchschnittlich vielen Krankheiten und weisen eine geringere Lebenserwartung auf, verglichen mit Gleichaltrigen ohne Heimvergangenheit.

Über Traumatisierungen im Gerichtsverfahren durch unsachgemäße Opferbefragungen wurde schon seit längerem ausführlich debattiert. Die Fachrichtung „therapeutic jurisprudence“ hat diese Erkenntnisse aufgriffen und zu wesentlichen Verbesserungen in der Familiengerichtsbarkeit sowie den Umgang mit Gewaltbetroffenen durch die Justizbehörden geführt (Stolle et al., 2000). Was heute noch sehr mangelhaft umgesetzt wird, sind die völkerrechtlichen Vorgaben durch die hiesigen Gerichte mit dem Resultat von Re-Viktimisierungen im Ermittlungs- und Gerichtsverfahren (Deller, 2019). Deswegen wurde die Forderung nach verpflichtenden Fortbildungen für den Bereich von Gewaltdelikten für Justiz-, Polizei- und Vollzugsbeamt*innen erhoben. Diese Professionalisierung ist im Sinne der Qualitätssicherung unabdingbar, sonst resultieren weitere Behördentraumatisierungen.

Im Englischen wurde neu der Begriff Court and Perpetrator Induced Trauma (CPIT) eingeführt. Untersuchungen über die Auswirkungen von Gerichtsverfahren und -entscheiden haben deutlich gemacht, wie sehr Mütter im Zusammenhang mit Familienrechtsstreitigkeiten unter Auswirkungen auf ihre Gesundheit leiden (Dalgarno & Ayeb-Karlsson, 2024). In einer Studie über die Auswirkungen von Gerichtsverfahren bei Inzest wird ein Richter in einem Verfahren zitiert: „… *the father's continued involvement in the child's life would be, for the foreseeable future, continued court-sanctioned abuse of the mother*“ (Übers. des Autors: Die weitere Beteiligung des Vaters in der Erziehung der Kinder für die weitere Zukunft stellt für die Mütter eine durch Gerichte verfügte Misshandlung dar.) (Dalgarno & Bramwell, 2024, S. 355). Die umfangreichen Aufarbeitungen von Gerichtsverfahren durch die Forschungen von therapeutic jurisprudence haben derartige Zusammenhänge verdeutlicht (Stolle et al., 2000).

**Kasten 3.1:** Behördentraumatisierung

Traumatisierungen durch falsche Behördenentscheide hinterlassen bei Betroffenen und ihren Angehörigen viel Leid und Schmerz. Als Träger der politischen und öffentlichen Macht setzen sich die Verantwortlichen resp. ihre Rechtsnachfolger in Bezug auf Entschädigungsfragen regelmäßig über das Verursacherprinzip hinweg.

Derartige Missstände werden oft nicht angegangen, weil zu viele Interessensgruppen daraus Vorteile ziehen können. Beispiele sind Zwangsarbeit junger

Frauen in der Schweiz oder die Verding- und Heimkinder, die als billige Arbeitskräfte auf Bauernbetrieben gehalten wurden. Die Kindswegnahmen waren ein zentrales Element der behördlichen Armutsbekämpfung.
Die justiziellen Verfahren bei Gewaltdelikten sind änderungsbedürftig und erfordern unter anderem verpflichtende Fortbildungen für die involvierten Instanzen. Zudem müssen die völkerrechtlichen Vorgaben in den Justizverfahren berücksichtigt werden.

Die strukturelle Gewalt zeigt sich unter anderem auch darin: „kein Gericht klärte [den Sachverhalt] selbst ab, es übernahm der Einfachheit halber die Protokolle der Instanzen vorbehaltlos" (Götz, 2021, S. 9). Einmal in den Akten, lassen sich solche falschen Aussagen nur mit aufwändigen Privatgutachten aus der Welt schaffen, wozu jedoch die wenigsten die erforderliche Energie und die nötigen finanziellen Mittel zur Verfügung haben.

Häufig spielen bei Behördenversagen komplexe Zusammenhänge eine Rolle. So z.B. beim Brand des Grenfell Towers in London, der in der Nacht vom 13. auf dem 14. Juni 2017 Feuer fing – 72 Menschen verloren dabei ihr Leben. Auslöser war ein defekter Kühlschrank im 4. Stock des Hochhauses – in den folgenden drei Stunden breitete sich das Feuer über das ganze Gebäude aus, welches eine vorgehängte Fassade mit Aluminium-Polyethylen-Verbundplatten besaß. Ein Untersuchungsbericht vom 4. September 2024 listete diverse Mängel auf: Die Feuerschutzmaßnahmen waren völlig ungenügend, die Mangelhaftigkeit diverser am Bau verwendeter Materialien wurden von Behörden und Hausverwaltung nicht zur Kenntnis genommen, die Bauausführung erfolgte nicht gemäß geltenden Standards und die Feuerwehr war schlecht organisiert. Alle 72 Personen hätten nach dem Untersuchungsbericht gerettet werden können – da alle Opfer an Rauchgasvergiftungen ums Leben kamen.

## 3.2 Bewusste medizinische Fehlbehandlung

Ein besonders krasses Beispiel von Traumatisierung stellen bewusste medizinische Fehlbehandlungen dar. Das bekannteste Beispiel ist die Tuskegee Studie, wo im Zeitraum von 1932 bis 1972 unter der Leitung des United States Public Health Service 399 Personen, die an Syphilis erkrankt waren, bewusst nicht behandelt wurden, weil man den „natürlichen" Verlauf der Krankheit verfolgen wollte (Tschan, 2019). Das jüngste Beispiel eines Versagens der Gesundheitsbehörden wurde aus Großbritannien bekannt, wo in den 1970er bis 1990er Jahren rund 30 000 wissentlich mit HIV und Hepatitis verseuchte Blutkonserven verabreicht worden waren (Leithäuser, 2024). Rund 10 % der Betroffenen sind an den tödlichen Infektionen verstorben. Kinder waren gezielt mit verseuchten Blutkonserven behandelt worden, um die Folgen in wissenschaftlichen Studien zu dokumentieren. Die englische BBC berichtete über einen Arzt in London, der seine Kolleg*innen schriftlich darum bat, ihm junge Patienten, die auf Bluttransfusionen angewiesen sind und bisher keine Bluttransfusionen erhalten hatten, zuzuweisen, damit man testen könne, ob sie bei Gabe verseuchter Konserven an Hepatitis C oder HIV erkranken würden.

Besonders zynisch tönten die Beteuerungen der Vergangenheit: Die Patienten hätten die bestmögliche Behandlung erhalten und jede Entscheidung sei mit bestem Wissen und Gewissen getroffen worden (Leithäuser, 2024). Problematisch bleibt weiterhin die Situation von medizinischen Begutachtungen bei Traumafolgestörungen, wo es regelmässig zu iatrogenen Retraumatisierungen durch unsachgemäße Vorgehensweisen kommt. Gutachter bei Traumafolgestörungen müssen über Behandlungserfahrungen von Betroffenen verfügen (Mueller-Pfeiffer, 2016).

**Kasten 3.2:** Bewusste medizinische Fehlbehandlung

Es gibt diverse Beispiele von bewussten medizinischen Fehlbehandlungen im Gesundheitswesen. Wir sprechen von Fehlbehandlung, wenn bewusst gegen anerkannte Grundsätze und Behandlungsregeln verstoßen wird. Auch Unterlassungen können so beurteilt werden. Bekanntestes Beispiel ist die Tuskegee Syphillis Studie in den USA. In Europa waren es v.a. Medikamentenversuche und Sterilisationen an nicht einwilligungsfähigen Menschen, die als bewusste medizinische Fehlbehandlung eingestuft werden. Weiter waren medizinische Gutachter*innen maßgeblich an Fehlentscheiden und Legitimierungsstrategien beteiligt, wie etwa bei den Verschickungskindern sowie dem Heim- und Verdingkinderwesen.

Analog sind mangelhafte medizinische Gutachten im Rahmen von Versicherungsfragen zu betrachten – als Beispiel verweisen wir auf PMED in der Schweiz, welche bei IV-Abklärungen nachweislich falsche Beurteilungen zum Vorteil der Rentenversicherung abgab (Winzenried, 2024).

Im Februar 2025 wurde gegen den ehemaligen Chirurgen Joël Le Scouarnec in Frankreich ein Strafverfahren eröffnet: Er soll sich während Jahrzehnten vor und nach Operationen an über 300 Kindern und Jugendlichen vergangen haben. Unverständlich ist die Tatsache, dass trotz einer Verurteilung im Oktober 2005 wegen Besitz von kinderpornografischen Bildern damals gegen den Arzt keine weiteren Maßnahmen in Betracht gezogen wurden. Einmal mehr stehen wir vor einem eklatanten Systemversagen, wo sich eine Opfer-Täter-Institutionsdynamik zeigt, die weit über die individuelle Problematik hinaus reicht (Tschan, 2024).

## 3.3 Vernachlässigung in der Kindheit

Die Vernachlässigung wird definiert als ein Nichterfüllen der kindlichen Bedürfnisse. An erster Stelle stehen beim Kleinkind die Bindungsbedürfnisse – wahrgenommen werden, angenommen sein, beschützt und umsorgt werden. Bei Nichterfüllen reagiert das Kleinkind, z.B. mit Nähe oder Aufmerksamkeit suchen. Diese Reaktionen werden als elementare Schutzmechanismen verstanden, die evolutionsbiologisch verankert (Cozolino, 2014) und die nicht nur bei der Spezies Mensch zu beobachten sind. Die Eltern sind für das Kind externe Affektregulatoren und helfen damit dem Nachwuchs, den Weg ins Leben hineinzufinden. Die Eltern spielen mit dem Kind, trösten es, geben ihm Nahrung und Schutz vor Kälte und Hitze, sie behüten es. Die Vernachlässigung wird in der Traumaforschung als eine der schlimmsten der möglichen Traumatisierungen angesehen (Tschan, 2019). Aus den modernen Neurowissenschaften ist inzwischen die fundamentale Bedeutung der Beziehungsgestaltung zum Kleinkind für dessen Entwicklung belegt (Siegel, 1999). Vernachlässigung ist die häufigste Form von Kindswohlgefährdung (Schauer, 2024).

**Kasten 3.3:** Vernachlässigung in der Kindheit

> Die Vernachlässigung führt zu den schlimmsten bekannten Traumafolgen mit Beeinträchtigung der Entwicklung von Kindern und Jugendlichen. Vernachlässigung wird definiert als ein Nichterfüllen der kindlichen Bedürfnisse – häufig werden dabei Kinder allein gelassen und nicht adäquat betreut. Grundlegende medizinische, körperliche, emotionale, soziale und erzieherische inkl. schulische Bedürfnisse der Kinder werden durch die Erziehungsberechtigten nicht abgedeckt. Neben Eltern können auch betreuende Fachpersonen in pädagogischen und medizinischen Einrichtungen für Kinder und Jugendliche ihren Aufgaben nicht gerecht werden.

Weltweit wurden immer wieder Kinder aus ihren Familien gerissen und für „Kinderkuren“ oder in Heime gebracht – alles angeblich zum Guten und zum Wohle der betroffenen Kinder. Eine Wand des Schweigens trug dazu bei, dass Betroffene kaum je Gehör fanden – am Beispiel der „Verschickungskinder“ nachzuvollziehen: „… weil das, was den Kindern in den Einrichtungen widerfuhr, gang und gäbe war“ (Lorenz, 2021, S. 12). Diese Form der institutionalisierten und strukturellen Gewalt hinterließ bei Betroffenen tiefe seelische Wunden – auch wenn die meisten nur sechs Wochen für Kuren von ihren Eltern getrennt waren.

Vernachlässigung führt zu Bindungsunsicherheit und damit zu anhaltendem Stress. Das wiederum kann zu Alkohol- und Drogensucht führen. Vor allem die in der somatischen Medizin tätigen Fachleute müssen die krankheitsverursachenden Hintergründe von Vernachlässigungen kennen – da diese bei Krebs, Autoimmunerkrankungen, Stoffwechselstörungen, etc. eine Rolle spielen können (Yang et al., 2013). Die ACE-Studie hat zudem aufgezeigt, wie viele funktionale Erkrankungen mit traumatischen Lebenserfahrungen zu tun haben (Felitti et al., 1998).

## 3.4 Psychische Gewalt

Von außen betrachtet hinterlässt psychische Gewalt keine Spuren – dafür ist die Seele umso mehr betroffen, und damit auch die Persönlichkeitsentwicklung. Lieblosigkeit macht krank, so der Titel eines Spiegel-Bestellers (Hüther, 2021). Mobbing und Stalking vollzieht sich vielfach über die emotionalen Auswirkungen – die Ausgrenzung, die dauernde Nachstellung, führen zu einem Gefühl von Kontrollverlust und Gefährdung. Die Ohnmacht gegenüber dem Verursacher verstärkt diese Emotionen zusätzlich. Der Obhutsentzug durch Familiengerichte im Rahmen von Sorgerechtsstreitigkeiten hinterlässt bei betroffenen Müttern und den Kindern unfassbare Traumatisierungen – umso mehr, als viele dieser Mütter ihre Kinder vor gewalttätigen und übergriffigen Vätern zu schützen versuchen. Vielfach erfolglos (Mundlos, 2023).

**Kasten 3.4:** Psychische Gewalt

Im Gegensatz zu körperlicher Gewalt hinterlässt psychische Gewalt keine äußerlich sichtbaren Spuren. Als psychische Gewalt werden Beleidigungen, Manipulationen, Verdrehungen der Realität, Abwertungen, Anschweigen resp. Verweigerung der Kommunikation, Drohungen, Erniedrigungen, ungerechtfertigte

Schuldzuweisungen, Leibesentzug oder Abschottung von Spielkammerad*innen verstanden. Selbstbewusstsein und Selbstwertgefühl werden nachhaltig beeinträchtigt.

Emotionale Gewalt führt ähnlich wie die Vernachlässigung zu Bindungsunsicherheit sowie einer erhöhten Krankheitsanfälligkeit. Inzwischen ist bekannt, dass bei PTSD-Betroffenen die Zahl der regulatorischen T-Zellen im Mittel um 50 Prozent vermindert ist (Schauer, 2024) – mit anderen Worten: Das Immunsystem ist im Rahmen von Traumafolgestörungen erheblich geschwächt. Die Folgen sind erhöhte Infektanfälligkeit, erhöhtes Risiko für Autoimmunerkrankungen und Krebs. Kommen zusätzlich noch Suchterkrankungen hinzu, verstärkt sich diese Tendenz noch zusätzlich.

## 3.5 Körperliche Gewalt/häusliche Gewalt

Körperliche Gewalt äußert sich vielfach als partnerschaftliche Gewalt, häusliche Gewalt, Nachtrennungsgewalt (Post Separation-Abuse). Die Kinder – auch wenn sie selbst nicht körperlich misshandelt werden – erleben als Zeugen die Gewalt. Kinder entwickeln Existenzängste und werden nachhaltig traumatisiert. Über die Hälfte aller Kinder in gewalttätigen Partnerschaften erleidet selbst körperliche Gewalt. Die Schweiz kennt als eines der wenigen Länder Europas immer noch das elterliche Züchtigungsrecht. Deutschland hat 2000 ein Gesetz zur Ächtung von Gewalt in der Erziehung in Kraft gesetzt – und hat damit allen Kindern das Recht auf eine gewaltfreie Erziehung eingeräumt. „Zwischen den Geburtsjahrgängen 1970 und 1985 verdoppelte sich in Deutschland der Anteil Kinder, die in ihrem Elternhaus nie körperliche Gewalt erfahren haben, von etwa 25 auf etwa 50 Prozent. Heute liegt dieser Anteil bei etwa 63 Prozent“ (Lorenz, 2021, S. 12).

Körperliche Gewalt hinterlässt Spuren – doch oft leugnen Betroffene die Gewalt und schützen damit die Täter: „Ich bin gestürzt, ich habe mich beim Sport verletzt, etc.“.

**Kasten 3.5:** Körperliche Gewalt

Körperliche Gewalt zeigt sich in Ohrfeigen, Treten, Schlägen, Würgen, Verbrennungen, Verätzungen, Verletzungen mit Waffen und anderen Gegenständen, bis zu Tötungshandlungen (z. B. Femizide). In der Regel sind die Folgen äußerlich zu

erkennen: Hämatome, Quetschungen, Brüche, Schnitt- und Stichverletzungen, Verbrennungsmerkmale, oder (innere) Blutungen. Häufig legitimieren Täter*innen ihre Handlungen durch eine Opfer-Täter-Umkehr („Sie hat sich dermaßen danebenbenommen.") sowie durch Selbstlegitimierungsstrategien (kognitive Verzerrungen) („Eine Ohrfeige hat noch nie jemandem geschadet").
Aus Angst und Scham leugnen viele Betroffene die Taten. Das Beispiel der körperlichen Gewalt zeigt die Problematik unserer Einteilungsversuche – da regelmäßig die körperliche Gewalt mit emotionaler Gewalt einhergeht. Eine Ohrfeige stellt auch immer eine Demütigung dar.

„Der gefährlichste Ort für eine Frau hierzulande ist nicht die abgelegene Gasse in der Nacht, sondern die Partnerschaft, in der sie lebt" (Widler, 2022, S. 6). Zwischen 2010 und 2020 kamen in Österreich 319 Frauen durch Femizid ums Leben, in weiteren 458 Fällen kam es zu einem Mordversuch an Frauen. „Sie wurden erwürgt, erdrosselt, erschlagen, erstochen, angezündet, mit dem Auto überfahren oder erschossen" (Widler, 2022, S. 6). Eifersuchtsdramen und ähnliche Bezeichnungen lenken ab, um was es wirklich geht: In Frankreich wurden im Jahr 2019 148 Femizide verübt. Seit 2015 wertet das Bundeskriminalamt (BKA) für Deutschland die Vorfälle aus: 2015 starben 135 Frauen durch Femizid, 2016 waren es 155 Frauen, 2017: 147, 2018: 122, 2019: 117 und 2020 waren es 139 Frauen, die durch Femizid ums Leben kamen (Bundeskriminalamt, 2021). Im Jahr 2021 registrierte das BKA 146 655 Fälle von körperlicher und psychischer Gewalt in bestehenden oder ehemaligen Partnerschaften; die Zahl der Femizide verringerte sich auf 113 Frauen; im selben Zeitraum starben 14 Männer durch Gewalt in der Partnerschaft. Die Schweiz kennt keine offizielle Statistik über Femizide – nach den Angaben des EBA (Eidgenössisches Büro für Gleichstellung von Frau und Mann, 2025) zwischen 2009 und 2021 wurden 329 Personen getötet – 74,8 % waren Frauen und Mädchen, 25,2 % waren Männer und Jungen. Laut der WHO (Weltgesundheitsorganisation) ist Männergewalt eines der größten Gesundheitsrisken für Frauen – im Jahre 2020 wurden weltweit rund 47 000 Frauen und Mädchen von ihren Intimpartnern oder Familienangehörigen ermordet (Widler, 2022).

## 3.6 Sexualisierte Gewalt

Trauma is a life sentence. (Ein Trauma trifft einen lebenslänglich). Judith Herman, Workshop, March 26th, 2025

Der gefährlichste Ort für Kinder ist die eigene Familie – über 50 % aller Opfer sexualisierter Gewalt nennen als Tatort die eigenen vier Wände. Mit rund einem Drittel wird als zweihäufigster Tatort „Einrichtungen“ angegeben. Das sind Schulen, Heime, Spitäler, Arztpraxen, Sport- und Freizeiteinrichtungen, etc. Opfer tragen die traumatischen Folgen ein ganzes Leben mit sich.

Sexualisierte Gewalt unter Verwendung von betäubenden Substanzen wurde durch den Prozess um Gisèle Pelicot in Frankreich in ihrer schrecklichen Tragweite erahnbar. Der Täter wurde durch Zufall gefasst, weil er in einem Supermarkt versucht hatte, Frauen unter den Rock zu filmen. Die Vorfälle sind schwierig zu erkennen – in erster Linie für die Opfer selbst, die wegen Filmrissen, bedingt durch die betäubenden Substanzen, keine klaren oder gar keine Erinnerungen haben. Die Täter wiegen sich in Sicherheit, weil der Nachweis der toxischen Substanzen nur innerhalb kleiner Zeitfenster möglich ist. Die Gesundheitsfachleute, in erster Linie die Ärzt*innen, sind nicht darin geschult, die Symptome der „chemischen Unterwerfung“ (oder französisch: soumission chimique) zu erkennen. Selbst bei einem Verdacht werden die Beteuerungen betroffener Personen, dass sie keine Beruhigungsmittel einnehmen würden, die Fachleute von weiteren Abklärungen abhalten. Was als Vergewaltigungsdroge bekannt ist, sogenannte KO-Tropfen, bilden in Tat und Wahrheit vermutlich eher das kleinere Problem. Einer Untersuchung der Nationalen Agentur für die Sicherheit von Medikamenten und Gesundheitsprodukten (ANSM, 2022) zufolge, werden in Frankreich bei 56 % derartiger Vergewaltigungen häufig verschriebene Medikamente wie Antihistaminika, Anxiolytika (v. a. Benzodiazepine), Schlafmittel und Opioide eingesetzt, in 21.9 % MDMA (Ecstasy) und in 4.8 % GHB (Gammahydroxybutyrat). Die Justizbehörden tun sich mit der Aufklärung solcher Vorfälle schwer, weil häufig die Opferaussagen der einzige Beweis der Anklage darstellen.

Sexualisierte Gewalt hat es wohl zu allen Zeiten gegeben. Vielfach wurden die Opfer bestraft, und nicht die Täter. Heutzutage muss davon ausgegangen werden, dass nur 1–3 % aller Sexualdelinquenten verurteilt werden – mit anderen Worten: Es ist von einer enormen Dunkelziffer an nicht entdeckten Verbrechen auszugehen. Viele Betroffene schweigen jahrelang – aus dem Bericht über die Übergriffe durch katholische Geistliche in Australien ist bekannt, dass Opfer im Mittel 34 Jahre benötigten, bis sie jemanden in die Vorfälle einweihten (Royal Commission into Institutional Responses to Child Sexual Abuse, 2017). Der UN-Sicherheitsrat hat 2008 Vergewaltigungen als Kriegsverbrechen anerkannt. Zahlreiche Flüchtlinge erleben auf der Flucht sexualisierte Gewalt.

**Kasten 3.6:** Sexualisierte Gewalt

Generell gelten sexuelle Handlungen ohne Zustimmung als sexualisierte Gewalt. Es gibt ein weites Spektrum von Vergewaltigung, sexuelle Belästigung, sexuelle Handlungen gegenüber Kindern und Menschen mit mentalen Behinderungen, ferner Bildmaterial intimer Körperzonen herstellen, zeigen, vertreiben, exhibitionistische Handlungen sowie verbale Obszönitäten und unerwünschte Anmache. Sexualisierte Gewalt gilt auch als eine Form von Kriegsführung.

Sexualisierte Gewalt kann auch durch die Siegermächte ausgeübt werden – spätestens seit dem Zweiten Weltkrieg wurde dies bekannt, wo Soldaten der amerikanischen Befreiungsarmee französische Frauen vergewaltigten (Roberts, 2013). Sexualisierte Gewalt im Krieg ist allgegenwärtig – nur können wir uns kaum vorstellen, was da wirklich abläuft, etwa in der Ukraine:

„Viele Vergewaltigungen fanden öffentlich statt. Die russischen Soldaten vollbrachten ihre Verbrechen auf der Strasse oder zwangen Angehörige, die Tat mitanzusehen. Eltern wurden gezwungen, sich die Vergewaltigung ihrer Kinder, und Kinder, die Vergewaltigung ihrer Eltern anzusehen. Manche Opfer wurden zu Tode vergewaltigt“ (Oksanen, 2024, S. 25–26).

Frauen werden vom Feind geschwängert und bringen dann diese Kinder zur Welt – die Demütigung ist unvorstellbar. Die Frauen werden ausgegrenzt, verachtet – und ihre Kinder erst recht. Norwegen ist eines der Länder, das versucht, die schreckliche Vergangenheit der Nazizeit aufzuarbeiten. Der Ministerpräsident Kjell Magne Bondevik sagte in seiner Neujahrsansprache 1999: „Im Namen des norwegischen Staates bedauere ich die Diskriminierung und die Ungerechtigkeit, denen die Kriegskinder ausgesetzt waren“. Kurze Zeit später wurde der erste umfassende Bericht in Norwegen veröffentlicht. Der Europäische Gerichtshof wies 2007 eine Entschädigungsforderung von 158 Betroffenen aus Norwegen ab – verjährt.

Im Juli 2024 wurde in Neuseeland ein Bericht der Royal Commission of Inquiry on Abuse in Care veröffentlicht. Zwischen 1950 und 1999 wurden laut der Untersuchung rund 200 000 Kinder, Jugendliche und schutzbedürftige Erwachsene in Betreuungseinrichtungen Opfer von sexualisierter und körperlicher Gewalt (ZDFheute, 2024). Die Kommission stellt klar, dass die Taten nicht durch einige

‚schwarze Schafe' verursacht wurden, sondern systemische Ursachen haben: „... abuse did not occur solely due to the actions of a few ‚bad apples', but that it was deeply tooted and enabled across all levels of the systems responsible for providing care". (Übers. d. Autors: Die Missbräuche wurden nicht durch die Taten einiger ‚schwarzer Schafe' verursacht, sondern wurden regelrecht toleriert und auf allen Ebenen durch die Verantwortlichen der Einrichtungen ermöglicht.) (Abuse in Care – Royal Commission of Inquiry, 2024). Eine Untersuchung in der Schweiz legte über 1000 Übergriffe in der katholischen Kirche offen (Bignasca et al., 2023).

Ein Roman erzählt von den Heimatlosen nach dem Zusammenbruch der Sowjetunion, der Suche nach der eigenen Identität und dem Krieg in der Ukraine (Weigandt, 2023). Der Autor folgt den Spuren, welche die Flucht und Vertreibung in seiner eigenen Familie hinterlassen haben, und wie der aktuelle Krieg in der Ukraine seine russlanddeutsche Vergangenheit in der neuen Heimat beeinflusst. In Russland gelten die Geflüchteten als Verräter und in Deutschland gelten die Russlanddeutschen als Putins fünfte Kolonne.

Ein Prozess in Frankreich um die 72-jährige Gisèle Pelicot erhielt im Herbst 2024 eine weltweite Beachtung – die Frau wurde durch ihren Ehemann mit Betäubungsmitteln sediert und dann an zahlreiche Männer „verkauft". 51 Männer waren im Prozess angeklagt, die wehrlose Frau vergewaltigt zu haben. Das Opfer bestand auf einer öffentlichen Anhörung (nicht, wie sonst üblich unter Ausschluss der Öffentlichkeit) – so können sich alle, die das wollen, ein eigenes Bild von den Taten machen, so Pelicot. „La honte doit changer du camp", so Gisèle Pelicot (deutsch: Die Scham muss die Seite wechseln). Inzwischen hat auch die Tochter ihre Version der Verbrechen dargestellt (Darian, 2025). Bemerkenswert sind auch die Umstände, die zur Aufdeckung der Taten geführt haben: Ein Wachmann in einem Einkaufszentrum beobachtet einen Mann, der versuchte, drei Frauen unter den Rock zu filmen. Nach der Anzeige führte die Polizei eine Hausdurchsuchung durch und fand auf dem Computer des Ehemanns die Bilder, welche die Übergriffe dokumentierten.

Im Jahre 2025 wurde bekannt, dass an der französischen Eliteschule Notre-Dame-de-Bétharam zahlreiche Kinder Gewalt und sexualisierte Übergriffe erlebt hatten. Der Fall wurde öffentlich stark beachtet, weil sich Hélène Perlant, die Tochter des französischen Regierungschefs François Bayrou, als Betroffene äußerte (Esquerre, 2025). Bisher sind über 200 Anzeigen von ehemaligen Schüler*innen erstattet worden.

In den USA geriet Jeffrey Epstein wegen sexualisierten Übergriffen in die Schlagzeilen. Seine Partnerin und Komplizin Ghislaine Maxwell wurde wegen

Mittäterschaft und Menschenhandel verurteilt. Dieses Beispiel verdeutlicht zudem, wie auch Frauen als Täterinnen in Erscheinung treten. Mit seinem Film „The Magdalene Sisters" hat Peter Mullen (2002) dokumentiert, wie oft Nonnen für Übergriffe verantwortlich sind. Auch in der Aufarbeitung über die Verschickungskinder oder bei Fremdplatzierungen wurde bekannt, wie oft Frauen in sexualisierter Gewalt und Misshandlungen involviert waren.

In Frankreich stand seit dem 24. Februar 2025 der Arzt Joël Le Scouarnec vor dem Strafgericht. Er soll an 158 Knaben und 141 Mädchen während oder nach operativen Eingriffen sexualisierte Grenzverletzungen begangen haben. Einige der Opfer haben sich das Leben genommen und können nun das Gerichtsurteil nicht mehr erleben. Es ist von einem Systemversagen die Rede, weil alle während Jahren weggeschaut haben. Obwohl der Arzt bereits vor Jahren wegen einschlägiger Verbrechen verurteilt wurde, durfte er ohne Auflagen weiter praktizieren. Viele Opfer realisieren erst heute die Zusammenhänge – wegen der Narkose hatten sie die Vergewaltigungen nicht mitbekommen (Meiler, 2025).

## 3.7 Rassistische Verbrechen

In der Nacht vom 31. Mai auf den 1. Juni 1921 kam es in Tusla/Oklahoma zu Lynchmorden an der schwarzen Bevölkerung durch einen Mob von rund 10 000 weißen Amerikanern. In den USA wurde jahrzehntelang nicht über die Tragödie gesprochen – der Gouverneur von Oklahoma Kevin Stitt hatte 2021 ein neues Schulgesetz verabschiedet, nachdem bestimmte Inhalte zwischen den verschiedenen Ethnien von den Unterrichten auszuschließen seien. Entgegen diesen geschichtsrevisionistischen Versuchen durch konservative politische Gruppen nahm der US-amerikanische Präsident Joe Biden am 1. Juni 2021 zum 100. Jahrestag des Massakers an einer Gedenkfeier in Tusla teil – er kündigte damals an, dass die ehemals verschwiegenen Ereignisse der Öffentlichkeit bekannt gemacht werden sollen. Erst 1997 hatte die Aufarbeitung der Ereignisse durch die „*Tusla Race Riot Commission*" begonnen. Entgegen der Empfehlung für Reparationszahlungen an die Überlebenden lehnte das Parlament von Oklahoma das Anliegen ab. Später lehnte auch der Oberste Gerichtshof von Oklahoma Entschädigungszahlungen ab. Zwei überlebende Frauen kämpfen bis heute um die Anerkennung des Unrechts: Viola Fletcher, „*Mother Fletcher*", 110 Jahre alt, und Lessie Benningfield Randle, „*Mother Randle*", 109 Jahre alt. Sie forderten das amerikanische Justizministerium auf, eine Untersuchung einzuleiten (Panagiotidis NZZ, 2024). Viele Akten wurden aus den Archiven absichtlich vernichtet. Der Juneteenth (auch als

Black Independence Day), der 19. Juni, wird in den Vereinigten Staaten seit 2021 als Erinnerung an die Befreiung der afroamerikanischen Bevölkerung aus der Sklaverei als bundesweiter Feiertag begangen. Bereits nach den Sezessionskriegen wurde der 19. Juni als Gedenktag ab 1866 inoffiziell begangen.

**Kasten 3.7:** Rassistische Verbrechen

Diese Form von Gewalt richtet sich gegen Menschen, die aufgrund ihres Aussehens, ihrer Herkunft, ihrer Lebensweise oder ihrer Kultur als minderwertig eingestuft werden. Neben Diskriminierung, Beleidigung (z.B. verspotten), Rassentrennung (Segregation), sowie Sklaverei kann es zu ethnischen Säuberungen und Genoziden kommen.

Seit dem amerikanischen Sezessionskrieg war in den Südstaaten der USA die als Ku-Klux-Klan bekannte paramilitärische Gruppierung aktiv, welche die weiße Vorherrschaft gegenüber den Afroamerikanern anstrebte und mit Terror und Gewalt seine Ziele durchzusetzen versuchte. Zeitweise bezeichneten sich drei bis vier Millionen US-Bürger als Mitglieder. Obwohl sich die Klan-Mitglieder als verfassungstreue Patrioten verstehen, sehen viele die Unterdrückung von Schwarzen, Juden, Katholiken, Kommunisten und Homosexuellen als Teil von Gottes Plan.

Das bisher größte rassistische Verbrechen stellt der Holocaust dar: Opfer waren die jüdische Bevölkerung, Roma, sowie Menschen mit Behinderungen. Mehr als sechs Millionen jüdische Mitbürger*innen wurden durch die Nazis im Rahmen der Schoah ermordet. Zwischen 250000 und 500000 Roma wurden durch die Nazis ermordet. Nach einer anfänglichen Tabuisierung fand 1979 die erste internationale Gedenkkundgebung für die ermordeten Roma im KZ Bergen-Belsen statt. Menschen mit Behinderungen wurden durch die Nationalsozialisten als Ballastexistenzen betrachtet. Im sogenannten „Euthanasie-Erlass“ von Adolf Hitler war im Oktober 1939 vom Gnadentod die Rede: „Reichsleiter Bouhler und Dr. med. Brandt sind unter Verantwortung beauftragt, die Befugnisse namentlich zu bestimmender Ärzte so zu erweitern, dass nach menschlichem Ermessen unheilbar Kranken bei kritischster Beurteilung ihres Krankenzustandes der Gnadentod gewährt werden kann“ (bpd, 2022). Mindestens 200000 Menschen mit Behinderungen fanden so den Tod. Weiter wurden mehrere Tausend Homosexuelle ermordet. Homosexuelle mussten den Roten Winkel tragen, der sie in den Lagern abzeichnete. Das gleiche Schicksal traf lesbische Frauen im Naziregime.

## 3.8 Flugzeugabsturz, Schiffsuntergang

Während einer Flugschau in Ramstein kam es am 28. August 1988 zu einer Kollision mit Absturz von drei Maschinen. Rund 70 Personen wurden dabei getötet und etwa 1000 Menschen verletzt. Bei den nachfolgenden Rettungseinsätzen kam es zu unentschuldbaren Pannen. Eine unbekannte Zahl von Personen litt (jahrelang) unter den psychischen Folgen des Unglücks. Das Unglück führte zu weitreichenden Konsequenzen für das Rettungswesen und die Durchführung von derartigen Großanlässen weltweit. Care Teams und Katastrophennachsorge wurden in der Folge aufgebaut, welche die psychologische Akut- und Langzeitbetreuung übernehmen können. Betroffene des Unglücks von Ramstein hatten sich in einer Nachsorgegruppe zusammengefunden, die dann später selbst als Helfer bei Flugunfällen zum Einsatz kamen.

**Kasten 3.8:** Flugzeugabsturz

Meistens kommt es infolge technischen oder menschlichen Versagens zu Flugunfällen. In einzelnen Fällen war Suizid von Flugpersonal der Grund für einen Absturz (z.B. Germanwings-Flug 9525). Bei Unfällen von Verkehrsflugzeugen sind große Opferzahlen zu beklagen. Der Einbezug von Überlebenden zurückliegender Flugzeugabstürze in die Betreuung von Angehörigen und Organisation des Rettungswesens hat sich vielfach bewährt – Wendepunkt war diesbezüglich die Katastrophe auf der Air Base Ramstein vom 28. August 1988. Hier zeigte sich mit aller Deutlichkeit, wie wichtig die psychologische Nachbetreuung von Betroffenen, ihren Angehörigen sowie der involvierten Rettungskräfte (Armeeangehörige, Polizei, Feuerwehr, Rettungskräfte und Sanitätspersonal) ist.

Bekanntestes Beispiel eines Schiffuntergangs ist die Tragödie der Titanic. Das Perfide: Das Schiff galt als unsinkbar. Doch in der Nacht vom 14. auf den 15. April 1912 ereignete sich das Unfassbare: Die Titanic kollidierte im Nordatlantik mit einem Eisberg und riss 1514 Menschen in den Tod. Für die Angehörigen war der Untergang der Estonia nicht minder schlimm. Die Fähre sank am 28. September 1994 auf ihrer Fahrt von Tallinn nach Stockholm innert kürzester Zeit. 852 Menschen fanden in den Fluten den Tod. 137 Menschen überlebten das Unglück. Auch 30 Jahre nach dem Untergang wurden weder das Schiff noch die Leichen geborgen – für die Angehörigen eine schwere Belastung. Ebenfalls belastend waren unklare Hinweise auf ein Attentat – das Schiff hatte militärische Güter an Bord. Auch das Schiffsunglück der Costa Concordia vor der Insel Giglio am 13.01.2022 war für die Betroffenen verheerend. 32 Menschen verloren ihr Leben.

Bei einem Anschlag auf den Panam Flug 103 kamen am 21. Dezember 1988 in Lockerbie alle 259 Insassen der Boing 747 sowie 11 Bewohner am Boden ums Leben. Bei einer Flugzeugkollision bei Überlingen starben am 1. Juli 2002 71 Menschen.

## 3.9 Geiselnahme, Amoktaten, Entführung und Folterung

Am 25. März 1996 wurde Jan P. Reemtsma (43) beim Verlassen seines Wohnhauses in Hamburg-Blankenese entführt und 33 Tage und Nächte in Ketten gefangen gehalten. Nach einer Lösegeldzahlung wurde Reemtsma in einem Wald südlich von Hamburg freigelassen – in einem Buch mit dem Titel „Im Keller" wird die Geschichte dargestellt (Reemtsma, 1997). Diese Entführung gilt als einer der spektakulärsten Kriminalfälle in Deutschland. Reemtsma wusste nicht, ob er diesen Keller je wieder lebend verlassen wird, ob er seine Familie wieder sehen wird. Die letzten 70 Seiten des Buches handeln von der Erfahrung von Reemtsma und was die Entführung in ihm bewirkte.

**Kasten 3.9:** Geiselnahme, Amoktaten, Entführung und Folterung

Regelmäßig erfolgen Geiselnahme, Amoktaten, Entführungen sowie Folterungen in Zusammenhang mit der Erpressung von Lösegeldern. Die Geiselnahme zum Zweck eines menschlichen Schutzschildes spielt auch in kriegerischen Auseinandersetzungen eine wichtige Rolle – obwohl nach Völkerrecht verboten. Das gezielte Zufügen von psychischen und körperlichen Schmerzen wird als Foltermethode zur gezielten Erniedrigung und Demütigung von Opfern oder zur Erpressung von Aussagen eingesetzt. Folterungen sind nach Völkerrecht verboten.

Im Rahmen eines Terroranschlags der Hamas gegen die israelische Bevölkerung kam es am 7. Oktober 2023 zu einer Geiselnahme von über 250 Personen. 1139 Menschen wurden unmittelbar beim Anschlag getötet – im nachfolgenden Krieg verloren bis zum jetzigen Zeitpunkt über 50 000 Menschen aus Palästina ihr Leben.

Während der Olympiade in München verübte am 5. September 1972 eine palästinensische Terrorgruppe einen Anschlag auf israelische Olympiateilnehmer und tötete 11 der 14 Athleten.

Bei zwei Anschlägen in Oslo und auf der Insel Utøya tötete am 22. Juli 2011 ein Rechtsextremist 77 Menschen.

Der israelische Ministerpräsident Jitzchak Rabin wurde am 4. November 1995 durch einen rechtsextremen Nationalisten in Tel Aviv erschossen.

Ein Attentat im Zuger Kantonsparlament am 27. September 2001 forderte 15 Todesopfer.

Wenige Wochen zuvor kostete der Terroranschlag 9/11 in den USA 2996 Menschenleben. Die Attentäter hatten Verkehrsflugzeuge unter ihre Kontrolle gebracht und steuerten die Maschinen in die Twin Towers in Manhattan sowie ins Pentagon. Ein viertes Flugzeug stürzte nach Kämpfen mit den Geiselnehmern an Bord ab.

Im Dubrowka Theater in Moskau kam es am 23. Oktober 2002 zu einer Geiselnahme von rund 850 Personen. Bei der Stürmung des Theaters wurden alle Attentäter erschossen; 130 Theaterbesucher verloren ihr Leben.

In Madrid forderte ein Sprengstoffanschlag auf vier Eisenbahnzüge am 11. März 2004 191 Menschenleben und über 1800 Verletzte. Weitere geplante Anschläge konnten vereitelt werden.

Im folgenden Jahr ereignete sich in London am 7. Juli eine Reihe von islamistischen Selbstmordattentaten mit Rucksackbomben. Drei U-Bahn-Linien und ein Doppelstockbus waren betroffen – 52 Menschen verloren dabei ihr Leben.

In Paris ereigneten sich am 13. November 2015 mehrere islamistische Anschläge – am bekanntesten ist der Anschlag auf die Konzerthalle Bataclan, die von schwer bewaffneten Terroristen gestürmt wurde. 130 Menschen verloren ihr Leben und rund 700 Personen wurden verletzt.

Am 14. Juli 2016 forderte ein Anschlag in Nizza 86 Todesopfer. Ein Terrorist war mit einem Lastwagen am französischen Nationalfeiertag in eine Menschenmenge gerast; über 400 Menschen wurden verletzt.

Wenige Monate später verübte ein Attentäter auf dem Berliner Weihnachtsmarkt am Breitscheidplatz am 19. Dezember 2016 mit einem Sattelschlepper einen Anschlag, bei dem 13 Menschen getötet wurden.

In Christchurch NZ verübte am 15. März 2019 ein Rechtsterrorist einen Anschlag auf zwei Moscheen. Dabei wurden 51 Personen getötet. Im selben Jahr verübte ein Attentäter einen Anschlag auf die Synagoge in Halle; er hatte Massenmorde unter der jüdischen Bevölkerung geplant. Zwei Menschen verloren damals ihr Leben.

An der Columbine High School in Littleton/Denver kam es am 20. April 1999 zu einer Amoktat – dabei wurden 12 Schüler*innen und ein Lehrer getötet. Die beiden Attentäter begingen Selbstmord.

Bei einer Amoktat in Winnenden bei Stuttgart wurden am 11. März 2009 15 Personen getötet.

## 3.10 Mobbing und Stalking

Mobbing und Stalking sind subtile Delikte gegen die persönliche Integrität, die in ihren Auswirkungen oft unterschätzt werden. Gegen die andauernden Schikanierungen, Demütigungen und Ausgrenzungen haben Betroffene keine Gegenstrategie – sie fühlen sich machtlos ausgeliefert. Je mehr Betroffene versuchen, sich zu wehren, desto mehr werden sie drangsaliert und als „unmöglich" hingestellt. Im Englischen spricht man von „bullying".

Mit Stalking wird die Nachstellung, Bedrohung und anhaltende Belästigung einer Person bezeichnet. Betroffene leiden unter steter Angst und Dauerstress. Stalking vollzieht sich in der Regel zunächst als psychische Gewalt, kann jedoch in sexuellen Übergriffen und Tötungsdelikten enden. Deutschland schuf 2007 mit § 238 StGB einen Straftatbestand, der 2017 und 2021 nachgebessert wurde. Die Schweiz kennt bisher keinen entsprechenden Straftatbestand.

**Kasten 3.10:** Mobbing und Stalking

Mobbing und Stalking sind fortgesetzte psychische Quälereien einzelner Personen oder ganzer Personengruppen durch bestimmte Tatmuster. Täter sind meistens Psychopathen, die ihre Überlegenheit auf diese Weise demonstrieren wollen; sie zeigen oft ein ausgeprägtes Gespür für die ‚Schwächen' ihres Gegenübers, was sie ‚geschickt' ausnutzen. Die Folgen von Mobbing und Stalking auf Betroffene können erheblich sein und das Wohlbefinden massiv beeinträchtigen. Die Funktionalität kann in einem Ausmaß betroffen sein, dass die Erwerbsfähigkeit und die sozialen Interaktionen beeinträchtigt werden. Das Perfide: Je mehr Betroffene sich gegen Mobbing und Stalking zu wehren versuchen, desto mehr werden sie zur Zielscheibe der Täter*innen.

Mit „Gasligthing" wird die Manipulation von Betroffenen bezeichnet, die sie an ihrer Wahrnehmung zweifeln lässt. George Cukor hat 1944 mit Ingrid Bergmann in der Hauptrolle den Psychothriller „Das Haus der Lady Alquist" produziert, basierend auf dem Theaterstück „Gaslight" von Patrick Hamilton. Abends, wenn der geliebte Gregory in sein Studio geht, um zu komponieren, beginnt das Gaslicht zu flackern und Paula hört seltsame Geräusche auf dem Dachboden. In Tat und Wahrheit ist Gregory der Mörder von Paulas Tante, der immer noch die Juwelen der ehemaligen Theaterdiva sucht. Anstatt zu komponieren, geht er jeweils auf den Dachboden, um die Schmuckstücke zu suchen. Gregory versucht Paula weiszumachen, dass sie mit den Nerven am Ende sei und sich alles einbilde.

## 3.11 Bedrohung, Mafia und staatliche Repression

Gewalt durch organisierte Kriminalität und staatliche Repression durch Polizei-, Militär- und paramilitärische -kräfte oder durch Geheimdienste, etc. kann für Betroffene brutale Folgen haben. Die stete Bedrohung zermürbt die Menschen und raubt ihnen die Lebensenergie. Man weiß nie, wem man noch trauen kann – vermeintlich nahe Freund*innen entpuppen sich als Denunzianten. Genozide bedrohen ganze Bevölkerungsschichten. Wer das Gesetz der Omertà verletzt, wird liquidiert.

In Russland starb Alexei Nawalny am 15./16. Februar 2024 im Alter von 48 Jahren im sibirischen Strafgefangenenlager in Charp. Seine Frau Julija Nawalnaja bezichtigte Putin als Mörder ihres Mannes – im August 2020 hatten russische Geheimdienstmitarbeiter einen lebensgefährlichen Giftanschlag mit einem Nowitschok-Nervenkampfstoff auf Nawalny verübt.

Oleg Orlow wurde am 27. Februar 2024 wegen Diskreditierung der russischen Armee zu zweieinhalb Jahren Lagerhaft verurteilt.

Dem australischen Journalist Julian Assange drohte während Jahren die Strafverfolgung in den USA, wo ihm 175 Jahre Haft oder gar die Todesstrafe gedroht hätten – sein Vergehen: Er hatte militärische Unterlagen veröffentlicht, die Kriegsverbrechen der US-Streitkräfte dokumentierten (Melzer, 2021). Der UNO-Sonderermittler und Professor für Völkerrecht entschied sich für eine Alarmierung der Öffentlichkeit, weil er angesichts der staatlichen Willkür gegenüber Assange mit diplomatischen Mitteln nicht weitergekommen sei.

**Kasten 3.11:** Bedrohung durch Mafia und staatliche Repression

> Die Bedrohung durch organisierte Kriminalität (OK) und staatliche Repression kann für Betroffene zu gravierenden Beeinträchtigungen führen – Tötungen können das Bedrohungsgefühl massiv verstärken. Es gibt Staaten, die durch die OK von innen her korrumpiert werden – die Macht konzentriert sich dann in den Händen von Oligarchen und neofeudalen Clan-Strukturen.

Durch Enthüllungen von „Le Monde“ am 17. September 1985 wurde bekannt, dass der französische Geheimdienst unter der Codebezeichnung „Operation Satanique“ das Greenpeace-Schiff Rainbow Warrior am 10. Juli 1985 im Hafen von Auckland NZ versenkt hatte. Ein Besatzungsmitglied des Schiffes fand dabei den Tod. Taucher der französischen Armee hatten zwei Bomben am Schiffsrumpf befestigt. Zwei der sechs beteiligten Agenten wurden durch die neuseeländische

Justiz zu je zehn Jahren Haft verurteilt. Die Rainbow Warrior hatte sich bei der Evakuierung von Bewohnern des Rongelap-Atolls, das zu den Marshallinseln gehört, beteiligt. Die Bewohner*innen litten an den Folgen der Atomwaffenversuche der 1950er und 1960er Jahre. Greenpeace plante, gegen die bevorstehenden Atomtests bei Mururoa beim Tuamotu-Archipel zu protestieren. Die Verantwortlichen innerhalb der französischen Regierung wurden nie zur Verantwortung gezogen, im Gegenteil: Claude Lesquer wurde als Oberkommandierender zum „Großoffizier der Ehrenlegion" ernannt. Die Franzosen führten 188 Atombombenversuche durch – 41 davon in der Erdatmosphäre, 147 unterirdisch. Bis heute ist Mururoa infolge der radioaktiven Rückstände ein Sperrgebiet.

Im Mai 2019 wurde ein Leck eines Atommüll-Lagers der US-Army auf Eniwetok/Marshall-Inseln bekannt. Die USA hatten in der Gegend mehr als 60 Atombomben getestet. Die verseuchte Erde wurde in ein Loch geschüttet und mit Beton übergossen. Viele Neugeborene zeigten gravierende Missbildungen auf – teilweise lag die Strahlenbelastung 1000x höher als in Tschernobyl. Infolge des Klimawandels droht das „Grab" aufzubrechen – die USA lehnen mit dem Hinweis, dass die Marshall-Inseln zuständig seien, jede Verantwortung ab. Bei steigendem Meeresspiegel droht eine gigantische nukleare Umweltverseuchung im Pazifik.

Die skandalösen Zustände in US-amerikanischen Gefängnissen Abu Ghraib, Guantanamo, etc. wurden durch die internationale Presse ans Tageslicht gebracht. Das Pentagon hatte vergeblich versucht, die Veröffentlichung von Bildern zu stoppen. Dokumentiert wurden sexualisierte Erniedrigungen, Brandwunden, Verstümmelungen und Folter bis zum Tod von Gefangenen. Die Vorgehensweisen waren durch höchste Stellen des US-Militärs abgesegnet worden.

Der Nobelpreis für Literatur wurde 2024 an Han Kang vergeben. In ihrem Buch „Menschenwerk" verarbeitet sie die gewaltsame Niederschlagung eines Studentenprotestes in ihrer Heimatstadt Gwangju/Südkorea (Kang, 2017). Der damalige Militärmachthaber Chun Doo-Hwan ließ im Mai 1980 über 2000 Menschen töten. Die Traumatisierung der Bevölkerung war unermesslich und wirkt bis heute nach. Der Aufstand symbolisiert die Unterdrückung der Demokratiebewegung in Südkorea in den 1980er Jahren.

Staatliche Repression gibt es nicht nur in Diktaturen. Die Schweizer Armee bekam zweimal Schießbefehl gegen die eigene Bevölkerung – einmal 1918 in Zürich und weiteren größeren Ortschaften gegen die 250 000 Teilnehmer des Generalstreiks, drei Uhrenmacher-Arbeiter wurden dabei in Grenchen erschossen: Hermann Lanz (29), Marius Noirjean (17) und Fritz Scholl (21). Das Tragische: Die drei Getöteten hatten sich nicht an der Demonstration beteiligt, Noirjean sollte für seine schwerkranke Mutter Medikamente in der Apotheke abholen, Scholl war von seiner Mutter nach Grenchen geschickt worden, um in einem Eisenladen Ersatzteile für die Nähmaschine zu besorgen. Der Bundesrat lehnt damals eine Entschädigung ab – die Getöteten seien selbst schuld gewesen. Der zweite Schießbefehl erfolgte am 9. Nov. 1932 bei einer antifaschistischen Kundgebung in Genf, als 13 friedlich Demonstrierende mit Maschinengewehren massakriert und 65 schwer verletzt wurden (Becker, 1992). Die Opfer: Melchior Allemann (31), Hans Brugger (28), Francis Clerc (54), Henri Fürst (38), Émile Guignet (27), Émile Henry (55), Edmond Junod (29), Alphonse Kolly (41), Jean-Pierre Larderaz (23), Gabriel Loup (57), Oscar Maurer (25), Édouard Quillet (34) und Marius Rattaz (36). In Genf erinnert eine Gedenkstätte an das Massaker – drei der Erschossenen waren Mitglieder einer linken Partei, der Rest waren Zuschauer.

## 3.12 Adoption

Lange galt für Adoption das Narrativ, dass verlassene Kinder aus Waisenhäusern durch wohltätige Eltern ein würdiges zu Hause finden. Die Realität sieht für viele Betroffene leider anders aus. Heute muss man davon ausgehen, dass über eine Million Kinder aus über 100 Ländern im Rahmen internationaler Adoption unter Verletzung elementarster Kinder- und Menschenrechte unter den Folgen leiden. Viele dieser Kinder wurden ihren Müttern weggenommen und mit gefälschten Dokumenten als Scheinwaisen durch profitorientierte Adoptionsagenturen in westliche Länder vermittelt. Bei diesen illegalen Adoptionen waren nicht selten höchste staatliche Stellen sowie zahlreiche Fachleute aus der Justiz und dem Gesundheitswesen involviert – diese Form des Menschenhandels stellte ein lukratives Geschäftsmodell dar, von dem viele profitierten.

Auch hierzulande wurden jungen Frauen gegen ihren Willen ihre Kinder weggenommen: Zitat aus dem nachfolgend erwähnten Film von Miranda (2024): „*Niemand durfte das wissen*“. Sogenannt „gefallene“ Mädchen wurden gezwungen, ihre Kinder heimlich zu gebären. Zum Beispiel in Belfond, einem Ort im Schweizer Jura: „La Kinderfabrik“, wie das Haus durch die Ortsansässigen genannt wurde. „Dass alles wohlorganisiert ablief, dafür sorgte die Leitung des Heims – die katholische Schwesterngemeinschaft Seraphisches Liebeswerk Solothurn“ (Schmid, 2024). Am Muttertag, 12. Mai 2024, strahlte das Schweizer Fernsehen SRF 1 den Film von Christa Miranda (2024) „*Né à Belfond – versteckt geboren*“ aus. 920 Kinder wurden hier zwischen 1952 und 1978 geboren. Viele dieser Kinder wurden den Müttern weggenommen und zur Adoption vermittelt – ohne Einwilligung der betroffenen Frauen. Diese Mütter waren allein und auf sich gestellt, als sie all das erlebten. Das Haus war zunächst als Waisenhaus für Knaben durch französische Ordensschwestern betrieben worden und dann ab 1952 als Geburtshaus für ledige Mütter durch die Schwestern des Seraphischen Liebeswerkes Solothurn (SLS) geführt. SLS wurde 1919 gegründet und ab 1924 durch die franziskanische Schwesterngemeinschaft als Verein geführt, der verschiedene soziale Einrichtungen betrieb. Das Heim wurde 1978 geschlossen. Die ledigen Mütter wurden durch ihre Eltern, durch Vormundschaftsbehörden, Ärzte und Pfarrer ins Heim „Foyer St. Joseph" geschickt. Die Kinder wurden als „Bastarde" oder „Hurenkinder" bezeichnet. Die Väter der ausserehelich gezeugten Kinder wurden praktisch nie zur Verantwortung gezogen – einzelne zahlten ein Schweigegeld. Die Geschichte der Adoption in der Schweiz wurde in einer Publikation dargestellt (Hitzer & Stuchtey, 2022). Rund 10 000 Personen, die im Inland adoptiert wurden, leben heute in der Schweiz. Das Thema hat bisher kaum Beachtung gefunden.

**Kasten 3.12:** Adoption

Mit der Adoption wird ein Kind durch seine Adoptiveltern angenommen. Die Kindsmutter resp. die leiblichen Kindseltern geben das Kind ab – das adoptierte Kind erhält die gleiche Rechtsstellung wie ein leibliches Kind. Nicht immer steht dabei das Kindswohl an erster Stelle – sondern regelmäßig spielen kriminelle Machenschaften und Menschenhandel eine zentrale Rolle. Man spricht von Zwangsadoption. Kinder werden entführt, die Identität und die Papiere gefälscht; den Eltern werden die Neugeborenen gleich nach der Geburt weggenommen – man sagt ihnen, dass ihr Kind leider verstorben sei. Einzelne Berichte sprechen von „Babyfarmen", wo Frauen gezwungen wurden, Kinder zu gebären.

Ein Forschungsbericht der Zürcher Hochschule für Angewandte Wissenschaften legte 2020 offen, dass bei Adoptionen von Kindern aus Sri Lanka jahrelang illegale Praktiken und Kinderhandel eine Rolle spielten. Aus der Überzeugung, dass es die adoptierten Kinder in der Schweiz besser haben als in ihrem Herkunftsland, schauten die Verantwortlichen weg (Bitter et al., 2020). Mehrere Tausend Kinder wurden im Rahmen von internationalen Adoptionen unter teilweise illegalen Bedingungen in der Schweiz aufgenommen. Es ist die Rede von Babyfarmen.

In Spanien werden die Neugeborenen, die ihren Müttern weggenommen wurden, als Niños robados bezeichnet. Eine erste Phase trug sich während der Franco Diktatur (1936–1975) zu. Die Kinder wurden zunächst in kirchliche Obhut gegeben und dann später regimetreuen Eltern überlassen. Geschätzte 30 000 Kinder sollen Opfer von Zwangsadoptionen geworden sein. In einer zweiten Phase bis 2001 trug ein kriminelles Netzwerk aus Gynäkologen, Priestern, Richtern, Notaren und Beamten aus vorwiegend finanziellen Motiven zu Kindsraub und Adoption bei. Den Eltern wurde beschieden, dass ihr Kind leider bei Geburt verstorben sei. Schätzungen gehen von 300 000 betroffenen Kindern aus. Anfänglich sperrten sich sowohl die Behörden als auch die spanische Römisch-Katholische Kirche gegen eine Aufarbeitung – durch Druck der Vereinten Nationen und der Europäischen Union kam schließlich Bewegung in die Sache. Der Richter Baltasar Garzón wagte es dann, 2008 ein Verfahren gegen Mitglieder der Francodiktatur wegen Verbrechens gegen die Menschlichkeit zu eröffnen. Doch 2012 wurde Garzón seines Amtes enthoben und mit einem elfjährigen Berufsverbot belegt. Die Ordensschwester Maria Gómez Valbuena von der Genossenschaft der Töchter der christlichen Liebe vom heiligen Vinzenz von Paul war bereits 1982 wegen illegaler Machenschaften in Zusammenhang mit Kindsgeburten angeklagt worden. 2012 wurde sie erneut angeklagt: Sie soll für die Madrider Privatklinik San Ramón als rechte Hand des Gynäkologen und Klinikleiters Eduardo Vela die Verteilung der werdenden Mütter auf verschiedene Wohnungen organisiert haben. Bei ihrer Einvernahme gab sie zu Protokoll, dass sie nach den Gesetzen ihres Glaubens gehandelt habe. Die Privatklinik wurde wegen des Handels mit Babys 1982 geschlossen.

Während der Pinochet-Diktatur wurden in Chile systematisch Tausende von Babys gestohlen und zur Adoption freigegeben. Rund 20 000 Kinder wurden in den 1970er und 1980er Jahren illegal nach den USA und Europa adoptiert. In Chile wurden alle Spuren der wahren Identität verwischt, um zu verhindern, dass die Kinder später ihre Eltern kontaktieren könnten. Doch dank DNA-Profilen können immer wieder Familien zusammengeführt werden.

Die katholische Kirche spielte in vielen Fällen von Zwangsadoption eine entscheidende Rolle, nicht nur in Chile, sondern auch in Irland, Argentinien, Kanada, den USA und Australien. Erschwerend kam in vielen Fällen die Selbstlegitimierung hinzu, wonach es den „armen Kindern“ doch hierzulande in einer anständigen Familie viel besser gehe ...

## 3.13 Kindswegnahme

In unserem Rechtsstaat scheint der Gerichtsentscheid in manchen Fällen über dem Kindeswohl zu stehen – „Das Recht des Vaters an dem von ihm mitgezeugten Kind wiegt um ein Vielfaches schwerer als der Gewaltschutz für Mutter und Kind“

(Mundlos, 2023, S. 13). Partnerschaftliche Gewalt fordert viele Todesopfer – jeden Tag stirbt in Deutschland eine Frau, häufig nach der Trennung. Viele Männer schrecken nicht davor zurück, die eigenen Kinder zu instrumentalisieren: „... wie könnte man einer Mutter mehr zusetzen, als wenn man ihre Kinder bedroht, vernachlässigt, verprügelt oder sexuell missbraucht – ohne dass sie etwas dagegen unternehmen könnte" (Mundlos, 2023, S. 12). Eine Untersuchung in Frankreich kommt zum Schluss, dass bei Inzestverdacht über 70 % aller Ermittlungsverfahren durch die Staatsanwaltschaft eingestellt werden (CIIVISE, 2023). Den Aussagen von Müttern, die ihre Kinder vor sexualisierten Gewaltdelikten schützen wollen, wird nicht geglaubt. Hartnäckig hält sich bei Gutachtern das Narrativ der Bindungsstörung betroffener Mütter, welche aufgrund von PAS (Parental Alienation Syndrom, deutsch: Entfremdungssyndrom) oder einer psychischen Erkrankung der Mutter (z. B. Münchhausen by proxy) die Kinder an sich binden wollen (Tschan 2025).

Die Realität wird durch die CIIVISE-Kommission folgendermaßen dargestellt: „160 000 enfants sont victimes de violence sexuelles chaque année, 5.4 millions de femmes et d'hommes adultes en ont été victimes dans leur enfance ..." (Übers. des Autors: Jedes Jahr werden 160 000 Kinder Opfer sexualisierter Gewaltdelikte, 5.4 Millionen erwachsene Frauen und Männer erlitten als Kinder sexualisierte Übergriffe). Und weiter: „... nous, la société, nous nous sommes trompées. Nous avons cru qu'il était préférable de faire si ça n'existait pas, comme si c'était impossible. Nous avons préféré ne pas voir" (Übers. d. Autors: ... wir, die Gesellschaft, wir haben uns getäuscht. Wir dachten, dass es besser sei, so zu tun, als gebe es das nicht, als wäre dies nicht möglich. Wir haben es vorgezogen, nicht hinzuschauen.) (CIIVISE, 2023).

Das PAS (dt. elterliches Entfremdungssyndrom) beschreibt, dass ein Kind zu Unrecht einen Elternteil entwertet oder des sexualisierten Übergriffs beschuldigt – angeblich als Folge von Manipulation oder einer Indoktrinierung durch den anderen Elternteil, meistens durch die Mutter. Verschiedene Fachgremien haben inzwischen diese Behauptung als obsolet erklärt und in diversen Ländern existiert ein Verbot, PAS als Beweismittel in juristischen Auseinandersetzungen zu verwenden. Wiederholt wurden in Scheidungsverfahren Kinder unter Verwendung von PAS dem beschuldigten Elternteil zugesprochen – was häufig zu einer eklatanten Verletzung des Kindswohls führte.

Der entscheidende Punkt ist aber in solchen Situationen, wenn Behörden oder Gerichte involviert werden, dass von Beginn eines Verfahrens an in alle Richtungen ermittelt wird und nicht den Aussagen einer Partei einseitig Glauben geschenkt wird. Wir haben in unserer Praxis schon beide Situationen erlebt, dass sowohl Müttern wie Vätern einseitig Glauben geschenkt wurde, was sich negativ auf das Kindswohl auswirkte und für den beschuldigten Elternteil bitter ist, wenn Behörden und Gerichte einer falschen Beschuldigung auf den Leim gehen.

Auch in der Schweiz fällen Gerichte und KESB-Stellen immer wieder Entscheide gegen das Kindswohl, wie wir aus unserer Arbeit und der Begleitung von Betroffenen wissen.

Wolfgang Hammer (2022) hat für Deutschland eine Recherche über diese Thematik vorgelegt, die zu denken gibt. Fremdplatzierungen werden gestützt auf mangelhafte Gutachten angeordnet – obwohl genügend Hinweise von Drittpersonen vorliegen, welche an den gutachterlichen Ausführungen Zweifel wecken müssten. Leider handelt es sich dabei nicht um Einzelfälle. Das Mainzer Institut für Kinder- und Jugendhilfe hat den Auftrag, in Deutschland problematische Kinderschutzverläufe auszuwerten.

In Mümliswil SO befindet sich die Nationale Gedenkstätte für Heim- und Verdingkinder. Ein Besuch ist auf Voranmeldung möglich. Bis 1981 wurden hunderttausende von Kindern und Jugendlichen von ihren Eltern getrennt und als billige Arbeitskräfte auf Bauernhöfen „verdingt" oder in Heimen untergebracht. Auf „Kindermärkten" wurden die Kinder gehandelt. Verschiedene Ausstellung ermöglichen einen Einblick in die damalige Lebenswelt der Betroffenen, so z.B. „*Vom Glück vergessen*" oder die Installation im Landesmuseum in Zürich, wo zehn Betroffene in eindrücklichen Worten ihr Schicksal darstellen. Der Spielfilm von Markus Imboden (2011) „*Der Verdingbub*" zeigt exemplarisch das tragische Leben von zwei Verdingkindern in den 1950er Jahren.

**Kasten 3.13:** Kindswegnahme

Wir sprechen von Kindswegnahme, wenn Kinder aufgrund von Behördenentscheiden nicht bei ihren leiblichen Eltern aufwachsen können und fremdplatziert werden. Allein in der Schweiz sind hunderttausende von Kindern betroffen, welche in der Vergangenheit ihren Eltern weggenommen wurden. Unrühmliches Beispiel ist die staatlich geförderte Stiftung „Pro Juventute", welche zwischen 1926 und 1973 gegen 600 Kinder ihren Eltern weggenommen hat, und sie in Pflegefamilien, Erziehungsheimen, Arbeitsanstalten, psychiatrischen Kliniken und Gefängnissen untergebracht hatte (Galle, 2016).

Die dänische Regierung nahm ledigen Müttern in Grönland ihre Kinder weg und brachte sie zur „Erziehung" resp. Zwangsadoption nach Dänemark (Hermann, 2019). Dann wurde 2023/24 auf Grund von Klagen von 150 betroffenen Frauen bekannt, dass sie in den 1960er und 1970er Jahren durch Einsetzen von Spiralen zwangssterilisiert wurden. Tausenden von Frauen in Grönland widerfuhr ein analoges Schicksal. Fast die Hälfte aller Frauen im gebärfähigen Alter waren betroffen. Viele blieben als Folge des Eingriffs ein Leben lang unfruchtbar. Das Verbrechen an der grönländischen Bevölkerung wird inzwischen als Genozid eingestuft.

In Kanada wird unter dem Begriff *Sixties Scoop* das Vorgehen der Behörden zusammengefasst, die zwischen den 1950er und 1980er Jahren rund 20 000 indigene Kinder aus ihren Familien *rissen* (deshalb der Begriff 'scoop up'; dt. herausnehmen), sie in Pflegefamilien unterbrachten und für die Adoption durch „weiße" Familien frei gaben. Analog wurde mit Kindern lediger Mütter umgegangen. Die Behörden richteten das „Residential School System" ein, welches durch kirchliche Organisationen geführt wurde. Den betroffenen Kindern sollten euro-kanadische und christliche Weltanschauungen und Werte vermittelt werden; die Kinder durften nicht mehr in ihrer Muttersprache sprechen; die Beziehungen mit ihren Familien wurde ihnen untersagt und alle Kontakte mit ihrer Herkunftskultur wurden unterbunden. Betroffene Überlebende der First Nations, Métis und Inuits, haben über körperliche, psychische und sexualisierte Gewalt sowie über spirituelle Indoktrination gesprochen.

In Australien wurde bei ähnlichen Vorgehensweisen Kinder von Aborigines und Torres Strait Islander aus ihren Familien entrissen und in Pflegefamilien und Heimen platziert. Ebenfalls betroffen waren uneheliche Kinder von Müttern europäischer Herkunft. In Australien hat sich für die Betroffenen der Ausdruck „Stolen Generation" etabliert.

## 3.14 Natur- und Umweltkatastrophen

Die Zerstörung ganzer Ortschaften und der Tod oder die Verletzung vieler Menschen können die Folgen sein. Bilder solcher Ereignisse werden in den Nachrichtensendungen des Fernsehens gezeigt. Der Wirbelsturm Katrina verwüstete im August 2005 die Großstadt New Orleans und führte zum Tod von 1836 Menschen. Die Schadenssumme belief sich auf 125 Mia. $. Katrina gilt als eine der verheerendsten Naturkatastrophen der USA.

Unvorstellbare Wassermassen haben in der Nacht vom 14. auf den 15. Juli 2021 die Region Trier und das Ahrtal getroffen. Am 24. September 1993 verwüstet die tosende Flut der Saltina das Stadtzentrum von Brig. Am Samstag, den 14. Oktober 2000 wurde das Dorf Gondo im Oberwallis in zwei Hälften geteilt – drei an die 500 Tonnen schwere Steinmassen zerstörten die Schutzvorkehrungen, es regnete unaufhörlich. Es hätte nicht viel gefehlt, und die Ortschaft hätte aufgegeben werden müssen. Nach tagelangen Regenfällen wurden weite Teile Zentraleuropas Ende Mai, anfangs Juni 2013, von einer Hochwasserkatastrophe heimgesucht. Zahlreiche Flüsse traten über die Ufer, die Infrastruktur wurde großflächig beschädigt. Viele Menschen und Tiere mussten evakuiert werden. Umgekehrt treten Dürrekatastrophen regelmäßig in Europa auf, Italien war 2022 besonders stark betroffen. Waldbrände wüten regelmäßig in vielen Gegenden von Südeuropa.

Weite Teile Spaniens wurden im Herbst 2024 durch unvorstellbare Wassermassen verwüstet – so soll in der Gegend um Valencia innert weniger Stunden die Regenmenge, die sonst in 20 Monaten auftritt, niedergegangen sein. Aus der Bevölkerung kam der Vorwurf, dass die Warnungen des regionalen Zivilschutzes an die Bevölkerung viel zu spät ergangen seien (Müller, 2024).

Die Niederlande erlebten am 1. Februar 1953 eine Flutkatastrophe, 89 Deiche brachen unter den Wassermassen zusammen. Weite Teile des Landes wurden überflutet, 1835 Menschen verloren dabei ihr Leben. Mehrere 10 000 Tiere verendeten, mehr als 3000 Gebäude wurden vollständig zerstört und über 40 000 Gebäude beschädigt. 200 000 Hektar Ackerland wurden überflutet und durch das Salzwasser für lange Zeit unfruchtbar gemacht. Gleichzeitig waren auch Großbritannien, Belgien und Deutschland betroffen.

In der Nacht vom 16. auf den 17. Februar 1962 kam es infolge einer Sturmflut an der deutschen Nordseeküste zu einer Hochwasserkatastrophe, die zu zahlreichen Deichbrüchen führte und 340 Menschenleben forderte. Hamburg wurde großflächig überflutet, nachdem an über 60 Stellen die Deiche brachen; das Krisenmanagement in Hamburg versagte vollkommen. Allein in Hamburg verloren 315 Menschen ihr Leben. Die Sachschäden waren immens. An den übrigen Küstenabschnitten konnte ein funktionierendes Krisenmanagement größere Schäden weitgehend erfolgreich verhindern.

Am 18. April 1906 erschütterte ein Erdbeben der Stärke 7.8 die Großstadt San Francisco in den USA; am 24. August 2014 kam es zu einem weiteren Beben mit der Stärke 6.0 – rund 100 000 Menschen waren betroffen. Haiti wurde 2010 und 2021 von Erdbeben verwüstet. Das erste mit einer Stärke von 7.0 auf der Richterskala ereignete sich am 12. Januar 2010. 1.5 Millionen Menschen wurden obdachlos und 230 000 verloren ihr Leben. Durch das Erdbeben vom 14. August 2021 starben 2200 Menschen.

Am 6. Februar 2023 bebte die Erde im Grenzgebiet Türkei – Syrien. Es wurden 56 800 Tote geborgen und mehr als 110 000 Menschen in Spitälern versorgt. Tausende Gebäude wurden zerstört.

Ein Erdbeben der Stärke 9.1 im Indischen Ozean löste am 26. Dezember 2004 einen Tsunami aus, 230 000 Menschen starben, davon etwa 2000 ausländische Touristen, welche ihren Weihnachtsurlaub in Südostasien verbracht hatten. Das Ereignis wurde durch die vielen Kameras außerordentlich gut dokumentiert.

In Japan führte am 11. März 2011 ein Erdbeben zu einem Tsunami und in der Folge zu Zerstörungen und Kernschmelzen im Kernkraftwerk Fukushima. Über 22 000 Menschen verstarben. 470 000 Menschen mussten evakuiert werden.

**Kasten 3.14:** Natur- und Umweltkatastrophen

Natur- und Umweltkatastrophen können viel Leid verursachen. Der Klimawandel hat zu einer signifikanten Zunahme von Katastrophen durch Unwetter, Überflutungen, Erdrutsche und Bergstürze sowie Dürren und Waldbränden geführt – jährlich sterben aktuell etwa 50 000 Menschen an den Folgen von Naturkatastrophen. Umweltkatastrophen sind durch Menschen verursachte Großschadensereignisse wie beispielsweise Ölpest, Chemie- und Nuklearunfälle, Seuchen (z. B. Cholera). Die Ursache ist häufig in menschlichem Versagen zu sehen, manchmal auch in schleichender Umweltverschmutzung mit plötzlich wahrnehmbaren Folgen.

Am 1. März 1990 wurde die Anwendung von Asbest in der Schweiz gesetzlich verboten. Aber erst ein Urteil des Europäischen Gerichtshofes für Menschenrechte (EGMR) vom März 2014 führte in der Schweiz zur Schaffung eines Entschädigungsfonds für Betroffene sowie einer Revision des Entschädigungsrechts per 1. Januar 2020. Die Aufmerksamkeit für berufsbedingte Erkrankungen sowie die Präventionsbemühungen haben sich seither deutlich gewandelt.

Bei einem simulierten Stromausfall im Kernkraftwerk kam es am 26. April 1986 zur Nuklearkatastrophe von Tschernobyl mit Freisetzung einer riesigen Menge von radioaktivem Material, das weite Teile Europas kontaminierte. Am 21. Januar 1969 kam es im Reaktor Lucens im Kanton Waadt zu einer Kernschmelze, Reaktorexplosion und Freisetzung von Radioaktivität – trotz der schwerwiegenden Dimension des Atomunfalls fand das Ereignis kaum Beachtung. Er gilt als einer der schwersten Atomunfälle weltweit, vergleichbar mit dem Unfall in Three Mile Island in den USA, der sich am 28. März 1979 zugetragen hatte. Am 11. März 2011 führte ein Tsunami zu einer Zerstörung von Nuklearanlagen in Fukushima/Japan mit Kontamination weiter Gebiete.

Am 3. Dezember 1984 traten aufgrund menschlicher Fehler in einer Firma von Union Carbide im indischen Bhopal mehrere Tonnen giftiger Stoffe, in erster Linie Methylisocyanat, in die Atmosphäre aus. Tausende Menschen starben in den Elendsvierteln um den Industriekomplex, rund 500 000 wurden verletzt. Nördlich von Mailand, in Seveso, kam es am 10. Juli 1976 in einem Tochterunternehmen von Roche zu einer Freisetzung von hochgiftigem Dioxin TCDD. Obwohl die Werksleitung schon am ersten Tag wusste, was geschehen war, gaben sie die Katastrophe erst acht Tage später bekannt – in der Umgebung wurden tausende Tierkadaver gefunden. Die ersten 14 Kinder und Opfer von Chlorvergiftung wurden am Donnerstag, d.h. also 5 Tage nach dem Unglück, ins Krankenhaus eingeliefert. Insgesamt erkrankten rund 200 Personen. Nach rund 14 Tagen wurden die ersten Menschen aus der Umgebung evakuiert, das gefährdete Gebiet wurde militärisch abgeriegelt. Die Dekontaminationsarbeiten wurden im Herbst 1976 aufgenommen. Besorgniserregend erwies sich auch die Lindanvergiftung (HCH Hexachlorcyclohexan) im Dreyeckland (Grenzgebiet Elsass, Basel, Weil/Lörrach), durch eine unbekannte Menge aus 100 000 Tonnen Lindan-Produktionsrückständen, wie das Schweizer Fernsehen im Januar 1973 berichtete. Basel und Umgebung litten mehrere Jahre unter dem Lindan-Staub. Bei der Sanierung gelangte anfänglich erneut Lindan-Staub in die Atmosphäre (Forter, 2010), worauf der Chemiekonzern Novartis nach einem Bericht des Schweizer Fernsehens 2013 die Sanierung vorübergehend stoppte. Inzwischen sind die Altlasten entlang des Rheins an der Grenze saniert.

Im Januar und Februar 1999 fielen im Alpenraum in drei aufeinanderfolgenden Wellen über fünf Meter Schnee – erstmals wurde für mehrere Tage die höchste Gefahrenstufe 5 ausgerufen. Viele Verkehrswege waren unterbrochen und ganze Talschaften waren von der Umwelt abgeschnitten. In der Schweiz ereigneten sich rund 1200 Schaden-Lawinen mit 17 Todesopfern und Sachschäden in der Größenordnung von 600 Mio. Franken. In Frankreich starben 12 Personen, in Österreich 31. Im Lawinenwinter 1951 kamen im Alpenraum 265 Menschen um. Von damals 1500 Schaden-Lawinen in der Schweiz hatten 20 ihren Ursprung in Gebieten mit Lawinenverbauungen – damit wurde deren Wirksamkeit deutlich unter Beweis gestellt, was zu einem massiven Ausbau in den folgenden Jahren führte.

Im Lawinenwinter 1887/1888 gingen in der Schweiz über 1000 Schaden-Lawinen nieder. 49 Menschen verloren dabei ihr Leben, mehr als 600 Tiere wurden getötet, 850 Gebäude wurden zerstört oder beschädigt sowie 1350 Hektar (13.5 $km^2$) Wald vernichtet.

Der UN-Bericht über Naturkatstrophen (1970–2021) listet 11778 Ereignisse auf, die insgesamt 2 087 229 Menschenleben gefordert haben.

## 3.15 Krieg, Flucht und Immigration

Ende 2024 wurde der Bericht der UNICEF (2024) veröffentlicht, wonach weltweit 473 Mio. Kinder in Kriegs- und Konfliktgebieten leben; dies ist die höchste Rate seit dem Zweiten Weltkrieg. Das ist jedes sechste Kind auf diesem Planeten. Viele davon werden Traumafolgestörungen davontragen.

Rund 45 Millionen Menschen sind nach Schätzungen von UNHCR als Folge des russischen Einmarsches in die Ukraine aus dem Land geflohen. Über eine Million Flüchtende haben sich in Deutschland niedergelassen, die Schweiz zählt über 100 000 Flüchtlinge. Hauptziel für Flüchtlinge aus der Ukraine ist Polen: 3.5 Mio. Menschen sind in das Land geflohen. Zu Beginn des Krieges sind täglich 100 000 Menschen angekommen.

Im Jahr 2024 waren laut UNHCR (United Nations High Commissioner for Refugees) rund 125 Millionen Menschen auf der Flucht. Davon sind über 70 Millionen Binnenflüchtlinge im eigenen Land.

**Kasten 3.15:** Krieg, Flucht und Immigration

Aktuell wird davon ausgegangen, dass weltweit rund 125 Millionen Menschen auf der Flucht sind – rund 70 Millionen sind Binnenvertriebene wegen kriegerischer Konflikte und Menschenrechtsverletzungen. Etwa 40 % aller Flüchtlinge sind Kinder und Jugendliche. Die Flüchtlingskonvention gilt nur für Flüchtende, die ein Land verlassen müssen – also nicht für Binnenflüchtlinge. Die UNO schätzt, dass wir bis 2050 wegen Zerstörung ihrer Lebensgrundlage etwa 140 Millionen Klimaflüchtlinge sehen werden (UNHCR, 2024).

Als Folge des Krieges in Afghanistan und Syrien erreichte 2015–2016 eine Flüchtlingswelle von rund 2 Mio. Menschen Westeuropa. Viele Flüchtlinge aus der Subsahara-Region unternehmen die gefährliche Überfahrt über das Mittelmeer. Jedes Jahr verlieren dabei Tausende von Menschen ihr Leben. Forderungen, dass die UNO schleunigst zu reformieren sei (Del Ponte, 2018) und nicht länger passiv bleibt, sind berechtigt. Die geopolitische Entwicklung geht aber seit einigen Jahren in die entgegengesetzte Richtung. Internationale Vereinbarungen werden zunehmend verletzt und den Hilfsorganisationen der UNO werden die finanziellen Mittel entzogen.

Der Konflikt im Nahen Osten führt immer wieder zu Eskalationen. Die Zahl der Flüchtlinge im Nahen Osten wird durch die UNO auf mehr als 16 Millionen Menschen geschätzt. Bei Angriffen der palästinensischen Terrororganisation

Hamas auf israelisches Staatsgebiet am 07. Oktober sind rund 1200 israelische und ausländische Todesopfer und mehr als 5431 Verletzte in Israel verzeichnet worden. Im Gazastreifen sind durch Angriffe des israelischen Militärs ca. 500000 Menschen gestorben und rund 112000 verletzt worden. Die humanitäre Lage im Gazastreifen ist katastrophal. Häuser und Infrastruktur sind in großem Ausmaß zerstört. Die Versorgung mit Wasser, Nahrung und Medikamenten wird durch Israel immer wieder blockiert.

Eine Ausstellung über die deutsche Wehrmacht „Vernichtungskrieg. Verbrechen der Wehrmacht 1941 bis 1944" führte der Öffentlichkeit schonungslos vor Augen, was Historiker längst recherchiert hatten. Gegen 850000 Menschen sahen sich die rund 1400 Fotografien an, welche die Gräueltaten dokumentieren. Die Ausstellung löste zahlreiche Kontroversen aus: Geschichtsrevisionisten und Verteidiger der vaterländischen Ehre lehnten die Darstellungen rundwegs ab; Historiker kritisierten irreführende Aussagen. Ab 2001 wurde die Ausstellung in einer neuen Fassung unter dem Titel: „Verbrechen der Wehrmacht. Dimensionen des Vernichtungskrieges" präsentiert. Die Nazi-Verbrechen stellen den bisher am ausführlichsten dokumentierten Fall von Völkermord dar. Im Gedenkbuch über die Opfer der Verfolgung der Juden unter der nationalsozialistischen Gewaltherrschaft in Deutschland 1933–1945 sind die Namen der Ermordeten aufgeführt. Die gedruckte Version liegt z. B. in der Gedenkstätte für Flüchtlinge zur Zeit des Zweiten Weltkrieges in Riehen zur Ansicht auf. Die Erforschung der Schicksale der Holocaust-Überlebenden hat viel zu den heutigen Erkenntnissen über Traumafolgestörungen beigetragen.

Der Genozid der Roten Khmer führte in Kambodscha zwischen 1975 und 1979 zu bis zu zwei Millionen getöteter Menschen. Die Tuol-Sleng Gedenkstätte im ehemaligen Gefängnis S-21 in Phnom Penh dokumentiert das Grauen.

Die UNO erkannte 2008 die Vergewaltigung in kriegerischen Konflikten als Kriegsverbrechen an (Oksanen, 2024; Lamp, 2020). Die Nachkriegsgenerationen, selbst wenn sie nicht direkt durch Kriegshandlungen betroffen sind, leiden jahrzehntelang unter den Kriegsfolgen.

## 3.16 Unfälle und Verbrechen

In der Schweiz haben sich 2021 insgesamt 17436 Verkehrsunfälle mit Personenschaden ereignet, 200 Personen wurden dabei getötet, 3933 schwer und 16601 leicht verletzt. Die Unfallzahlen sind in den letzten Jahren trotz zunehmendem Verkehr deutlich zurück gegangen, aber 2022 wieder angestiegen, mit mehr Toten und mehr Schwerverletzten. Überhöhte Geschwindigkeit stellt dabei die Hauptursache für schwere Verkehrsunfälle dar. In Deutschland verloren 2022 2782 Menschen ihr Leben bei Unfällen im Straßenverkehr. Rund 358 000 Personen wurden verletzt. In den beiden vorausgegangenen Jahren, also 2020 und 2021, kam es coronabedingt zu deutlich weniger Unfällen. Auf Österreichs Straßen verloren 2022 insgesamt 369 Menschen ihr Leben.

Am 24. April 2013 stürzte in Sabhar bei Dhaka, der Hauptstadt von Bangladesch, das Rana Plaza Building ein – 1134 Menschen kamen dabei zu Tode, rund 2500 Menschen wurden verletzt. Das Unglück wurde zum Symbol der ausbeuterischen Bedingungen in der internationalen Textilbranche. Zu dem Drama äußerte sich Vogt (2023) kritisch in der Neuen Züricher Zeitung. Am 24.11.2013 führte ein Brand in einer Textilfabrik in Bangladesch zu 112 Toten und über 200 Verletzten – rund 1000 Arbeiter*innen befanden sich bei Brandausbruch im Gebäude. Das Feuer wurde vorsätzlich gelegt, wie ein Untersuchungsbericht später festhielt.

Die bisher schwerste Katastrophe im Motorsport ereignete sich am 11. Juni 1955 beim 24-Stunden-Rennen in Le Mans. Aufgrund einer Kollision von zwei Rennautos verloren 83 Zuschauer und einer der beteiligten Rennfahrer ihr Leben. Trotz der Tragödie wurde das Rennen fortgesetzt. In der Folge wurden in zahlreichen Ländern Europas Rundstreckenrennen verboten.

**Kasten 3.16:** Unfälle und Verbrechen

**Unfälle**

Als Unfälle gelten plötzlich einwirkende äußere Ereignisse, die zu einer unfreiwilligen Gesundheitsschädigung (Personenschaden) oder Beschädigung einer Sache (Sachschaden) führen. Gemäß WHO ist jährlich mit über 1.2 Millionen tödlichen Unfällen zu rechnen – inzwischen gelten Unfälle als die häufigste Todesursache. In Deutschland starben 2023 2839 Menschen bei Verkehrsunfällen, 366 600 Menschen erlitten Verletzungen. In der Schweiz kamen im gleichen Zeitraum 236 Menschen im Straßenverkehr ums Leben, in Frankreich 3167, in Italien 3049 und in Österreich 396. In der EU verloren 2023 mehr als 20 000 Menschen ihr Leben bei Verkehrsunfällen.

**Verbrechen**

In der Schweiz sind Verbrechen, solche Taten, die mit drei und mehr Jahren Freiheitsstrafe geahndet werden. Täter*innen verstoßen mit ihrem Handeln gegen die geltende Rechtsordnung. Die Folgen von Leittragenden und ihren Angehörigen entsprechen in zahlreichen Fällen Traumafolgestörungen.

Eine wichtige Erkenntnis aus der Traumaforschung besagt, dass nicht das Ereignis per se das Ausmaß der Traumafolgestörung bestimmt, sondern weit mehr die individuellen Möglichkeiten der Verarbeitung und der Bedeutung des Ereignisses (Tschan, 2019). Damit wird auch verständlich, wieso die emotionalen Auswirkungen und Langzeitfolgen einer besonderen Beachtung bedürfen. Bindungstraumen in der (frühen) Kindheit, z.B. eine Kinderverschickung resp. Kur in ein gewalttätiges Kindererholungsheim (Röhl, 2021), oft nur für sechs Wochen, haben vielfach zu gravierenden Folgen für die individuelle Entwicklung beigetragen. Viele traumatische Erfahrungen wie etwa die Vernachlässigung sind von außen nicht zu erkennen – führen jedoch regelmäßig zu erheblichen lebenslänglichen Auswirkungen.

Eine Betroffene, Aya Cissoko hat das, was sie durchgemacht hat, in Worte gefasst. Sie überlebte als Kind einen Brandanschlag in der Banlieu von Paris. Ihr Vater und ihre Schwester verloren dabei ihr Leben. Sie flog von der Schule. Ihre Wut führte sie schließlich zum Boxen – bis zur Weltmeisterin. Nach einem Halswirbelbruch fing sie an zu schreiben (Cissoko, 2023). Die Wut ist ihr Lebensantrieb – sie lässt sich nicht unterkriegen, und kämpft jetzt mit Worten gegen strukturierte Gewalt, gegen Ungerechtigkeiten, gegen Ausgrenzung.

Keine Aufzählung von schrecklichen Ereignissen kann je vollständig sein – zu viele Geschehnisse haben sich und werden sich noch zutragen. Wir haben versucht, mit diesen Beispielen, der Leserin, dem Leser, eine Idee von möglichen Ursachen von Traumafolgestörungen zu vermitteln. Zuhören und hinschauen ist bei dieser Thematik nicht einfach, wie diverse Autor*innen es immer wieder formulieren; so z.B. eine deutsche Autorin über Primo Levi, der seine Zuhörer mit seinen Ausführungen zu testen versucht und sich dabei folgende Frage stellt: „Können sie die Erfahrungen nachvollziehen? Wollen sie sie nachvollziehen? ... Lassen sie es zu, dass der Schrecken, von dem er berichtet, in ihre Welt eindringt?“ (Emcke, 2015, S. 26).

## 3.17 Lebensbedrohliche Krankheiten

Auch lebensbedrohliche Krankheiten können zu Traumafolgestörungen führen. Dazu gehören insbesondere akute lebensbedrohliche Zustände wie Herzinfarkte, schwere Infekte, Schlaganfälle, etc., insbesondere wenn sie mit Reanimation, Aufenthalten auf Intensivstationen oder anderen Extremsituationen verbunden sind und mit Todesangst oder Todesgewissheit einhergehen, wie eine unserer Fallvignetten nach einer sehr traumatischen erlebten Reanimation nach einem Herzinfarkt eindrücklich zeigt.

**Kasten 3.17:** Lebensbedrohliche Krankheiten

Schwere Krankheiten können mit Traumafolgestörungen einhergehen. Grund dafür sind existenziell bedrohliche oder sehr schmerzhafte körperliche Beeinträchtigungen, die häufig mit einem Vernichtungsgefühl einhergehen. Oft stellen sich dabei Todesangst oder Todesgewissheit ein. Auch Aufenthalte auf Notfall- und Intensivstationen können eine analoge Symptomatik verursachen. Studien zeigen, dass rund 15 % aller Menschen, die einen Herzinfarkt überlebt haben, an einer Traumafolgestörung leiden.

In diesem Zusammenhang möchten wir auf eine Problematik hinweisen, die nach unserer Wahrnehmung auch in Fachkreisen wenig bekannt ist. Die Reanimation durch Brustkompression wurde erstmals 1959 durch Forscher der Johns Hopkins Universität in den USA beim Menschen angewendet. Die Freude bei den Forschern war groß. Nun konnte jedermann überall kardiale Reanimationsmaßnahmen anwenden. In den 1970er Jahren wurden die Reanimationsmaßnahmen im großen Stil in der Öffentlichkeit propagiert und entsprechende Kurse durchgeführt. Zunehmend wurde auch verlangt, dass Berufe wie Flight Attendents oder Coaches entsprechende Schulungen absolvieren mussten. In der Folge entwickelte sich die Vorstellung, dass jedermann auf diese Weise reanimiert werden sollte. 2017 beobachteten zwei Bioethiker, dass diese Art der Reanimation eine Aura beinahe mythischen Ausmaßes erreicht hatte. Vergleichbar damit, einem Ertrinkenden das rettende Seil zu verweigern, wenn er nicht reanimiert würde.

Eine Übersichtstudie 2010 mit 150 000 Betroffenen zeigte jedoch ein ernüchterndes Resultat (Sasson et al., 2010). Die Überlebensrate nach Herzstillstand außerhalb eines Krankenhauses betrug 7.6 %; mit Reanimation durch zufällig Anwesende stieg sie auf 10 %. Bei 70–80-Jährigen beträgt die Überlebensrate noch 6.7 % und bei über 90-Jährigen noch 2.4 %. Kommt hinzu, dass es bei Reanimationen dieser Art zu Rippenfrakturen sowie Lungen- und Leberverletzungen kommen kann. Meist werden die Reanimationen von Betroffenen als sehr traumatisch erlebt. Dies führt dazu, dass die Hälfte der Überlebenden wünschte, nicht reanimiert worden zu sein. Zwei Studien fanden, dass nur 20–40 % der älteren Patient*innen nach einer Reanimation ein unabhängiges Leben führen können. Ein weiteres Problem sind Hirnschäden als Folge von Minderdurchblutung. Etwa 30 % der Überlebenden nach Herzstillstand in einem Krankenhaus haben signifikante neurologische Ausfälle und nur 2 % der über 85-Jährigen überlebt einen Herzstillstand ohne Hirnschaden. Aber auch für Helfer*innen können Reanimationen traumatisch sein, wenn sie negativ verlaufen – was in der überwiegenden Mehrzahl der Fall ist (Dalton, 2023).

# Teil IV:
# Therapieansätze und Schutz

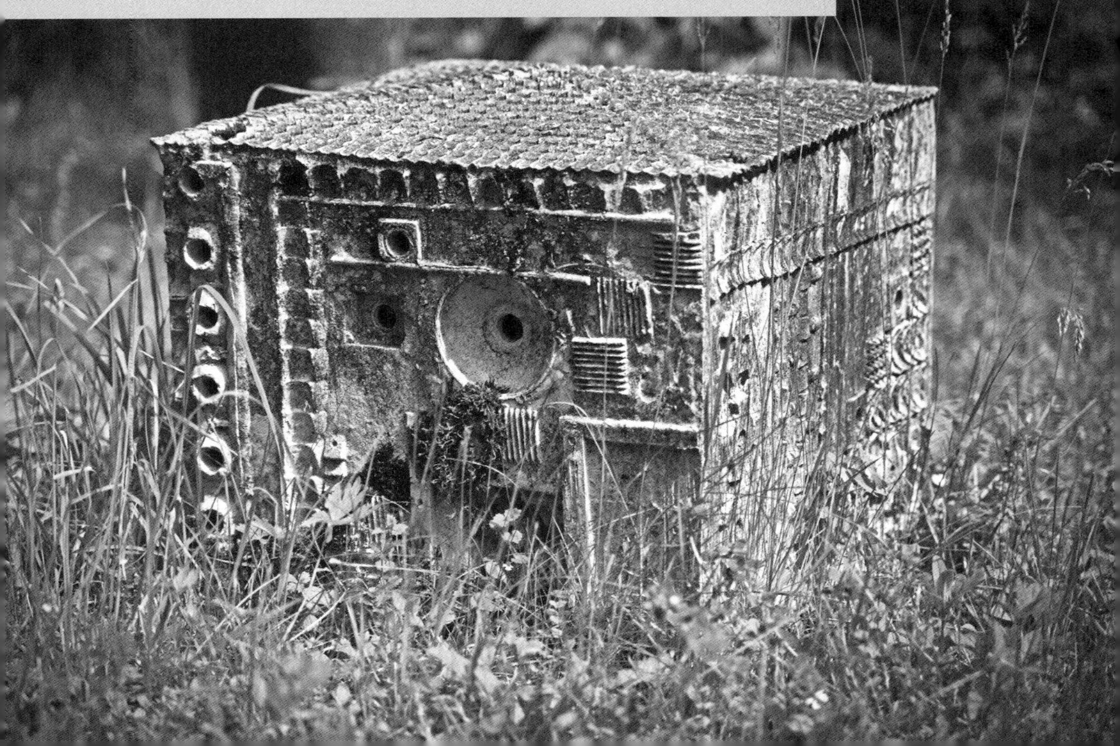

# 4
# Behandlungsansätze und Schutzkonzepte

Eine Fallvignette leitet das Thema Behandlungsansätze ein. Die Erzählung eines Patienten verdeutlicht, wie wichtig gute Behandlungsansätze sind und dass es oft viel Therapiezeit braucht, damit schwer traumatisierte Menschen sich mit ihren Erlebnissen auseinandersetzen können – die Grundlage dafür, das Leben wieder in den Griff zu bekommen. Die Metapher des Vulkan-Atolls von Naoko Miyaji beschreibt ein Modell, dass aus Sicht der Opfer und Täter die Folgen und Auswirkungen von traumatischen Erlebnissen erklärt. Naoko Miyaji beschreibt die Entwicklung und die Behandlungsansätze in Japan und erklärt ihre Ansicht dazu in einem Interview. Nachfolgend werden Behandlungsansätze und Stabilisierungstechniken vorgestellt und ihre Notwendigkeit begründet. Abschließend wird das Thema *mindset* aufgegriffen mit der Frage, was Betroffenen noch Halt und Sicherheit geben kann und damit bei der Bewältigung eines Traumas hilft.

## 4.1 Fallvignette: „Ich habe gemeint, ich habe es verarbeitet"

Ich wurde in meiner Jugend von meinem Vater über Jahre sexuell missbraucht. Er hat mein Bedürfnis nach Nähe, die jedes Kind bei seinen Eltern sucht, schamlos ausgenützt: Er kroch regelmäßig unter meine Bettdecke, geilte sich an mir auf, missbrauchte mich – und ließ mich liegen. Darüber hinaus suchte er bei mir die Lossprechung von seiner Schuld, indem er mich jeweils fragte: „Meine Mutter sagte immer: Wer so etwas tut, kommt in die Hölle. Aber das stimmt nicht, oder?!" Ich beruhigte ihn jeweils und sagte ihm: „Nein, das stimmt sicher nicht." Damit nahm ich die ganze Schuld von ihm weg und lud sie auf mich, was mich über Jahrzehnte belastete und nach meinem Zusammenbruch im Jahr 2016 in meinem 55. Lebensjahr beinahe in den Tod trieb.

Meine Mutter ertappte meinen Vater regelmäßig, wenn er bei mir lag. Sie reagierte immer gleich, sie sagte: „Steht jetzt auf!“, drehte sich um und ging fort.

Im Laufe meiner Kindheit und Jugendzeit gesellte sich als Gegenpart zur falschen Nähe zu meinem Vater die Wut und Aggression: Wir stritten uns oft, was regelmäßig dazu führte, dass die Fäuste flogen. Mein Vater versuchte, mir jeweils mit den Worten zu drohen: „Wenn Du mich schlägst, bekommst Du das Doppelte zurück“. Je stärker ich wurde, desto mehr ließ ich es darauf ankommen – und bekam nicht das Doppelte zurück, sondern ich war meinem Vater ebenbürtig.

Meine Mutter wollte sich jeweils bei drohendem Faustkampf zwischen mich und meinen Vater stellen. Ich vertrieb sie regelmäßig. Ich war so wütend und dachte in dieser Lebensphase, ich sei krankhaft jähzornig – ein weiteres Schuldgefühl. Nach geschlagener Schlacht verfiel mein Vater in stunden- oder gar tagelanges Schweigen. Er zelebrierte sein Gefühl des Verletzten und des angeblichen Opfers. Dies löste sich erst auf, wenn wir ihn inständig baten, wieder mit uns zu reden.

Bei jeder Eskalation mit meinem Vater schwor ich mir: „Du steigst mir nicht mehr in mein Bett!“. Und so verebbte der sexuelle Missbrauch tatsächlich: Er war emotional einfach nicht mehr möglich.

Mit 15 Jahren sprach ich zum ersten Mal über meinen sexuellen Missbrauch. Ich sehe mich noch heute am Stubentisch mit meiner Mutter sitzen, wie ich ihr vom Missbrauch durch den Vater erzählte und ihr die Frage stellte: „Du hast uns regelmäßig im Bett gesehen. Weshalb hast Du nichts dagegen unternommen?“ Meine Mutter antwortete, dass sie sich nicht daran erinnern könne und stellte die, offenbar für sie selbst entscheidende Frage: „Was habe ich falsch gemacht, dass Papi dies machen musste?“. Und wieder nahm jemand die Schuld von meinem Vater weg und belastete sich selbst.

Als junger Erwachsener redete ich mit vertrauten Personen und Freund*innen offen über meinen sexuellen Missbrauch. Ich war stolz darauf, dass ich dazu fähig war. Auch betrachtete ich mich im Vorteil, dass mir meine traumatischen Erfahrungen stets im vollen Bewusstsein waren, was bei Missbrauchsopfern oft erst nach langer therapeutischer Begleitung der Fall ist, indem die verschütteten und verdrängten Erfahrungen freigelegt und ins Bewusstsein geholt werden müssen.

So dachte ich zum ersten Mal, ich hätte dies alles verarbeitet. In meiner beruflichen Karriere erlebte ich meist den Dreischritt, dass ich mich zuerst gut verkaufte und steil einstieg, sich danach Schwächen zeigten, die ich zu verbergen versuchte, und es schließlich zum Bruch und zur Kündigung kam. Dabei spielten Konflikte und Machtkämpfe mit meinen Vorgesetzten, die meist Männer waren, eine gewichtige Rolle.

Um diese, oft erbitterten Konflikte besser verstehen zu können, begab ich mich zum ersten Mal in psychotherapeutische Behandlung. Im therapeutischen Prozess wurde immer deutlicher, dass die Ursache meiner Konflikte mit meinen Vorgesetzten meine ungelösten Konflikte mit meinem Vater war. Es ging um Macht und Ohnmacht, Kompetenz und Versagen – und um die Frage von Schuld und Sühne. Dank der therapeutischen Unterstützung fühlte ich mich immer gestärkt, in den Konflikten mit meinen beruflichen Vorgesetzten selbstbewusster und souveräner aufzutreten, um dennoch regelmäßig krachend zu scheitern.

Was die Aufarbeitung meines Vaterkonflikts anbelangt, plädierte mein damaliger Therapeut für eine Versöhnung mit meinem Vater. Dies war für mich – wegen meiner ausgeprägten Sehnsucht nach Harmonie – vom Gedanken her durchaus verlockend, scheiterte aber jeweils an der ablehnenden Haltung meines Vaters, wenn ich konkrete Schritte in diese Richtung gehen wollte: Es ging für mich einfach nicht, meinem Missbraucher zu verzeihen und mich mit ihm zu versöhnen, zumal er keinerlei Einsicht und Bedauern zeigte.

Da ich nach drei Jahren Therapie den Eindruck hatte, alles Wesentliche sei besprochen, schloss ich diese ab. Erneut dachte ich, alles sei verarbeitet.

So setzte sich meine berufliche Karriere wie gewohnt fort: Ich wechselte notgedrungen sehr oft die Stelle und wurde zum eigentlichen „nb-Hopper“. Ich brauchte meine ganze Energie, um mich immer wieder nach neuen Jobs umzusehen, mich zu engagieren, dass es dieses Mal klappe, mit meinen Schwächen fertig zu werden und in der Arbeit bestehen zu können. Diese immensen Anstrengungen wurden – wegen der wiederholten Erfahrungen des Scheiterns und wegen des zunehmenden Alters – immer belastender.

Als ich mich schließlich 2014 für eine anspruchsvolle Leitungsaufgabe beworben hatte, die ich dank meiner Überzeugungskraft ergatterte und mit der ich hoffnungslos überfordert war, kam es anfang Februar 2016 zum totalen Zusammenbruch: Es ging bei mir gar nichts mehr. Ich musste aufgeben, meldete mich wegen Burnout krank – und erhielt zwei Tage später die Kündigung.

Danach begann der freie Fall: Ich musste mich sofort in stationäre psychiatrische Pflege begeben, war am Boden zerstört, kraft- und hoffnungslos. Während dieses ersten stationären Aufenthalts wurde ich zu meinem Glück von den behandelnden Ärzten angehalten, unverzüglich eine Therapie zu suchen, die mir nach meinem Austritt die dringend notwendige ambulante Begleitung gewährleisten würde.

Beim Erstgespräch mit einem Psychiater erzählte ich von meinen Missbrauchserfahrungen, woraufhin er mich an Werner Tschan überwies, weil er diesen als ausgewiesenen Fachmann für die Behandlung posttraumatischer Belastungsstörungen nach sexuellen Übergriffen kannte. So begann ein langer, schmerzhafter, aber nach und nach hoffnungsvoller therapeutischer Prozess, der mich aus dem Kampf ums Überleben zurück ins Leben führte.

Es zeigte sich, dass ich meine Traumatisierung wegen dem jahrelangen sexuellen, emotionalen und körperlichen Missbrauch durch meinen Vater beileibe nicht verarbeitet hatte.

Wie schwerwiegend die Folgen des mehrfachen Missbrauchs bei mir waren, zeigte sich im Rahmen meiner psychiatrischen Behandlung: So musste ich mehrmals in der geschlossenen und offenen Klinik sowie in der Tagesklinik behandelt werden. Trotz des guten Settings schien sich bei mir keine Besserung einzustellen, im Gegenteil, ich versuchte mehrmals, meinem Leben ein Ende zu setzen, was nur dank einer Heerschar irdischer Schutzengel verhindert wurde.

Der Grund meiner Verzweiflung waren meine grenzenlosen Schuldgefühle: Ich war felsenfest davon überzeugt, dass ich alles falsch gemacht habe und ich deshalb mich und meinen Mann in den Abgrund reissen würde.

Dass ich mich Schritt für Schritt von meinen falschen Schuldgefühlen befreien konnte, verdanke ich vor allem der behutsamen, geduldigen und liebevollen Begleitung durch meinen Mann – und der wertschätzenden und fachkundigen Begleitung durch Werner Tschan.

Ein Schlüsselerlebnis bei der Bewältigung meiner Schuldgefühle war der Moment, als ich zum ersten Mal den folgenden, mantramäßig wiederholten positiven Zuspruch meines Mannes zu glauben begann: „Du bist doch nicht schuld, wenn etwas falsch gelaufen ist. Du konntest nicht anders. Hättest Du es gekonnt, hättest Du es anders gemacht“. Dieser Moment fühlte sich so an, als ob mein Panzer des Schweigens, der Schuldgefühle und der Hoffnungslosigkeit einen ersten Riss erfahren hätte, durch den dieser Zuspruch endlich zu mir gelangt. Von da an wurde der Riss immer größer, wurde zu einem breiten Spalt, der schließlich zur Öffnung und Überwindung des Panzers führte.

Dank der intensiven Verarbeitung meiner traumatischen Erfahrungen wurde ich so vom knapp Überlebenden zum Lebenden; zu dem Menschen, der ich eigentlich immer war und wieder neu werden wollte: zum lebensbejahenden, kreativen, humorvollen, liebenden und glücklichen Menschen.

Bei dieser Verarbeitung darf es keine Tabus geben. So war für mein Empfinden mein missbrauchender Vater tot, obwohl er noch lange lebte: bei einem Besuch eines befreundeten Pfarrers und Bergkameraden im Altersheim sah ich im April

2024 von weitem meinen Vater – und ich empfand nichts für ihn. Daran änderte sich auch nichts, als ich im Juli 2024 von seinem Tod erfuhr. Erst das konsequente Loslassen meines Vaters hat mich befreit und ins Leben zurückgeführt.

**Fachlicher Kommentar**

Die Metapher: „*Ich habe gemeint, ich habe es verarbeitet*" wiederholte sich mehrmals in diesem therapeutischen Prozess. Der Betroffene ging mit voller Überzeugung davon aus, dass er ja über den Übergriff mit anderen gesprochen habe – und damit sei es erledigt. Wie tief die sexualisierten Gewalterlebnisse in seinem Innern wirkten, realisierte der Betroffene schmerzhaft bei der Thematisierung seiner Schuldgefühle – die ihm beinahe das Leben gekostet haben. Die nächste Erkenntnis war die unbeschreibliche Wut – eine Reaktion darauf, dass er in seinen Versuchen, Hilfe zu finden, nie gehört worden war. Da war zunächst die Mutter, die ihm kurz vor ihrem Tod in einem Schreiben mitteilte, wie leid ihr das alles tue, was er durchmachen musste und sie ihm nie beistehen konnte. (Anmerkung: Nach allem, was dem Patienten bekannt ist, wurde die Mutter durch ihren eigenen Vater sexuell missbraucht.)

Dann die Wut auf seinen Vater, der ihn nicht nur missbrauchte, sondern ihm zeitlebens die Schuld am Ganzen zuwies. Diese grenzenlose Perfidie erstreckt sich zudem auf sein Umfeld und sein anfängliches Berufsumfeld – der Patient hatte ein Theologiestudium absolviert und wollte Spitalseelsorger werden. Wegen einer homosexuellen Partnerschaft wurde ihm dies jedoch verweigert – durch dieselbe Kirche, die in den folgenden Jahren wegen Missbräuchen immer wieder an den Pranger gestellt wurde. Diese Wut zeigt sich auch gegenüber der Gesellschaft und dem Rechtssystem – der Vater wurde nie zur Verantwortung gezogen, obwohl er durch seine sexualisierten Gewaltdelikte mutmaßlich auch am Suizid seines Bruders im Alter von 20 Jahren mitschuldig ist. Der Patient als Betroffener trägt all die Folgen und muss damit klarkommen – eine schwere Bürde.

Wir haben in den Therapiesitzungen auch immer wieder die Fragen diskutiert, wieso es Opfern von sexualisierter Gewalt so schwer gemacht wird. Wieso werden die Folgen nicht wie bei anderen Krankheiten und Einschränkungen behandelt? Immer klingt irgendwie ein anklagender Ton mit – selber schuld. So taucht der Begriff der Schuld immer wieder auf – und dies erfährt vor dem Hintergrund seiner ursprünglichen Berufswahl eine zusätzliche Bedeutung, dreht sich doch vieles in der katholischen Kirchenlehre um Schuld und Vergebung.

Dank mehreren IRRT Sitzungen konnte sich der Patient inzwischen deutlich von den durchgemachten traumatischen Erfahrungen „distanzieren". Sein Gerechtigkeitsempfinden wird jedoch immer wieder empfindlich berührt, was regelmäßig zu Triggerphänomen führt und die Befindlichkeit beeinträchtigt. Dank der tragfähigen Partnerschaft und seiner Lebenseinstellung gelingt es dem Patienten immer wieder, sein Gleichgewicht zu finden. Ebenfalls hilfreich haben sich die vielen Wanderungen in der Natur zusammen mit seinen beiden Hunden erwiesen.

## 4.2 Das Modell Vulcano Island

Interview mit Naoko Miyaji durch Werner Tschan

Mit der Metapher des „Vulkan-Atolls“ hat Naoko Miyaji ein anschauliches Modell geschaffen, um die Folgen und Auswirkungen von traumatischen Ereignissen anschaulich zu verdeutlichen – aus der Sicht der Opfer und Überlebenden, der Täter und der Helfer. So wie das Vulkan-Atoll langsam aus den Fluten des Meeres herauswächst, sprechen Überlebende darüber, was sie erlebt haben: langsam, zaghaft, unsicher. Gleichzeitig nagen Gezeitenkräfte, Wind und Wasser, an dem neuen Atoll – der Wahrheit wirken starke Kräfte entgegen. Stürme zerstören das neue Eiland – und immer wieder schaffen die Kräfte des Erdinnern neues Land, sie wie Trauma-Survivors immer wieder durch ihre Erinnerungen eingeholt werden. Naoko Miyaji liefert mit diesem Model ein anschauliches Bild über die dynamischen Prozesse, welche die Aufarbeitung traumatischer Erfahrungen charakterisieren.

Naoko Miyaji arbeitet seit 2001 als Professorin für Kulturelle Psychiatrie und Medizinische Anthropologie am Institut für die Untersuchung der weltweiten Auswirkungen ihres Forschungsbereiches an der Hitotsubashi Universität in Tokyo, Abteilung Sozialwissenschaften. Sie unterrichtet Studierende über Traumafolgestörungen.

Als klinisch tätige Psychiaterin begleitet sie Traumasurvivors in ihren Heilungsprozessen, insbesondere Betroffene von sexualisierter und häuslicher Gewalt. Ferner betreut sie Patient*innen mit Suchterkrankungen. Zu diesen Schwerpunkten hat sie zahlreiche Vorlesungen, Ausbildungs-Workshops und Supervisionssitzungen abgehalten. Ihr momentanes Forschungsprojekt hat den Schwerpunkt bei „Auswirkungen von Trauma auf Gender: Pathophysiologie, Abweichungen und Kreativität“. Der nachfolgende Text ist auf der Homepage von Naoko Miyaji (Miyaji o. D.) unter dem Titel “The ring shaped island” (Das ringförmige Atoll) zu finden, hier übersetzt von Werner Tschan.

**Das ringförmige Atoll**

Wir gehen davon aus, dass Menschen, die schwere traumatische Erfahrungen durchgemacht haben, über das Geschehene sprechen können. Es ist jedoch zu bedenken, dass diejenigen im Zentrum der Ereignisse oft nicht überleben und damit auch nichts sagen können. Um dies nachvollziehen zu können, habe ich die Metapher eines ringförmigen Vulkan-Atolls, das wie ein Donut (Lochkrapfen oder Bagel) aussieht, und im Innern wassergefüllt ist, zu verwenden begonnen. Die Stimmen der Überlebenden kommen vom Land im Innern, die Stimmen der Helfer vom äußeren Teil des Atolls. Die „Schwerkraft" entspricht der Trauma-Symptomatik, der „Wind" für die interpersonellen Konflikte und der „Wasserspiegel" für die Verständlichkeit der Aussagen und deren gesellschaftliche Anerkennung. Mit diesem Modell kann ich die soziale Bedeutung des Begriffs „Trauma" dokumentieren. Gleichzeitig kann ich damit die relativistische Art und Weise erfassen, wie traumatische Ereignisse aufgefasst werden.

Immer wieder kommt es auf unserem Planeten zu traumatischen Ereignissen (Kleinman & Kleinman, 1997). Viele Betroffene haben ihr Leben verloren, und die Überlebenden wurden durch die traumatischen Erinnerungen beeinträchtigt und ihrer Stimme beraubt (Caruth, 1995). Trotzdem haben Betroffene immer wieder versucht, die Ereignisse, für „die es keine Worte gibt", zu beschreiben.

Die sich selbst widersprechende Formulierung „Beschreibung des Unbeschreiblichen" verwirrt sowohl die Sprechenden als auch die Zuhörer. Üblicherweise beurteilen wir die Aussage einer Person danach, wie sehr sich jemand von einem Ereignis distanzieren kann (oder wie objektiv jemand ist). Damit stellt sich die Frage, wie sehr jemand berechtigt ist, die Ereignisse zu beurteilen. „Was berechtigt dich, über dieses Ereignis zu sprechen?". „Wie kannst du darüber so ruhig reden, da du doch angeblich so sehr traumatisiert wurdest?". „Was berechtigt dich, über die Betroffenen zu sprechen?". „Wie kannst Du über das sprechen, da du ja nicht direkt betroffen bist?". Infragestellungen, oder bohrende Fragen nach der eigenen Identität, treiben die Emotionen auf beiden Seiten hoch. Je mehr Betroffene reden, desto mehr empfinden sie ihre Worte als wertlos. Du sagst nichts mehr und verhältst dich defensiv, in Erwartung von Kritik. Du beteiligst dich nicht mehr an Unterstützungsmaßnahmen, oder du wechselst dein Forschungsgebiet zu Gunsten eines leichteren Themas.

Das resultierende Schweigen trägt dazu bei, das Geschehene zu vergessen. Im vorliegenden Beitrag untersuche ich, wie die Stimmen von Traumaüberlebenden auftauchen (oder verschwinden) und wie die Gesellschaft darauf reagiert. Dazu benutze ich ein dreidimensionales Model: „Das ringförmige Atoll", dargestellt in **Abbildung 4-1.**

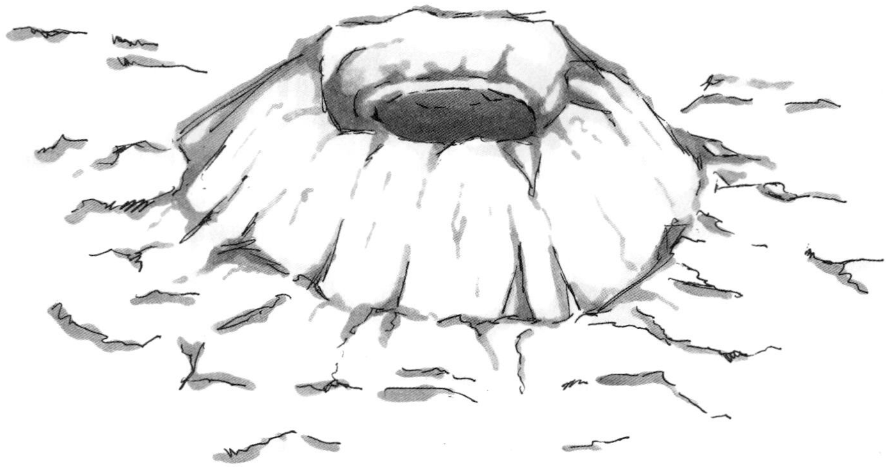

**Abbildung 4-1:** Ringförmiges Atoll (Naoko Miyaji; mit freundlicher Genehmigung)

Mit diesem Model kann ich darstellen, wie man über traumatische Ereignisse sprechen kann. Gleichzeitig kann ich die Position der Sprechenden und ihre Beziehungen zu den involvierten Personen aufzeigen.

**Interview mit Naoko Miyaji: Wiederholt sich die Geschichte?**

Das Interview wurde am 24. September 2024 in Basel in englischer Sprache durchgeführt, während Naoko Miyaji Werner Tschan während eines Sabbaticals besuchte, hier übersetzt von Werner Tschan.

**W. T.:** Wie viele Menschen oder welcher Prozentsatz der Bevölkerung in Japan oder allgemein in Asien sind von Traumafolgestörungen betroffen?

**N. M.:** Wir gehen oft von falschen Annahmen über die Aussagemöglichkeit von Betroffenen aus: „Viele der Betroffenen sind nicht in der Lage zu sprechen, viele überleben die Ereignisse nicht – das sind diejenigen, die sich im Zentrum des Geschehens befanden". Über viele traumatische Ereignisse wird nicht gesprochen oder sie sind nicht in Worte zu fassen – dies merken wir im praktischen Alltag in den Ambulanzen und Kliniken. Menschen sprechen viele Jahre später über das, was sie durchgemacht haben, viele sprechen überhaupt nie. Traumaüberlebende haben aufgrund ihrer Beeinträchtigungen Mühe, das Geschehene in Worte zu fassen. Aus diesem Grund ist Schweigen viel verbreiterter, insbesondere wenn die Ereignisse stigmatisierend, schambesetzt oder schuldbehaftet sind. Ich habe ein Model vorgeschlagen, wie man dieses Schweigen verstehen kann: das Trauma Atoll Model (was ich zunächst als ringförmiges Vulkan-Atoll bezeichnet hatte).

Im Zentrum des Atolls sind diejenigen, die ihr Leben verloren haben oder Suizid verübt haben. All diese Menschen werden nie mehr sprechen. All diejenigen, die durch die Ereignisse schwer beeinträchtigt und krank oder stigmatisiert und voller Scham sind, werden durch die Symptome der Traumafolgestörung zum Schweigen gebracht. Ich habe ursprünglich das „trauma island model“ – bildhaft dargestellt in **Abbildung 4-2** – nach den Karten der Atombombenexplosion von Hiroshima entwickelt. Die Überlebenden (in Japan als Hibakusha bezeichnet) waren konzentrisch vom Mittelpunkt entfernt – wie in einem Atoll.

Um meine Vorgehensweise besser zu verstehen, verwende ich ein Zeugnis eines Holocaust Überlebenden: „Mit der Distanz von Jahren kann man heute festhalten, dass die Geschichte der Vernichtungslager praktisch ausschließlich von denjenigen, inklusive mir selbst, verfasst wurde, die das Ganze niemals bis auf den Grund erleben mussten. Diejenigen, die dies erlebten, kehrten nie zurück. Oder ihre Fähigkeit, die Wahrheit zu erfassen, war durch die Auswirkungen lahmgelegt oder durch Nichtbegreifen-Können gekennzeichnet“ (Levi, 1988/89, S. 17). Die Überlebenden erklimmen das Atoll von der inneren Seite und beginnen zu sprechen. Die Helfer kommen von außen und erklimmen das Äußere des Atolls und treffen dann auf die Überlebenden.

**W.T.:** Leiden in Japan viele Menschen an Traumafolgestörungen infolge Naturkatastrophen und anderen Katastrophen, beispielsweise der Nuklearkatastrophe von Fukushima? Welche Umstände trugen zur Einführung des Störungskonzeptes in Japan bei?

**N.M.:** Das große Hanshin Erdbeben (auch bekannt als Kobe Erdbeben) im Jahre 1995 und die Sarin Giftanschläge in der Tokyo Metro im selben Jahr waren die entscheidenden Ereignisse. Durch das Erdbeben am 17. Januar 1995 verloren über 5000 Menschen ihr Leben; davon 4600 allein in der Großstadt Kobe. Der Sarin Giftanschlag am 20. März 1995 während der Rushhour an fünf unterschiedlichen Orten der Untergrundbahn in Tokyo führte zum Tod von 13 Personen, rund 50 Personen waren schwer verletzt und etwa 1000 Menschen litten zeitweise unter Sehproblemen. In den Notaufnahmen der Spitäler in Tokyo mussten über 5000 Personen behandelt werden. Viele Betroffene litten unter Posttraumatischen Belastungsstörungen, wie zwei Studien in 1998 und 2001 zeigten.

Kürzlich wurde der 50. Jahrestag der Atombombenabwürfe über Hiroshima und Nagasaki begangen. Alle diese Ereignisse trugen zu einer gesteigerten Wahrnehmung über Traumafolgestörungen bei – man muss bedenken, dass über den Zweiten Weltkrieg und die Folgen lange kaum gesprochen wurde. Seit 1995 ist dies anders, und seither reden die Menschen mehr über Traumafolgen und Hilfemassnahmen für Betroffene. Das Erdbeben von Kobe hat wesentlich dazu beigetragen.

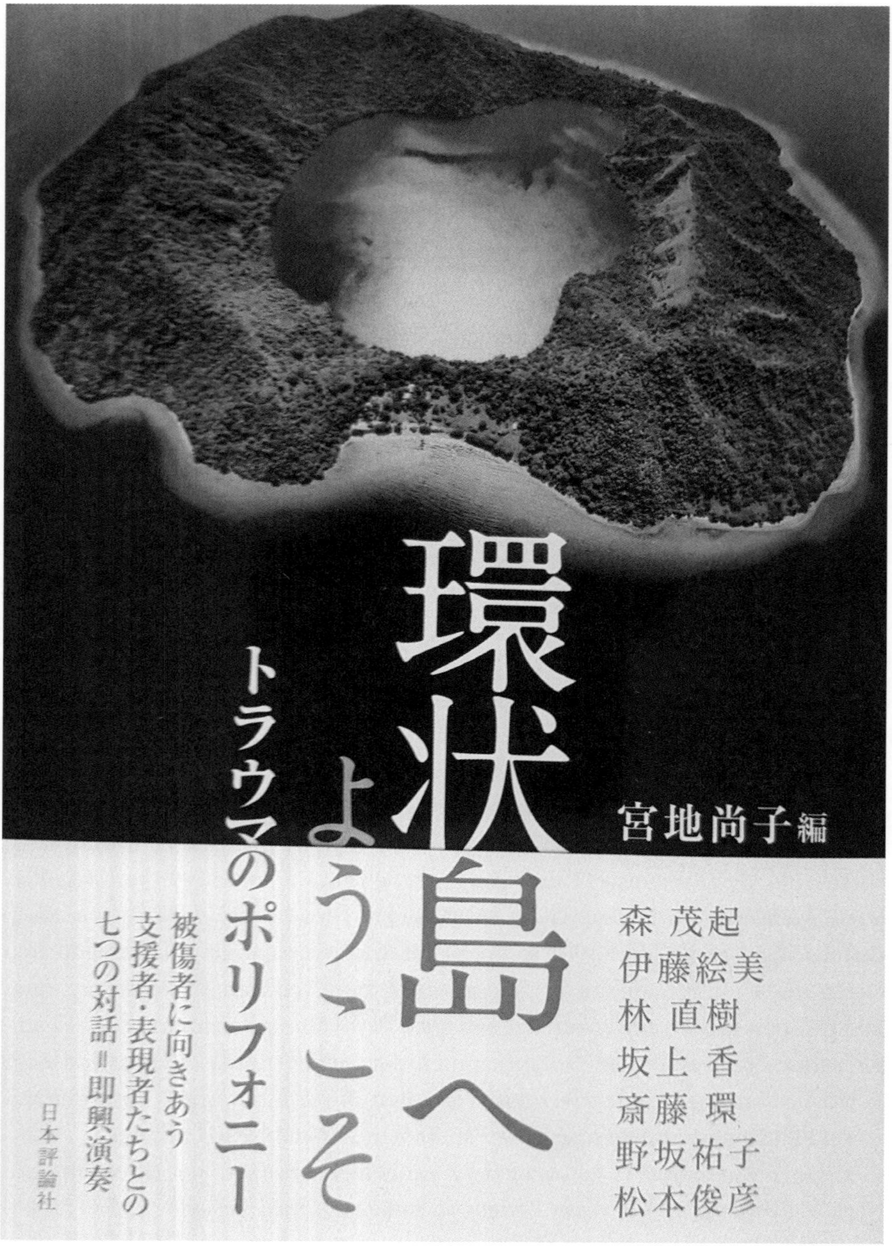


**Abbildung 4-2:** Metaphorisches Modell "Welcome to Toroidal Island", 2021 (Foto: W. Tschan; mit freundlicher Genehmigung von Naoko Miyaji)

**W. T.:** Wie ausgeprägt ist heute das Verständnis für Traumafolgestörungen und wie stark werden die Folgen klein geredet? Wie sind die Auswirkungen auf die Rechtsprechung (Rentenprüfungen, Haftpflichtfragen, etc.)?

**N. M.:** Heutzutage ist der Begriff „Trauma" in Japan sehr geläufig. Selbst kleinere Ereignisse werden heute als Trauma bezeichnet, was früher nicht der Fall war. Im Allgemeinen hat sich das Verständnis für Traumafolgestörungen erheblich verbessert. Im Rechtssystem hat sich das bisher nicht in dieser Deutlichkeit gezeigt, weil viele Auswirkungen „unsichtbar" sind. Wo offensichtliche Beweise wie körperliche Beeinträchtigungen vorliegen, ist es einfacher; im Gegensatz zu psychologischen Folgen, die vielfach angezweifelt werden. Deshalb hat das Rechtssystem bisher eher zögernd und widerstrebend auf Traumafolgestörungen reagiert.

**W. T.:** Ich nehme an, dass dies vor allem bei häuslicher und sexualisierter Gewalt ein Problem darstellt?

**N. M.:** Ja, genau. Bei Traumafolgestörungen in Zusammenhang mit Erdbeben und anderen Naturkatastrophen ist die Akzeptanz bei Zivilrechts- und Haftungsklagen besser. Aber selbst heute noch werden Traumaüberlebende von einzelnen Fachleuten als überängstlich oder als überreagierend bezeichnet, wie dies etwa nach der Fukushima-Katastrophe der Fall ist.

**W. T.:** Was hat Sie auf das Konzept mit dem Vulkan-Atoll (volcano island model) gebracht?

**N. M.:** Als ich als medizinische Hilfskraft für Traumaüberlebende in Djibouti, Afrika, im Einsatz war, realisierte ich die Schwierigkeiten, mit den Betroffenen vor Ort, mehrheitlich Flüchtlingen in schwierigen Situationen, in Kontakt zu kommen. Längst nicht alle waren in der Lage, sich auf Englisch auszudrücken und wenige verfügten über einen höheren Bildungsabschluss. Mit Fremden zu sprechen war für sie schwierig – ich versuchte es trotzdem. So verwendete ich zum ersten Mal das Donut Model des ringförmigen Atolls. Die Dreidimensionalität dieses Models konnten sie verstehen, ebenso war ihnen die Bedeutung einer Insel oder eines Vulkans bekannt. Dann begann ich die Schwerkraft (gravity) zu visualisieren und sie mit dem Schweigen in Verbindung zu bringen, die nach einem traumatischen Ereignis besteht.

In **Abbildung 4-3** stellt Naoko Miyaji das Model im Sandkasten im Kannenfeldpark in Basel dar.

Mit der Zeit begann ich, drei metaphorische Begriffe zu verwenden, um die Dynamik der Kräfte zu beschreiben, die auf das Atoll einwirken. 1. Schwerkraft (= die Langzeitfolgen nach traumatischen Erfahrungen); 2. Wind (= interpersonelle Konflikte bei den Überlebenden) und 3. Wasserspiegel (= gesellschaftliche Wahrnehmung und Akzeptanz).

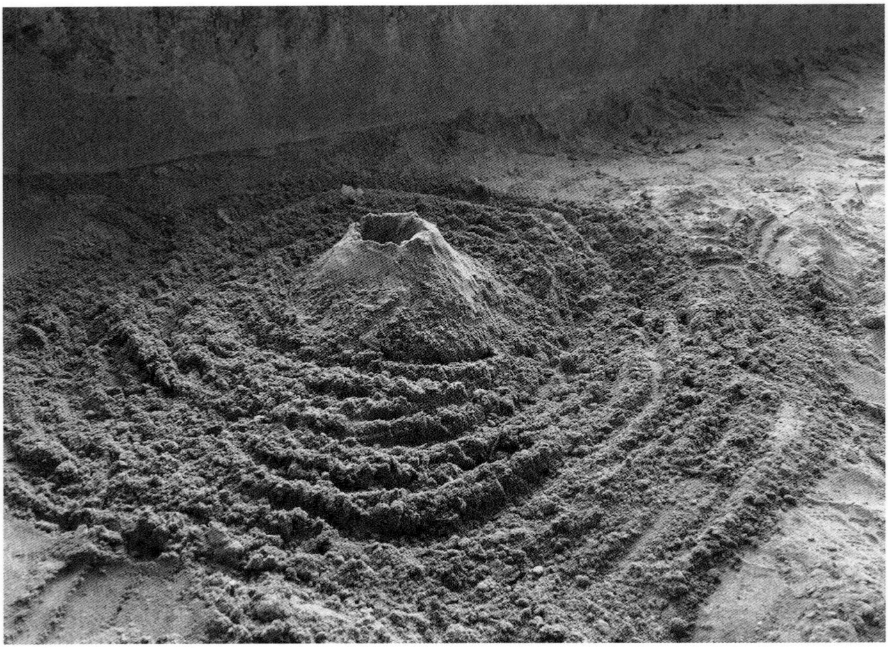

**Abbildung 4-3:** Model im Sandkasten im Kannenfeldpark, Basel 2024 (Naoko Miyaji; mit freundlicher Genehmigung)

Die Schwerkraft wird durch die Symptome der Posttraumatischen Belastungsstörung bestimmt: belastende Intrusionen (immer wieder auftauchende Erinnerungen an das traumatische Ereignis), Vermeidung von Dingen, die mit dem traumatischen Ereignis in Verbindung stehen; Numbing (emotionale Taubheit) und Unempfindlichkeit sowie Übererregbarkeit (Hyperarousal). Weitere Symptome umfassen Erschöpfungsgefühle, Depression und Angststörungen, Dissoziation, Selbstvorwürfe und Verlust von Selbstwertgefühlen, selbstschädigende Verhaltensweisen, Suizidversuche, Suchterkrankungen, psychotische Verhaltensweisen und körperliche Beschwerden (psycho-vegetative Reaktionen).

Der Wind steht für interpersonelle Konflikte bei den Betroffenen. Sie suchen Vergleiche in Bezug auf den Schweregrad, Schuldgefühle belasten sie, und Differenzen ergeben sich mit Helferpersonen. Mit dem Wind wird zudem die Situation der Helferpersonen erfasst, welche durch sekundäre Traumatisierungen, Überidentifizierungen mit Betroffenen sowie Burnout betroffen sein können; und schließlich Teamspaltungen und Infragestellungen durch Helferpersonen.

Der Wasserspiegel (oder Wasserlevel) steht für die Reaktionen der Fachleute und der Gesellschaft in Bezug auf Traumafolgestörungen. Je nach Haltung der

Gesellschaft unterliegt der Wasserspiegel Schwankungen. Ein steigender Wasserspiegel kann als Folge von ausgeprägten sozialen Ungerechtigkeiten, Herrschaftsdenken, Tabuisierung bestimmter Lebenserfahrungen, Nationalismus und Fundamentalismus, resultieren. Zu einem sinkenden Wasserspiegel und damit Verbesserung der Situation von Traumaüberlebenden trägt eine offene pluralistisch orientierte Gesellschaft, Feingefühl und Verantwortungsübernahme gegenüber Traumaüberlebenden, ein gegenseitig respektvoller Umgang, entsprechende gesellschaftliche Rituale, Akzeptanz der Beschwerden und spirituelle Bezüge bei.

Diese Kräfte wirken auf die Traumaüberlebenden ein. Diejenigen, die über die traumatischen Erfahrungen reden, schlittern den Abhang hinunter und geraten unter Wasser. Damit werden sie entmutigt und zum Schweigen gebracht. Anders mit einer einfühlsamen Unterstützung werden mehr Betroffene sprechen und Zeugenschaft ablegen.

Das Hauptproblem im Justizverfahren ist die Beweisbarkeit vor Gericht. Einzelnen Überlebenden gelingt dies, den meisten jedoch aus unterschiedlichen Gründen nicht. Einzelne verstehen schlicht nicht, das Geschehene verständlich zu machen, andere sind es nicht gewohnt, in der Öffentlichkeit über persönliche Dinge zu sprechen, andern wird nicht geglaubt oder sie werden als gestört hingestellt.

**W. T.:** Gibt es in Japan eine Forschung über den Zusammenhang zwischen traumatischem Ereignis und den resultierenden Folgen sowie der Frage, ob man Unterstützung erhält oder nicht?

**N. M.:** Eine derartige Forschung ist mir nicht bekannt. Man muss bedenken, dass eine Person einigermaßen gesund sein muss, um Zeugnis ablegen zu können. Die schwer traumatisierten Menschen werden durch die Forschung nicht erfasst. Der Schutz der persönlichen Intimität ist wichtig – das kann manchmal ein Hindernis für Forschungsprojekte sein.

**W. T.:** Sind in Japan spezifische traumafokussierte Therapieangebote vorhanden?

**N. M.:** Die bei uns zur Verfügung stehenden Traumabehandlungsangebote sind hauptsächlich von den US-amerikanischen Konzepten in Japan und anderen asiatischen Ländern übernommen worden. Inzwischen realisieren Fachleute mehr und mehr, dass problematische Verhaltensweisen von Kindern und Jugendlichen als Reaktionen auf traumatische Ereignisse zurückgeführt werden können. Nun werden für die Betroffenen spezifische traumafokussierte Behandlungen angeboten, insbesondere CBT (cognitive behavioural treatment) und EMDR (Eye Movement Desensitization and Reprocessing), sowie Ego State Therapie. Ferner bestehen körperpsychotherapeutische Angebote wie sensomotorische Therapie, Yoga, Bewegungstherapie und Entspannungstechniken. Das entspricht mehr oder weniger den Angeboten, wie sie in Europa bekannt sind.

**W. T.:** Der größte Einfluss in Bezug auf Traumabehandlungsmöglichkeiten stammt derzeit aus den Vereinigten Staaten?

**N. M.:** Ja, wir laden Traumaspezialisten aus den USA ein, nach Japan zu kommen und hier ihre Behandlungskonzepte vorzustellen.

**W. T.:** Gibt es in Japan besondere Aspekte von Traumafolgestörungen, ich denke an Minderheiten oder Menschen mit Behinderungen?

**N. M.:** Weil wir so viele Naturkatastrophen haben, liegt der Hauptfokus auf diesen Formen von traumatischen Erfahrungen. Dazu kommt, dass Betroffene dieser Art von Traumafolgestörungen nicht stigmatisiert werden. Ein weiterer Punkt ist darin zu sehen, dass bei Naturkatastrophen in der Regel keine Täter angeklagt werden. Aus diesem Grund werden Naturkatastrophen nicht politisch instrumentalisiert und sind deshalb einfacher zu bewältigen. Der Schwerpunkt liegt dabei mehr auf den akuten Situationen, wo inzwischen Care Teams für die Betreuung zur Verfügung stehen. Über die Langzeitfolgen ist nicht viel bekannt, und es stehen keine besonderen Behandlungsangebote zur Verfügung. In Japan gibt es wenige Minoritäten, mit Ausnahme der AINU (oder Utari), die hauptsächlich in Hokkaido leben, der nördlichsten Insel von Japan. Diese Bevölkerungsgruppe war durch die japanische Mehrheit zu Zwangsarbeit gezwungen worden und ihre Kultur wurde beinahe vollständig zerstört.

Schließlich sind noch die Soldaten des Zweiten Weltkrieges zu erwähnen, die durch die Kriegsereignisse erheblich traumatisiert wurden. Ihre Situation war während vieler Jahre tabuisiert worden und erst in letzter Zeit bekommen sie mehr Beachtung. Leider ist dies für viele von ihnen inklusive deren Familien zu spät.

**W. T.:** Besteht aus Ihrer Sicht ein Bedarf an weiterer Forschung über Traumafolgestörungen?

**N. M.:** Je länger man die Folgen nach traumatischen Ereignissen untersucht, desto komplexer werden die Störungsbilder, insbesondere bei Suchterkrankungen, Depression und sonstigen psychischen Erkrankungen. Ferner ist die transgenerationale Weitergabe traumatischer Erfahrungen zu beachten. Kinder zeigen Symptome, die auf den Erlebnissen ihrer Eltern beruhen. Traumatische Erfahrungen belasten Familien und somit die ganze Gesellschaft. Die derzeitige Situation von Fachleuten, welche im Bereich von Traumafolgestörungen arbeiten, ist schwierig – wir bekommen kaum Unterstützung. Dies gilt v. a. für Engagements bei häuslicher und sexualisierter Gewalt, bei Kindesmissbrauch und bei Fremdplatzierungen von Kindern.

**W. T.:** Weitere, abschließende Bemerkungen?

**N. M.:** Die Lehren aus dem Vulkan-Atoll-Model sind folgende: Für die Gesellschaft ist es entscheidend, den Wasserspiegel zu senken, indem sie die Überlebenden von traumatischen Ereignissen unterstützt und nicht allein lässt, anstatt sie zum Schweigen zu bringen. Zudem hilft das Model den Traumaüberlebenden, über ihre durchgemachten Erfahrungen zu sprechen und sich mit anderen auszutauschen, und nicht zuletzt auch die erforderliche Unterstützung zu finden.

Wenn ich die Situation nach dem Tohoku Erdbeben von 2011 mit dem durch das Beben ausgelösten Tsunami und der Katastrophe von Fukushima betrachte, frage ich mich, ob sich die Geschichte wiederholt. Viele Überlebende der Atombombenabwürfe (Hibakusha) mussten infolge von Diskriminierung über ihre Erfahrungen schweigen. Heute müssen unter Umständen Überlebende von Fukushima ihre Herkunft verleugnen.

Wir lernten uns 2004 in Kettlewell GB an einem von Mike Lew organisierten Workshop „Healing the Healers“ kennen. Jeder von uns war in seinem Heimatland tätig, ziemlich isoliert und nicht besonders beliebt. Unsere Arbeit wurde nicht geschätzt, weil kein Interesse an einer Offenlegung dieser Umstände bestand. So fühlte ich mich in meinem professionellen Werdegang oft eher allein – die Vernetzung mit anderen half mir, meine Tätigkeit weiterzuführen. Es verhalf mir auch dazu zu realisieren, dass das, was ich dachte, zutraf und richtig war – gerade, weil ich in Japan durch Kollegen beschuldigt wurde, dass ich voreingenommen sei und übertreiben würde. Aber inzwischen können wir nicht mehr ignoriert werden. Deshalb war die Vernetzung mit andern so enorm wichtig.

**W. T.:** Vielen Dank für dieses Interview und die wertvolle Arbeit, die Sie für Traumaüberlebende leisten.

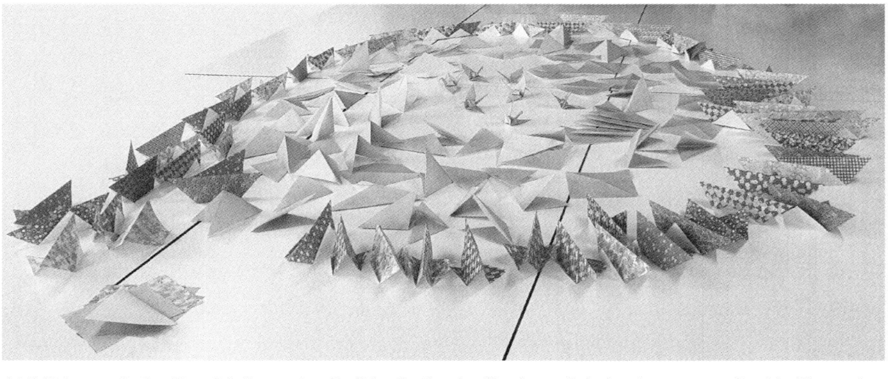

**Abbildung 4-4:** Das Vulkan-Atoll: Die Opfer befinden sich im Inneren, die Helfer zeigt das Modell am äußeren Rand (Naoko Miyaji; mit freundlicher Genehmigung)

## 4.3 Behandlungsansätze

„Man will von der Vergangenheit loskommen, mit Recht, weil unter ihrem Schatten gar nicht sich leben lässt, und weil des Schreckens kein Ende ist, wenn immer nur wieder Schuld und Gewalt mit Schuld und Gewalt bezahlt werden soll ..." (Adorno, 1971).

Kann man seelische Trümmer aufräumen und die Folgen überwinden? Ja. Allerdings bedeutet Heilung nicht vergessen, was einem angetan wurde, oder was man Schreckliches erlebt hat. Vielmehr bedeutet Heilung, das Schreckliche und Belastende hinter sich zu lassen – als etwas, was nicht mehr dauernd wieder in den Alltag hineinbricht und einem regelrecht überschwemmt. Das kann nur auf der inneren Bühne in Auseinandersetzung mit der traumatischen Situation erfolgen – so können wir die Auswirkungen unserer Erfahrungen korrigieren. Dies ist die Chance der therapeutischen Aufarbeitung. Niemand kann das Geschehene ungeschehen machen, folglich versuche man es besser nicht. Es bringt nichts. Hingegen lassen sich in der Seelenlandschaft Dinge neu ordnen und in einen anderen Bezug zu sich selbst bringen. Diese Konzeption liegt z. B. der IRRT (Imagery Rescripting and Reprocessing Therapy) zugrunde – einer nach unseren Erfahrungen wirksamen Behandlung bei Traumafolgestörungen.

Es gibt aber weitere wirksame Behandlungen, die sich etabliert haben. Dabei stehen kognitiv verhaltenstherapeutische Verfahren im Vordergrund. Hier ist eine Auswahl der wichtigsten Verfahren:

- DBT (Dialektisch Behaviorale Therapie)
- Prolonged Exposure Therapie (PET)
- Cognitve Processing Therapy (CPT)
- EMDR (Eye Movement Desensitisation and Reprosessing)
- Narrative Exposure Therapy (NET)
- Brief Ecclectic Psychotherapy for PTSD
- Somatic Experiencing (SD)
- Ego State Therapy
- Psychodynamisch-imaginative Traumatherapie.

Ähnlich wie bei schweren körperlichen Traumatisierungen können auch bei seelischen Traumatisierungen Behinderungen zurückbleiben, auch wenn eine adäquate Traumatherapie erfolgt. Das kann z. B. bedeuten, dass zwar die Symptome einer komplexen PTSD zurückgegangen sind, aber die Aufnahme einer Arbeit trotzdem nicht mehr möglich ist.

Die medizinische Auffassung von Traumafolgestörungen – insbesondere der Posttraumatischen Belastungsstörung – suggeriert, dass man diese Beeinträchtigungen wie eine Lungenentzündung oder einen Knochenbruch heilen kann. So einfach ist es jedoch nicht. Tschan (2019) beschreibt als das Mittel der Wahl die traumafokussierte Behandlung, erstmals beschrieben durch Pierre Janet:

1. Sicherheit und Symptomstabilisierung
2. Durcharbeiten
3. Integrieren.

Heilen können sich nur die Betroffenen selbst. Dazu benötigen sie Hilfe, aber:

„Jedes Trauma zerstört die Fähigkeit des Patienten, eine vertrauensvolle Beziehung einzugehen, so bekommt auch der Therapeut die Auswirkungen des Traumas zwar indirekt, aber doch deutlich zu spüren. Es ist daher nicht erstaunlich, dass es weder dem Patienten noch dem Therapeuten leichtfällt, ein solidarisches Arbeitsbündnis aufzubauen“ (Herman, 2003, S. 187).

Das wichtigste Ziel der therapeutischen Arbeit ist die Mobilisierung der Selbstheilungskräfte resp. der Überwindung allfälliger Hindernisse, die diese Mobilisierung behindern oder gar verunmöglichen.

Die Forschergruppe um Michael Meaney hat die epigenetischen Veränderungen nach traumatischen Erfahrungen untersucht und aufgezeigt, wie durch sie die Gensteuerung anhaltend beeinflusst wird (Tschan, 2019). Ohne Korrektur würden diese geänderten Regulationsvorgänge für den Rest des Lebens bestehen. Nun kann jedoch eine neue Beziehungserfahrung die epigenetischen Prozesse verändern – so wie sie früher durch die negativen Erfahrungen verändert wurden. Nur geht dies nicht von heute auf morgen, sondern braucht seine Zeit. In seinem Spätwerk hat John Bowlby, der Begründer der Bindungstheorie, die Essenz des therapeutischen Prozesses folgendermaßen beschrieben:

„[...] the human psyche, like human bones, is strongly inclined towards self-healing. The psychotherapist's job, like that of the orthopaedic surgeon's, is to provide the conditions in which self-healing can best take place“ (Bowlby, 1988, p. 152). (Übers. des Autors: Wie die menschlichen Knochen kennt die menschliche Psyche eine ausgeprägte Selbstheilungstendenz. Analog der Aufgabe des Orthopäden muss der Psychotherapeut diejenigen Bedingungen schaffen, welche die Selbstheilung optimal ermöglichen.)

Die Stationen im Heilungsprozess sind folgende:

- Opfer
- Survivor (Überlebende)

- Kämpfer (in eigener Sache, Schuld überwinden, etc.)
- Frieden finden und wieder lieben können.

Als Opfer ist man der Situation resp. dem Täter/der Täterin hilflos ausgeliefert. Symptome von Resignation, Depression, Leere, sozialem Rückzug, Hoffnungslosigkeit, ja Suizidalität, Schmerzen, Verspannungszustände, Schlafstörungen, etc., machen sich breit. Betroffene haben das Gefühl, nie mehr aus dieser Spirale herauszufinden. Die Selbstheilungskräfte sind blockiert.

Mit der Zeit bekommt man etwas Distanz, hört andere Betroffene und merkt, dass man nicht allein ist. Man wird zum Überlebenden einer existentiellen Katastrophe. Flashbacks und Triggerphänomene tauchen immer wieder auf, der Rückzug ins Unbewusste ist nicht mehr möglich, mit resultierenden Schlafstörungen und psychovegetativen Symptomen (Panikattacken, Herzrasen, Atemnot und Hyperventilation, Schwindel, Sehstörungen, etc.).

Dann beginnt man zu sprechen und wird zum „Kämpfer“. Die Verantwortlichen werden bezeichnet und zu Rechenschaft und Entschuldigung aufgefordert. Forderungen nach Entschädigungs- und Schmerzensgeldzahlungen werden gestellt. Betroffene können sich von Schamgefühlen und der eigenen Schuld distanzieren. Nicht sie haben versagt, sondern andere. Neuer Lebensmut macht sich breit. Langsam und unaufhaltbar mobilisieren sich die Selbstheilungskräfte. Man möchte die schrecklichen Dinge hinter sich lassen und nicht dauernd wieder an die Vergangenheit erinnert werden.

Und schließlich merken Betroffene, dass sie nicht länger mit dem Vergangenen hadern müssen, dass sie wieder Freude am Leben entwickeln, dass sie sich und andere Menschen lieben können. Ein innerer Friede stellt sich ein.

**Kasten 4.1:** Heilung

Niemand kann die Vergangenheit ungeschehen machen. Umso wichtiger ist die Anerkennung des Leidens im Hier und Jetzt. Für die Behandlung haben sich bisher kognitiv-verhaltenstherapeutische Ansätze am meisten bewährt. Besonders hervorzuheben ist dabei die IRRT-Behandlung (Imagery Rescripting and Reprocessing Therapy), die durch eine ausgeprägte Aktivierung von Selbstheilungskräften charakterisiert ist (Schmucker & Köster, 2019).

Der Heilungsprozess verläuft über mehrere Stufen: Betroffene erleben sich zunächst als Opfer, fühlen sich hilflos und ausgeliefert. Mit etwas Distanz werden sie zu Überlebenden, immer noch gefangen durch ihre Erinnerungen an die schrecklichen Ereignisse. Schließlich werden sie zu Kämpfer*innen in eigener

Sache, wo sie Schuld und Schamgefühle hinter sich lassen können. Sie sprechen über das Geschehene und benennen Verantwortliche, und sie fordern materielle Schadensmilderungen. Schließlich macht sich ein innerer Friede breit, wo sie das Erlebte als Teil ihres Lebensweges akzeptieren können.
Mit dem Begriff „Trauma-Survivorship" bringen wir zum Ausdruck, dass eine Traumabehandlung lange dauern kann. Die Dauer der Therapie wird beeinflusst durch die individuellen Gegebenheiten und den weiteren Lebensverlauf.

Marie Cardinal hat mit ihrem Roman „Schattenmund" einen authentischen Bericht über ihren Heilungsprozess nach Vergewaltigungen und weiteren traumatischen Erfahrungen verfasst (Cardinal, 1977). Acht Jahre dauerte die Behandlung nach einer schweren psychischen Krise. Die Verfilmung des Buches (1983 in der französischen Version) wurde am 1. April 1990 im ZDF ausgestrahlt. Marie Cardinal verstarb am 9. Mai 2001 im Alter von 72 Jahren. Eine weitere Betroffene, Marylin Van Derbur benötigte 40 Jahre, bis sie den verachteten und verhassten Anteil in sich endlich akzeptieren konnte – festgehalten in ihrem Buch „Tagkind – Nachtkind" (Van Derbur, 2011). Sie wurde als Kind und Jugendliche durch ihren Vater vergewaltigt. Sie beschreibt, wie sie jahrelang mit ihren Dämonen gerungen hat. Dieses Beispiel zeigt auch eindrücklich, wie eine Psychotherapie die Beziehung zu sich selbst verändern kann, und wie dies letztendlich versöhnend und heilend wirkt.

Eine professionelle Begleitung kann bei Traumafolgestörungen eine wichtige Unterstützung sein. Nehmen wir an, Sie wollen einen Viertausender besteigen, z.B. das Allalinhorn (4027 m, Walliser Alpen, Schweiz). Sie haben wenig Erfahrung mit dieser Höhe und vertrauen sich einem Bergführer an, der sie auf den Gipfel begleitet. Ist dies ein Zeichen von Schwäche und Unfähigkeit? Oder ist es weise und sinnvoll? Das gleiche gilt für die Psychotherapie. Genau so wenig man sich nicht an den eigenen Haaren aus dem Sumpf ziehen kann, kann man traumatische Erfahrungen selbst überwinden – dazu braucht man die Hilfe und Unterstützungen von Mitmenschen. Die fachliche Hilfe ist keine Conditio sine qua non, wichtig ist die Anteilnahme und Begleitung in einem sozialen Netz. Wer unter gesundheitlichen Folgen leidet, kann eine Kassenleistung resp. professionelle Hilfe in Anspruch nehmen. Ist die Funktionalität so weit beeinträchtigt, dass die Erwerbsfähigkeit nur noch eingeschränkt oder gar nicht mehr vorhanden ist, kann man eine Rentenprüfung veranlassen.

Der Prozess der Aufarbeitung traumatischer Erfahrungen ist klippenreich und sollte daher mit professioneller Begleitung erfolgen. Die Opferhilfestellen bieten

Unterstützung an – sie können Fachleute vermitteln und haben auch die Möglichkeit von finanziellen Hilfen für Betroffene. Weiter bieten sie Begleitung zu Untersuchungen und Einvernahmen an. Die Beratung ist kostenlos und steht allen Betroffenen und deren Angehörigen offen. Man muss keine Anzeige gemacht haben, um Opferhilfeleistungen in Anspruch nehmen zu können.

Eine Bemerkung zur Kostendiskussion im Gesundheitswesen: „Die Nicht-Nutzung der besten bestehenden Behandlungsmöglichkeiten führt zu den größten Kosten, nicht deren Nutzung" (Grawe et al., 1994, S. 681). Bedauerlicherweise hören Betroffene von Fachleuten immer wieder, da kann man leider nichts mehr machen ... Bei Traumafolgestörungen ist dies purer Mumpitz und untergräbt die Selbstheilungskräfte radikal. Derartige Killeraussagen wirken vielfach, wie sich selbst erfüllende Prophezeiungen, wo dann tatsächlich nichts mehr geht. Die therapeutische Vorgehensweise, z. B. mit IRRT und die Arbeit mit dem Inneren Kind zeigen uns, wie tiefsitzende und lange zurück liegende traumatische Erfahrungen überwunden werden können, wenn es gelingt, die Selbstheilungskräfte zu mobilisieren.

> Die Behandlung von Trauma-Survivors stellt für alle involvierten Fachleute eine komplexe Aufgabe dar (Wei-May & Stone, 2020). Ohne fundierte Kenntnisse kann keine wirkungsvolle traumaspezifische Pflege und Behandlung durchgeführt werden. Wegen den häufig im Vordergrund stehenden körperlichen Beschwerden ist die Ausbildung der Fachleute zu verbessern – Behandlung von Trauma-Survivors kann nicht auf psychiatrisch-psychotherapeutische Interventionen beschränkt werden.

Die derzeitige Versorgung von Patient*innen mit Traumafolgestörungen ist prekär, oft müssen sie mit langen Wartezeiten rechnen. Dies erhöht die Gefahr einer weiteren Chronifizierung der Beschwerden. Schon vor dreißig Jahren warnten Fachleute: „... was den Umgang mit psychischen und psychogenen Störungen angeht, [haben wir es] mit einer Fehlversorgung von wahrlich gigantischem Ausmaß zu tun ..." (Grawe et al., 1994, S. 685). Werden gesundheitliche Beeinträchtigungen nicht rechtzeitig behandelt, neigen sie zu Chronifizierung und damit zu einem gesteigerten Behandlungsaufwand.

Das wird deutlich in einer Erhebung von Ruchti und Lerch (2024) über den Bedarf und die zur Verfügung stehenden therapeutischen Angebote im Bereich der Traumatherapie in der deutschsprachigen Schweiz. Sie kommen zu folgenden Ergebnissen. Es stehen 6.58 Traumatherapeut*innen pro 100 000 Einwohner zur Verfügung, wobei die Verteilung auf die Kantone sehr unterschiedlich ist. Von den

Deutschschweizer Kliniken mit einem psychiatrischen Angebot führen nur 24 % (6 von 25) eine traumaspezifische Station. Die Wartezeit für eine solche stationäre Behandlung beträgt durchschnittlich 4.5 Monate, in der Klinikambulanz beträgt die Wartezeit 10.5 Monate. Bei einer Gesamtzahl von 134133 potenziellen PTSD- und DIS-Betroffenen in der deutschsprachigen Schweiz und 500 Traumatherapeut*innen heißt das, dass ein*e Traumatherapeut*in durchschnittlich 408 Patient*innen zu betreuen hat. Die Autorinnen beurteilen die Versorgungslage im Bereich von Traumafolgestörungen als besonders prekär. Nur ein Bruchteil der Betroffenen hat Zugang zu einer traumaspezifischen Therapie und eine nicht traumasensitive Therapie bei traumatisierten Patient*innen kann auch Schaden anrichten.

Wichtig ist, dass Betroffene nicht allein bleiben, sondern Trost, Beistand, Anteilnahme und Unterstützung erfahren. Das wusste man schon lange vor der Schaffung der Posttraumatischen Belastungsstörung – die Gesellschaft verhielt sich solidarisch und stand Betroffenen bei. Die Sache sah allerdings etwas anders aus, wenn es um psychische Folgen traumatischer Erfahrung ging – Opfer von sexualisierter und partnerschaftlicher Gewalt blieben vielfach allein. Wagten sie etwas zu sagen, stießen sie auf Unverständnis: „*Was erlaubst du dir, solche Dinge zu sagen …*“. Man glaubte es nicht und konnte sich nicht in die Situation von Betroffenen versetzen. Nicht viel anders erging es den Kriegsüberlebenden und den Nachkriegskindern, die in ihrer Situation allein gelassen wurden – „*… das Leben lässt einem nun einmal keine Wahl*“. Vielfach trug ein institutioneller Narzissmus dazu bei, Vorfälle und Fehlverhalten abzustreiten. Man wollte vieles nicht wahrhaben und liess die Opfer damit allein.

Wir dürfen jedoch die Realität nicht aus den Augen verlieren – nicht alle Beeinträchtigungen lassen sich überwinden. Ein Kapitel dieses Buches behandelt das traurige Ergebnis: „an den Folgen zerbrechen“. Manchmal ist nur noch eine Stabilisierung auf tiefem Niveau möglich. Ein therapeutischer Nihilismus wäre jedoch völlig verfehlt – so wie wir in der heutigen Heilkunde von palliativer Behandlung sprechen, wenn die kurativen Möglichkeiten ausgeschöpft sind, können wir analog in der Traumabehandlung Betroffene mit stützender Therapie begleiten. Nach einer Krebsbehandlung können Beeinträchtigungen zurückbleiben, die weitere medizinische oder pflegerische Interventionen erforderlich machen. Das analoge Vorgehen ergibt sich aus der Perspektive von Trauma-Surviorship. So lässt beispielsweise die imaginative Vorgehensweise mittels der IRRT viele Möglichkeiten offen – auch die Trauerarbeit kann Teil einer therapeutischen Aufarbeitung mit IRRT bedeuten (Köster & Schmucker, 2016).

Als Beispiel für einen Therapieprozess nach einer schwerwiegenden Traumatisierung wird nachfolgend in einer Fallvignette die Geschichte eines heute 55-jährigen Mannes dargestellt, der im Alter von 44 Jahren einen Herzinfarkt erlitt und bei der sehr traumatisch erlebten Reanimation Todesangst und Todesgewissheit erlebte, was häufig, wie auch in diesem Fall, zu einer PTSD führte.

## 4.4 Fallvignette: „Der lange Weg zurück ins Leben“

Der Herr P. wächst in einer Handwerkerfamilie zusammen mit drei Geschwistern auf. Durch den Vater, der Verdingkind war, erlebt er körperliche Gewalt. Der Vater droht auch ihn in ein Heim zu stecken, wenn er nicht gehorcht. Er leidet an einer Legasthenie, weshalb er nicht gerne zur Schule geht. Er erhält diesbezüglich auch keine spezifische Unterstützung. In der Schule gibt es anfänglich Probleme, weil er schnell dreinschlägt. Er baut viel Mist, macht auch mutwillig Dinge kaputt. Mit autoritären Lehrern hat er Probleme. Nach der Schule macht er eine Lehre als Schreiner. In der Übergangszeit von der Schule zur Lehre konsumiert er auch Drogen. In der Lehre gibt es einen Lehrer mit autoritärem Gehabe, mit dem er sich anlegt. Mit den anderen Lehrern gibt es keine Probleme. Den praktischen Teil der Lehre schließt er als Jahrgangsbester ab. In der Schule macht er nur das Nötigste.

In der anschließenden Rekrutenschule konsumiert er große Mengen Drogen. Danach arbeitet er einige Jahre in seinem Beruf als Schreiner und wechselt dann die Tätigkeit. Er arbeitet in verschiedenen Produktionsbetrieben als Operateur (Computersteuerung von Anlagen). An seiner letzten Arbeitsstelle in diesem Bereich wird ab 2005 das Personal ausgedünnt und die Auftragsdichte erhöht, was zu einer Gefährdung von Mitarbeitenden und Anlagen führt. Interventionen von Herrn P. bei der Betriebsleitung zur Verbesserung der Arbeitsbedingungen sind erfolglos. Das hat zur Folge, dass er immer mehr Überzeit leisten muss, eine ausgeprägte Depression entwickelt und eine psychiatrische Behandlung aufsucht. Er entschließt sich, wieder in seinem angestammten Beruf als Schreiner zu arbeiten. Die Arbeit an der neuen Arbeitsstelle ist ebenfalls sehr belastend und er wird durch den neuen Arbeitgeber stark unter Druck gesetzt. Nach einem Jahr wird ihm gekündigt und einige Wochen später erleidet er im Alter von 43 Jahren einen Herzinfarkt ohne Anzeichen von Arteriosklerose. Diesen erlebt er sehr traumatisch, da er auf dem Weg ins Krankenhaus reanimiert werden muss und dabei massivste Schmerzen, Todesängste und Todesgewissheit erlebt. Nach der Intensivbehandlung an einem Zentrumsspital wird er für einen Monat in eine Rehabilitationsklinik verlegt. Das Arbeitsverhältnis wird in dieser Zeit aufgelöst. In der folgenden Arbeitsrehabilitation kommt es zu einem Flashback mit massivem Wiedererleben der lebensbedrohlichen Situation, verbunden mit intensiver Angst und Schmerzen und einer dissoziativen Episode. Der Flashback wird getriggert, als ein Vorstellungsgespräch trainiert wird und Herr P. dabei von seinem Infarkterlebnis berichten soll. In der Folge wird er von seiner Hausärztin in psychiatrische Behandlung überwiesen.

Zu Beginn der Behandlung steht bei Herrn P. eine schwere depressive Symptomatik im Zentrum. Zudem leidet er an einer ausgeprägten Übelkeit und Schmerzen im Thoraxbereich, die er so beschreibt, als würde ihm eine glühende Hand das Brustbein herausreissen. Unter der spezifischen antidepressiven Therapie bei der auch Medikamente eingesetzt werden, bessert sich die depressive Symptomatik. Im Laufe der Therapie beginnen sich die Probleme von Herrn P. immer klarer abzuzeichnen. Seit dem Flashback-Erlebnis während eines Trainingsgespräches bei der Arbeitsrehabilitation leidet er an einer posttraumatischen Belastungsstörung (PTSD). Ein wichtiges Symptom der PTSD ist das Wiedererleben der lebensbedrohlichen Situation. Auslösend für diese Erinnerungen sind oft Schmerzen im Thoraxbereich, seien es pektanginöse Beschwerden oder „Chassis-Schmerzen" als Folgen der Rippenfrakturen anlässlich der Reanimation. Ein weiterer auslösender Faktor ist die Konfrontation mit dem letzten Arbeitgeber, der sich lange weigert, ein Arbeitszeugnis auszustellen. In diesem Zusammenhang wird auch ein deutliches Vermeidungsverhalten sichtbar, welches zum Ziel hat, solchen Triggern aus dem Weg zu gehen. Weitere Symptome sind der emotionale Rückzug und die innere Anspannung, die sich in Form von ausgeprägter Reizbarkeit und Konfliktintoleranz äußern. Dazu kommen Schlafstörungen verbunden mit der Angst vor dem Einschlafen, weil er befürchtet, mit Albträumen konfrontiert zu werden.

Obwohl sich die depressive Symptomatik im Laufe der Behandlung bessert, leidet Herr P. an einer psychischen Instabilität, respektive Stressintoleranz, die sich z. B. in häufigem Weinen, aggressivem Verhalten oder auch in Form von Übelkeit zeigt, wenn Herr P. mit unvorhersehbaren Situationen oder Konflikten, mit seiner Herzproblematik oder mit seinem früheren Arbeitgeber konfrontiert ist.

Die Behandlung gestaltet sich schwierig, da sich drei wesentliche Problembereiche, die Depression, die Folgen der Traumatisierung und die Schmerzen gegenseitig negativ beeinflussen und Herrn P. destabilisieren. Ein wichtiger Teil der Therapie ist deshalb, mit ihm Vorstellungen zu erarbeiten, wie er die komplexe Situation für sich einordnen und sich distanzieren kann. Auch dysfunktionale Verhaltensweisen, z. B. seine große Leistungsbereitschaft, ohne seine eigenen Grenzen genügend wahrzunehmen oder seine hohen Anforderungen an sich und seine Umgebung werden bearbeitet. Weitere wichtige Aspekte sind das Lernen, sich von negativen Emotionen besser distanzieren zu können und die Traumaverarbeitung im engeren Sinne. Da sich die Probleme auch in der Familie zeigen, werden auch mit der Ehefrau stützende und beratende Gespräche geführt.

Die Rücksprache mit dem Job-Coach in der Arbeitsrehabilitation im Mai 2013 bestätigt, dass Herr P. zwar Fortschritte gemacht hat, aber nach wie vor psychisch instabil ist, insbesondere, wenn unvorhergesehene Situationen im Arbeitsalltag auftreten.

Ein wichtiges Problem stellen für Herrn P. die Schmerzen dar, die ihn psychisch stark destabilisieren. Im Wesentlichen handelt es sich um pektanginöse Schmerzen, „Chassis-Schmerzen" nach Rippenfrakturen als Folge der Reanimation, aber auch um ischiasartige Schmerzen als Folge des thorakolumbovertebralen Schmerzsyndroms, das mit Physiotherapie behandelt wird.

Anlässlich eines Standortgespräches im August 2013 mit der Invalidenversicherung (IV) und der Arbeitsrehabilitation wird klar, dass Herr P. noch nicht fit für den ersten Arbeitsmarkt ist. Aufgrund dieser Standortbestimmung wird beschlossen, die Integrationsmassnahme weiterzuführen, um das bisher Erreichte zu erhalten bis klar wird, wie es weiter gehen könnte.

Neben der Arbeitsrehabilitation und der laufenden psychiatrischen Behandlung unternimmt Herr P. beachtliche Anstrengungen an sinnvollen therapeutischen Aktivitäten wie Physiotherapie, Schwimmen, Qi-Gong, Thermalbadbesuche, Training am Laufband. Er bemüht sich also aktiv darum, seine Situation zu verbessern.

Nach einjähriger Behandlungsdauer werden die Rehabilitationsmaßnahmen im Februar 2014 durch die IV eingestellt, da klar wird, dass Herr P. im ersten Arbeitsmarkt nicht bestehen kann. Ab Mai 2014 ist Herr P. ohne Einkommen, da die Taggeldleistungen nach zwei Jahren abgelaufen sind. Er muss ab jetzt von Erspartem leben und ist ganz auf das Einkommen der Ehefrau angewiesen.

Im Juni 2014 wird Herr P. im Hinblick auf seine Arbeitsfähigkeit begutachtet. Obwohl der von der IV beauftragte psychiatrische Gutachter vom Therapeuten einen gut dokumentierten Verlauf bekommt, inklusive der typischen Symptome einer posttraumatischen Belastungsstörung, die auch als Diagnose festgehalten wird, schenkt er dem keine Beachtung. In seiner Beurteilung schreibt er, dass Herr P. teilweise auf den Herzinfarkt eingeengt sei und immer wieder auf dieses Ereignis zu sprechen komme, welches für ihn ein einschneidendes Lebensereignis darstelle. Herr P. habe mehrmals kommentiert, dass ohne Infarkt sein Leben anders verlaufen wäre. Weiter schreibt der Gutachter, Herr P. habe den Herzinfarkt als psychisch traumatisierend erlebt, Hauptbefund der klinischen Untersuchung sei aber die Depressivität. Bei den Diagnosen mit wesentlicher Einschränkung der zumutbaren Arbeitsfähigkeit führt er eine depressive Entwicklung an, wobei keine sichere Einteilung und Quantifizierung möglich sei. Er argumentiert sogar, dass, falls der therapeutische Fokus tatsächlich auf dem traumatisierenden Lebensereignis liege, das Risiko erhöht sei, dass mittels der ambulanten Therapie eine dysfunktionale psychische Verarbeitung des Herzinfarktes begünstigt werde. Als weitere Gründe für die Erschöpf- und Ermüdbarkeit von Herrn P. nennt der Gutachter Nebenwirkungen der Medikamente und sein Schonverhalten.

Es scheint offensichtlich, dass der Gutachter mit der Diagnose der PTSD nicht vertraut ist. Er stellt zwar plausible biografische Zusammenhänge her, die zum Verständnis der Verhaltensweisen von Herrn P. beitragen, wie die leistungsorientierte Haltung bei der Arbeit, ohne die eigenen Grenzen zu spüren, eine mögliche Somatisierungsstendenz, Schonverhalten und Nebenwirkungen von Medikamenten, aber über das Hauptproblem, die schwere Traumatisierung durch die Reanimation, geht er einfach hinweg.

Bis zum Eintritt in eine psychosomatische Klinik im März 2015 ist der Zustand von Herrn P. weiterhin geprägt durch die Symptomatik der PTSD. Er leidet an Übelkeit und Durchfall bei alltäglichen Aufgaben wie Erledigen von Korrespondenz oder Anfragen von Behörden. Geringfügige Konflikte am geschützten Arbeitsplatz werden für ihn zu einem Problem und er bekommt Angst vor seinen eigenen aggressiven Reaktionen. Die Verminderung des Arbeitspensums vermindert die Schmerzproblematik. Er berichtet auch über die Angst einzuschlafen, da er befürchtet, im Schlaf zu sterben. Die Schlafqualität ist sehr schlecht, da er praktisch jede Nacht Albträume mit Stresssituationen bei der Arbeit hat. Zudem macht er sich große Sorgen wegen seiner finanziellen Zukunft, da im Oktober 2015 auch die Unterstützung durch die regionale Arbeitsvermittlung (RAV) ausläuft. Die inadäquate Beurteilung seiner Situation durch den Gutachter verzögert das IV-Verfahren weiter. Herr P. reagiert mit großer Verzweiflung, ist ohne Hoffnung und äußert Lebensüberdrussgedanken.

Während der stationären Behandlung in einer Rehabilitationsklinik im März und April 2015 wird neben der rezidivierenden depressiven Störung und der PTSD eine chronische Schmerzstörung und eine schwere obstruktive Schlafapnoe diagnostiziert. Während des Klinikaufenthaltes kommt es zu einer suizidalen Krise, da Herr P. keinen Sinn mehr sieht weiterzumachen, wenn seine Ehefrau seine Bemühungen torpediert und ihm Vorwürfe macht, dass sie alles allein machen müsse. Insgesamt kommt es aber doch zu einer gewissen Stabilisierung seines Zustandes. Es wird auch festgestellt, dass Herr P. nicht belastbar genug ist für eine berufliche Eingliederung.

Nach dem Klinikaustritt wird die dort begonnene spezifische Traumaverarbeitung mit IRRT (Imaginary Reprocessing and Rescripting Therapy) weitergeführt. Dabei handelt es sich um eine Therapiemethode, bei der auf imaginativem Weg eine Traumaexposition durchgeführt und anschließend in einem inneren Dialog zwischen traumatisiertem Ich und heutigem Ich eine Integration des Traumas angestrebt wird. Eine Schwierigkeit bei der Traumaverarbeitung sind die Selbstvorwürfe von Herrn P. Es beschäftigt ihn sehr, warum er sich so bei der Arbeit hat einspannen lassen, dass er durch den Infarkt gewissermaßen gebremst werden musste. Die Reaktionen von Herrn P. auf die ersten IRRT-Sitzungen mit der Traumaexposition sind heftig. Er ist in den folgenden Tagen unruhig und deprimiert, zieht sich zurück, ist gestresst und leidet an Durchfall. Die Beziehung zur Ehefrau bleibt seit dem Klinikaufenthalt distanziert. Es kommen auch aggressive Gedanken an seinen letzten Arbeitgeber auf, die so weit gehen, dass er befürchtet, ihn niederzustechen. Er berichtet aber auch über eine interessante Erfahrung in einer Selbsthilfegruppe, die als Bruno Grönig Kreis bekannt ist. Während eines solchen Treffens habe es eine Explosion im Köper gegeben und seither habe er keine Scheininfarkte mehr. Er stellt auch fest, dass die Herzschmerzen abgenommen haben. Als Auslöser für den ersten Flashback kann er die Bemerkung eruieren, dass es sich beim Infarkt um einen Stressinfarkt handelt. Dabei ist ihm schlagartig bewusst geworden, dass die Vorgeschichte zu seinem Infarkt begonnen hat, als er noch Abteilungsleiter war. Herr P. weint viel, manchmal eine Stunde. Er spürt dabei Hilflosigkeit, Ratlosigkeit und Sorgen um die Zukunft.

Im September 2015 stellt die Anwältin des Behindertenforums, einer Organisation der Behinderten-Selbsthilfe, bei der IV den Antrag auf Ausrichtung von Vorschusszahlungen, um die finanzielle Not von Herrn P. und seiner Familie zu lindern. Dieser Antrag wird aber abgelehnt mit der Begründung, dass keine definitive Beurteilung der Arbeitsfähigkeit vorliege und deshalb nicht davon ausgegangen werden könne, dass ein Leistungsanspruch ausgewiesen erscheine.

Nach Intervention des Therapeuten beim regionalen ärztlichen Dienst der IV (RAD) im November 2015 mit der Intension, eine adäquate Beurteilung von Herrn P. zu erwirken, entscheidet dieser, nochmals ein Gutachten einzuholen. Herr P. ist verzweifelt und gerät in eine suizidale Krise mit ausgeprägter depressiver Stimmung und verstärkten Intrusionen mit dem Infarkterleben. Er äußert klar, dass der erste Gutachter für ihn nicht mehr infrage kommt. Dieser habe ihn alle 20 Sekunden unterbrochen und gesagt, er könne nicht verstehen, warum es ihm nach so langer Zeit nicht besser gehe. Herr P. erlebt es so, dass man ihn auf diese Weise niederdrücken wolle, damit er sich das Leben nehme. Die IV entscheidet, einen neuen Gutachter zu bestimmen.

Im Februar 2016 berichtet Herr P., dass die Infarktschmerzen seit Juni 2015 zurückgegangen sind, von anfänglich 30–40-mal pro Tag auf aktuell nicht mehr täglich.

Die therapeutische Arbeit mit IRRT wird weitergeführt. Im April 2016 wird ein Albtraum bearbeitet, bei dem Herr P. von seinem Chef mit einem Spaten getötet werden sollte. In der Imagination gelingt es dem heutigen Ich, den Täter zu erschiessen. Auch das Traum-Ich stirbt an den Folgen der Verletzungen. Das Traum-Ich wird dann vom Bestatter auf eine Wiese gebracht, wo es friedlich zu tanzen beginnt. Das heutige Ich bittet das Traum-Ich, ihm etwas von der Kraft und dem Glück zu vermitteln, in dem es sich befindet. Das heutige Ich ist beeindruckt, dass es nötig sein kann, zum äußersten zu gehen, aber auch, dass es in schwierigsten Situationen einen Weg geben kann. Nach dieser Intervention hat Herr P. keine Albträume dieser Art mehr.

Im Juni 2016 verschlechtert sich der Zustand von Herrn P. im Zusammenhang mit der Anmeldung bei der RAV (Regionale Arbeitsvermittlung), mit der Absicht, eine finanzielle Entschädigung zu bekommen. Kontakte mit Behörden sind für Herrn P. eine Herausforderung und erschöpfen ihn. Auch für die Ehefrau wird die Situation schwierig, und es braucht ein Paargespräch zur Unterstützung.

Während der zweiten Begutachtung für die IV im August 2016 nehmen die inneren Spannungen zu, was sich in einer ausgesprochenen Ungeduld und Reizbarkeit von Herrn P. äußert.

In der Zeit von Januar bis September 2016 wird weiter an der Traumabewältigung gearbeitet. Es werden in dieser Zeit zwölf IRRT-Sitzungen durchgeführt. Davon sind sieben Sitzungen der traumatischen Reanimation gewidmet, drei Sitzungen der Begegnung mit dem inneren Kind, zwei Sitzungen, in denen es um die Auseinandersetzung mit dem Arbeitgeber geht und eine Sitzung zur Bearbeitung eines Albtraumes, die weiter oben geschildert wird.

Im Januar 2017 wird anlässlich einer suizidalen Krise eine IRRT Phase 3 Sitzung durchgeführt, also eine Begegnung mit dem inneren Kind. Auslösend für die Suizidalität sind Konflikte mit der Ehefrau, in denen er sich nicht verstanden fühlt. In der Imagination steckt das heutige Ich in einer zähen Masse, einem Schlammloch. Es erlebt die Situation als Todeskampf. Es streckt dann die Hand aus und ruft um Hilfe. Das innere Kind kommt näher, obwohl ihm die Situation Angst macht, nimmt die Hand und zieht das heutige Ich, das so gut als möglich mithilft, aus dem Schlamm. Am Schluss dieses Vorganges liegt das heutige Ich auf einer Wiese aber in Gestalt eines Fötus, der noch nicht fertig entwickelt ist. Es fühlt sich unbeholfen, aber auch beschützt. Es ist erstaunlich, welche Ressourcen in Form von Hilfsbereitschaft, Zupacken, Zuversicht, Kooperationsfähigkeit und

Kompetenz deutlich werden. Die Suizidalität ist nach dieser Imagination deutlich zurückgegangen. Ende dieses Monates erhält Herr P. eine Vorinformation, dass er eine volle IV-Rente zugesprochen erhält.

Einen Monat später berichtete Herr P. über folgenden Traum:

*„Ich lebe auf einer mittelalterlichen Siedlung, einer Mischung zwischen Gutshof und Schloss mit Park. Ich will reiten und sehe ein Pferd und denke, damit muss ich reiten. Es ist ein außergewöhnlich hübsches, hellbeiges Pferd. Ich reite auf diesem Pferd. Die anderen Reiter im Traum realisieren, dass ich ein außergewöhnliches Pferd habe. Ich spüre eine Liebe und Verbundenheit mit ihm. Es ist das Gefühl da, das Pferd will mich tragen. Es geht zuerst durch Auenwälder und wir kommen dann in eine Stadt, die eine Mischung ist zwischen Hamburg, Amsterdam und Venedig. Wir gehen dann zusammen ins Wasser und schwimmen. Wir können zusammen sprechen. Nach einer Weile sagt das Pferd zu mir: Ich bin erschöpft und möchte an Land. Beim Aussteigen kommen wir ins Untergeschoss eines Hauses mit 16 Stockwerken. Wir finden den Ausgang dieses Hauses. Wir gehen durch die Stadt und gelangen dann wieder in die Auenwälder. Dann taucht die Siedlung auf, wo wir zu Hause sind.“*

Das Eindrücklichste an diesem Traum ist die Verbindung von Herrn P. mit seinem Pferd, mit seiner tragenden, instinktiven Lebensgrundlage. Er reitet nicht einfach auf dem Pferd, sondern sie sprechen sogar miteinander und insbesondere hört er auf die Bedürfnisse des Pferdes. Das ist insofern besonders bedeutsam, weil Herr P. jahrelang über sich selbst hinweggegangen ist, bis es zu einem Herzinfarkt gekommen ist mit einer sehr traumatischen Reanimation mit Todesgewissheit und als Folge davon zu einer schweren posttraumatischen Belastungsstörung, die auch heute noch besteht. Die Analogie zwischen heutigem Ich und inneren Kind respektive dem Pferd ist offensichtlich. Im Traum hat die Seele von Herrn P. an Stelle des inneren Kindes die Metapher des Pferdes kreiert, was natürlich perfekt passt zu seiner Situation. Und insbesondere ist der Beziehungsaspekt zwischen heutigem Ich und dem Pferd sehr berührend dargestellt. Der Traum zeichnet gewissermaßen die weitere Entwicklung vor.

Im März 2017 hat Herr P. wieder eine Phase mit ausgeprägter vegetativer Symptomatik mit Übelkeit, Erbrechen und Durchfall. Er hat auch immer wieder Phasen mit stundenlangem Weinen verbunden mit Dünnhäutigkeit und Reizbarkeit. Er leidet auch weiterhin unter Träumen im Zusammenhang mit der früheren Situation am Arbeitsplatz im Sinne von: den Weg nicht finden, nicht genügend Zeit haben etc. Es besteht nach wie vor eine ausgeprägte Belastungsintoleranz. Auch positive Erlebnisse können ihn stressen. In diesem Monat verfügt die IV definitiv eine volle IV-Rente. In einer IRRT-Sitzung Ende März schlägt das innere Kind das heutige Ich, weil es von ihm nicht besser geschützt wurde. Das heutige Ich entschuldigt sich. Sie wollen jetzt besser zusammenspannen.

Die Zeit von Januar bis März 2017 stellt einen Wendepunkt in der Entwicklung von Herrn P. dar. Sowohl auf der äußeren wie auf der inneren Bühne haben sich entscheidende Dinge verändert. Die Imagination mit dem Schlammloch und der Traum mit dem Pferd weisen darauf hin, dass Herr P. große innere Ressourcen hat. Gleichzeitig wird ihm eine volle Rente zugesprochen, welche seine finanzielle Existenz sichert. Es zeigt sich aber auch, dass die Symptome der PTBS immer noch vorhanden sind und er noch einen langen Weg vor sich hat.

Im April 2017 zeigt sich die nach wie vor geringe Belastungsfähigkeit von Herrn P. zum Beispiel daran, dass er erbricht, wenn er mit alltäglichen Anforderungen wie etwas mit dem Sohn unternehmen oder mit Familientreffen konfrontiert ist.

Im Mai 2017 muss sich Herr P. einer Operation an der Achillessehne unterziehen. In den Nächten davor leidet er an Todesängsten und hat tagsüber Mühe, sich im Alltag zurechtzufinden. Es handelt sich hier um Flashbacks im Zusammenhang mit dem Infarktereignis. Die Überweisung des Geldes durch die Invalidenversicherung nach Zusprache einer vollen Rente bedeutet für ihn eine große Erleichterung. Anlässlich einer weiteren IRRT-Sitzung zur Reanimation verlässt die Seele den Körper und kehrt wieder zurück, was mit einer angenehmen Körperempfindung verbunden ist, die den ganzen Tag anhält. Die Erfahrung, dass die Seele außerhalb des Körpers existiert, mündet für Herrn P. in die Erkenntnis, dass wir mehr sind als unser Bewusstsein. Herr P. ist überwältigt davon.

Im Juni 2017 leidet Herr P. im Zusammenhang mit der Traumaverarbeitung mit IRRT vermehrt an Übelkeit und Schmerzen und gerät in eine existenzielle Verunsicherung und zweifelt daran, ob er das Leben aushält. Es geht auch um die Frage des Vertrauens zu sich selbst, nachdem er über Jahre nicht realisiert hat, dass er über sich selbst hinweggegangen ist, bis es zum Infarkt gekommen ist. Er erlebt auch Phasen mit intensiver Trauer und Hilflosigkeit.

Im Juli und August 2017 wird die Arbeit mit IRRT weitergeführt. In einer weiteren IRRT-Sitzung zur Bearbeitung der Reanimation sieht das heutige Ich den leeren Blick in den Augen des damaligen Ich. Es ist wie damals, als seine Katze in seinen Armen gestorben ist. Das heutige Ich ist nicht in der Lage, dem damaligen Ich zu sagen, wie schlimm es die Situation wahrnimmt, aus Angst das damalige Ich würde nicht mehr weiterkämpfen. Immerhin macht das heutige Ich eine Informationsbrücke und erklärt dem damaligen, dass es ins Spital kommt, operiert wird und überlebt. Das damalige Ich realisiert, dass es nicht allein ist. In der Nachbesprechung wird diskutiert, dass es wichtig ist für die Verarbeitung, dass der schlimmste Moment sowohl vom damaligen als auch vom heutigen Ich wahrgenommen wird. Nach wie vor leidet Herr P. bei kleinsten Belastungen an Erbrechen. Er ist weiterhin sehr dünnhäutig und reizbar bei alltäglichen Konflikten. Er ist oft erschöpft und hoffnungslos und weint stundenlang.

Im September und Oktober 2017 wird die Arbeit mit IRRT weitergeführt. Hilflosigkeit, Hoffnungslosigkeit und nicht wahrgenommen zu werden, sind dabei zentrale Aspekte. Im Alltag wirkt sich der Zustand von Herrn P. so aus, dass er Dinge hinausschiebt, bis es nicht mehr geht. Er leidet an Selbstzweifeln und Konzentrationsstörungen. Er ist kaum in der Lage, Freude zu empfinden oder unbeschwerte Momente zu erleben. Die Beziehung zur Ehefrau ist stark beeinträchtigt.

In einer IRRT-Sitzung am 07.09.2017 zur Bearbeitung des Infarktes bleibt das damalige Ich in einem Zustand der Gelassenheit und des Seelenfriedens, während das heutige Ich sieht, was auf der äußeren Bühne passiert, wie um sein Leben gekämpft wird. Es nimmt Angst, Verzweiflung und Stress wahr, kann das aber dem damaligen Ich nicht sagen, weil es so niederschmetternd ist, und es besser findet, wenn das damalige Ich es gar nicht mitbekommt. Es hält aber die Hand des damaligen Ichs, spürt eine Verbindung und fordert es auf zu kämpfen. Das heutige Ich spürt aber die beruhigende Wirkung des damaligen, versteht aber diese beiden Sichtweisen nicht. In der Nachbesprechung ist Herr P. beeindruckt von der Gelassenheit und dem Seelenfrieden des damaligen Ichs. Auch der Druck auf dem Herzen sei nicht mehr so groß wie bisher. Das damalige Ich ist deshalb so gelassen, weil die Seele ihm die Information gegeben hat, dass sie sich entschieden hat, weiterzuleben. Sie ist deshalb so locker, weil sie weiss, dass sie auch ohne Körper weiterleben kann, einfach in einer anderen Sphäre.

Anlässlich einer Phase-3-Sitzung am 04.10.2017 entwickelt Herr P. spontan ein Integrationsmodell mit mehreren Beobachtern zusätzlich zum inneren Kind und dem heutigen Ich. Diese Beobachter umkreisen die Szene wie Elektronen ein Atom und können so verschieden Aspekte zu einem Gesamtbild ergänzen, was Herrn P. beruhigt. Er meint, diese Bilder seien aus einer Hilflosigkeit herausgekommen und die Beobachter haben eine gewisse Distanz zum Geschehen und können eine Verbindung schaffen zwischen innerem Kind und heutigem Ich.

Im November 2017 leidet Herr P. an nächtlichen Angstzuständen. Er hält sich wach, weil er sich vor Albträumen fürchtet. Selbst am geschützten Arbeitsplatz realisiert er nicht, wenn er seine Leistungsgrenze überschreitet und reagiert mit Schlafstörungen, depressiver Stimmung und Reizbarkeit.

Am 02.11.2017 findet eine IRRT-Trauersitzung mit dem verstorbenen Vater statt, der seine Schwestern sexuell missbraucht hat. Für Herrn P. ist es wichtig, beim verstorbenen Vater Mitgefühl für die Opfer, Scham und Trauer über das Geschehene wahrzunehmen und sich von ihm zu verabschieden, auch mit seiner dunklen Seite.

Am 14.12.2017 erfolgt eine weitere IRRT-Sitzung zur Bearbeitung von Infarkt und Reanimation. Herr P. realisiert, dass das heutige Ich erstmals eine aktive Rolle einnimmt in dieser Situation und das damaligen Ich packt, es schüttelt und ihm sagt, dass es nicht sterben darf. Das damalige Ich entscheidet sich, nicht zu sterben.

Über Weihnachten 2017 hat Herr P. eine schwierige Zeit. Er hält die Situation kaum aus, muss sich oft zurückziehen, weint viel, ist suizidal.

Im Januar 2018 kommt es zu einer Veränderung auf der äußeren Bühne. Nachdem sich Herr P. bisher oft ins Gartenhaus zurückgezogen hat und dort viel geweint hat und Alkohol konsumierte, entschließt er sich, diesen Rückzugsort aufzugeben, auf Alkohol zu verzichten und wieder mehr Zeit bei der Familie zu verbringen. Das ist verbunden mit vermehrter Konfrontation mit negativen Gefühlen und inneren Bildern. Herr P. ist aber bereit, das auszuhalten.

Im Februar und März 2018 beschäftigt sich Herr P. vermehrt mit dem Tod. Er stellt sich die Frage, ob das Weiterleben nach dem Infarkt der richtige Weg war. Es kommt auch zu großen Konflikten mit seiner Ehefrau. Er berichtet über Erschöpfung, Antriebslosigkeit und anhaltenden Träumen, von schwierigen Situationen an früheren Arbeitsplätzen.

Anlässlich einer weiteren IRRT-Sitzung am 29.03.2018 zum Thema Infarkt und Reanimation erscheint in der Imagination, nachdem das damalige Ich bewusstlos geworden ist, eine große leuchtende Hand, die seine Seele in Form eines bläulich-weißen Körpers aus ihm heraushebt. Das heutige Ich hält ihm die Hand und gibt ihm Energie. Die Rettungssanitäter machen sich hektisch am damaligen Ich zu schaffen. Die Hand legt danach die Seele wieder in den Körper zurück. Diese Bilder erinnern an Nahtoderfahrungen. Sie erinnern aber auch an Bonhoeffers berühmtes Gedicht in höchster Not verfasst, kurz vor seinem Tod in Gestapohaft:

‚Von guten Mächten wunderbar geborgen,
erwarten wir getrost, was kommen mag'.

Nachdem das damalige Ich aus der Bewusstlosigkeit erwacht ist, hat das heutige Ich zunächst Angst, ihm zu sagen, was los ist, insbesondere, welche Schmerzen noch kommen werden. Es konfrontiert das damalige Ich aber doch mit diesen grauenhaften Schmerzen und vergewissert ihm aber, dass sie unterwegs sind ins Krankenhaus, wo es erfolgreich operiert werden wird.

Im April 2018 kommt Herr P. nach einer Stresssituation am geschützten Arbeitsplatz an seine Grenzen, nachdem ein Mitarbeiter einen Unfall hatte. Er fühlt sich zu einem besonderen Einsatz verpflichtet, ohne die Grenzen seiner Leistungsfähigkeit zu realisieren, was wieder vermehrt Übelkeit, Reizbarkeit, negative Gedanken und Hoffnungslosigkeit zur Folge hat.

Im Mai und Juni 2018 wird die Arbeit mit IRRT weitergeführt. Dies führt zu einer besseren Selbstwahrnehmung. Herr P. gelingt ein besserer Umgang mit Stresssituationen am Arbeitsplatz. Er ist aber nach wie vor kaum belastbar, leidet viel an Übelkeit und Schlafstörungen verbunden mit Träumen, die sich v.a. um das Thema Arbeit drehen.

Anlässlich einer IRRT Phase 3 Sitzung am 03.05.2018, Begegnung mit dem inneren Kind, spielt das innere Kind im Wasser und hat dort einen Angstanfall. Das heutige Ich springt ins Wasser und beruhigt das innere Kind. Es entsteht der Eindruck, dass sich eine verbindliche Beziehung zwischen den beiden zu entwickeln beginnt. Das heutige Ich entdeckt auch eine lebensfrohe Seite in sich.

Zentraler Punkt einer weiteren IRRT-Sitzung am 31.05.2018 ist, dass das heutige Ich merkt, dass es sich nicht verstecken kann vor dem inneren Kind. Es kann dem inneren Kind gestehen, dass es ihm nicht gut geht. Es entwickelt sich in der Folge ein vertrauensvoller Dialog. Das heutige Ich spürt eine positive Energie. Es fühle sich an, wie wenn sie mit einem passenden Stecker verbunden sind. Sie verstehen sich, sie vertrauen sich und sie können gegenseitig Hilfe erwarten.

Am 28.06.2018 wird eine weitere IRRT-Sitzung mit dem Infarkterleben durchgeführt. Das heutige Ich sieht das damalige Ich, wie es sich in Todesangst an den letzten Strohhalm des Lebens klammert und nimmt seine Hände. Das heutige Ich fordert das damalige auf, um sein Leben zu kämpfen. Hier weint Herr P. lange. Das damalige Ich schaut das heutige an und stirbt. Das heutige Ich schlägt mit den Fäusten auf das damalige ein und schreit: Du darfst jetzt nicht sterben. Auf die Frage des Therapeuten, wie das damalige Ich reagieren würde, wenn es könnte, öffnet es die Augen und sagt: Ich sterbe nicht. Das heutige Ich erschrickt, weil mit dem Schließen der Augen des damaligen Ichs eine Gewissheit da war, dass es zu Ende ist. Das heutige Ich ist so erstaunt über das Unfassbare, dass es sich zuerst sammeln muss, bevor es sagen kann: Wir haben es geschafft! Das damalige Ich ist jetzt ruhig und hat keine Schmerzen. Es weiß noch nicht, was mit ihm passiert ist. Im Dialog mit dem heutigen Ich wird ihm bewusst, wo es ist, dass die Gefahr noch nicht vorbei ist und es weiterkämpfen muss. Es spürt aber auch, dass es stabilisiert ist. Das heutige Ich fordert das damalige auf, weiterzukämpfen auf der Fahrt mit der Ambulanz ins Spital. Da heutige Ich nimmt die Hand des damaligen und nimmt bei ihm ein gewisses Vertrauen und eine gewisse Stärke wahr. In den Augen des damaligen sieht es Schmerzen, aber auch Tapferkeit. Es sieht, dass das damalige Ich mit den Schmerzen umgehen kann und sagt zu ihm: Komm, wir schaffen das. In der Nachbesprechung sagt Herr P., dass er diesen Gesichtsausdruck des damaligen so noch nie gesehen hat:

*„Das Endgültige, jetzt ist es vorbei. Diese Leere im Gesicht sieht man nur, wenn ein Lebewesen stirbt. Ich hatte schon Tiere in den Armen, die gestorben sind. Diese haben einen speziellen Augenausdruck wie endlos. Auch eine gewisse Starre in den Augen. Als ich die Hände des damaligen Ich genommen habe, hatte ich das Gefühl, wie wenn es so gewesen wäre. Wir haben zu zweit um das Leben gebetet. Eine solche Überzeugung hatte ich noch nie.*" Seit dieser Imagination interessieren ihn Todesanzeigen nicht mehr.

Im Juli und August 2018 wurde intensiv an der Verarbeitung des Traumas gearbeitet. Dabei zeigte sich, dass die von Herrn P. erlebte Todesgewissheit und deren Unfassbarkeit so intensiv war, dass die dabei erlebte Angst und Hilflosigkeit vor etwas Übermächtigem, die Befindlichkeit des Patienten nach wie vor prägen. Das heutige Ich ist von dieser Todesgewissheit gewissermaßen infiziert.

September und Oktober 2018 sind wieder geprägt von Phasen mit Reizbarkeit, Selbstzweifeln, Suizidgedanken und Albträumen. Gleichzeitig geht aber der innere Differenzierungsprozess weiter. Herr P. spürt besser, welche Bedingungen er braucht, damit es für ihn stimmt bei der Arbeit. Das zeigt sich auch in einer Veränderung in den Träumen, die mit der Arbeitssituation zu tun haben. Vonseiten seiner Ehefrau spürt er einen Druck, mehr leisten zu müssen.

Im November 2018 realisiert Herr P. deutlicher, wie wichtig es ist für ihn, dass er seinen Arbeitsablauf selbst gestalten kann. In Belastungssituationen reagiert er weiterhin mit Übelkeit.

Im Dezember 2018 und Januar 2019 entsteht der Eindruck, der positive innere Prozess gehe weiter, das Befinden von Herrn P. ändert sich aber nicht.

Im Februar 2019 erlebt er wieder eine schwierige Phase. Er ist gestresst von nächtlichen Albträumen. Er ist reizbar, alles ist ihm zu viel. Er ist aber motiviert, die therapeutische Arbeit weiterzuführen, auch wenn es schwierig ist. Bei der Arbeit mit dem inneren Kind realisiert Herr P., den belehrenden Ton des heutigen Ichs dem inneren Kind gegenüber, was ihn selbst stört und darauf hinweist, dass diese Beziehung noch nicht optimal ist.

Im März und April 2019 verbessert sich die Selbstwahrnehmung von Herrn P. weiter. In diesem Zusammenhang wird er sich seiner eigenen Aggressionen bewusst, die sich oft gegen ihn selbst richten.

Im Mai 2019 erlebt er erneut eine schwierige Phase. Der Sohn ist für ihn eine große Belastung, insbesondere, wenn noch weitere Belastungen dazu kommen, z.B. ein Wasserschaden im Haus. Er hat dann nicht mehr genügend Zeit für sich selbst und hält die Situation kaum noch aus. Es kommt zu Intrusionen aus der Zeit, als er mit der Arbeit völlig überfordert war, bis es zum Herzinfarkt kam.

Im Juni 2019 gibt es einige Todesfälle in der Umgebung von Herrn P., was starke Flashbacks zur Folge hat.

Im August 2019 berichtet Herr P., dass die Sommerferien für ihn ganz schwierig waren und einen zusätzlichen Stress bedeuteten, weil er durch die ständige Anwesenheit der Familie zu wenig Zeit für sich selbst hatte. Diese stimmungsmäßigen Schwankungen führen bei ihm immer wieder zu Resignation mit Zweifeln, ob sich seine Situation jemals verbessern werde. Er hat auch Zweifel, ob er von seiner Ehefrau unterstützt werde. Er fühlt sich von ihr eher zu mehr Leistung angerieben. Er kann mit ihr über seine Grenzen sprechen, was eine gewisse Entspannung bringt.

Im September 2019 tut sich Herr P. sehr schwer damit, dass er immer noch durch kleinste Konflikte und Belastungen völlig aus der Bahn geworfen wird. Ein Faktor dabei ist, dass er immer noch von Vorstellungen beherrscht wird, wie er sein sollte.

Auf Anregung von Herrn P. führen wir am 12.09.2019 eine Imagination durch, ausgehend von einem Traum, den Herr P. kürzlich hatte. Dieser Traum handelt von seiner Katze, die kurz vorher vor seinem Haus an der Stelle überfahren wurde, wo er nach seinem Infarkt reanimiert wurde. In der Imagination kommt die Katze zu ihm ins Wohnzimmer und gibt ihm zu verstehen, er soll sie auf die Straße begleiten. Dort wird sie von einem Auto überfahren. Das heutige Ich weint lange. Es sieht den starren Blick in den Augen der Katze. Es wickelt sie in eine Decke und legt sie auf einen Stuhl im Gartenhaus. Die Katze bittet das heutige Ich, bei ihr zu bleiben, bis sie heimgehen kann. Dann bewegt sich eine kleine glitzernde Milchstraße aus ihr heraus. Das heutige Ich ist fasziniert, so etwas erleben zu können. Es ist dankbar mitzuerleben, dass sie im Seelenreich weiterleben kann. Die Katze winkt ihm zu als Lichtgestalt, die davonfliegt. Bevor sie ganz wegfliegt, gibt sie ihm noch einen Schlüssel zu einer alten, leuchtenden Türe, die geschlossen ist, für ihn aber eine Chance bedeutet. Diese Imagination ist ein wichtiger Schritt, das Unfassbare des Todes in Bildern zu erleben.

Im Oktober 2019 eskaliert der Konflikt mit der Ehefrau und es kommt zur Trennung. Herr P. ist einerseits erleichtert, hat aber auch Angst vor der schwierigen Zukunft, die ihm bevorsteht.

Am 31.10.2019 kommt es zu einer weiteren eindrücklichen Begegnung mit dem inneren Kind, die die Verbundenheit der beiden festigt. Das innere Kind, das noch Windeln trägt, wird beim Spielen im Wasser von einer Welle erfasst. Das heutige Ich kann es retten. Der Kleine wird zuerst wütend. Das heutige Ich kann ihm erklären, dass er in Gefahr war. Der Kleine hält das heutige Ich fest um den Hals. Das heutige Ich spürt, wie es zu einem Austausch resp. einer Verschmelzung der Seelen kommt. Er beschreibt es als eine Art Energie oder Licht zwischen den beiden. Der Kleine schreit: Wir haben es geschafft, verbunden mit einem euphorischen Gefühl. Das heutige Ich sieht einen Lichtpunkt, der von ihm zum Kleinen und von diesem in die Luft geht. In der Nachbesprechung sagt Herr P. auf die Frage, wie er sich fühlt: Bauch und Herz sind zusammen, eine wohlige Energie fließt. Eine Verbundenheit. Es begann, als der Kleine mich um den Hals gehalten hat, bis die Energie so stark war, dass sie nicht mehr abbrechen konnte und wir das Gefühl bekamen, dass wir es geschafft haben. Er führt den Gedanken dann noch weiter und sagt, diese untrennbare Verbundenheit könnte eine Vorbereitung im Hinblick auf seinen Tod sein und die Tür zu etwas öffnen, das noch weiter geht. Sie haben eine Brücke geschlagen zu etwas, das sie gar nicht wissen, was es ist. Herr P. schüttelt ungläubig den Kopf über das, was er gesehen hat in der Imagination. Die Imagination weist aber auch über die innere Verbundenheit hinaus auf eine weitere Perspektive, die über das Persönliche hinausgeht und hilfreich sein könnte in der Auseinandersetzung mit dem Tod.

Im November 2019 ist Herr P. durch die Trennungssituation zusätzlich belastet. Es gibt viel zu regeln, da die Ehefrau bereits am 07.11.2019 ausgezogen ist. Herr P. weint viel und ist traurig darüber, dass er nicht eher realisiert hat, wie es um die Beziehung steht. Er ist traurig, nicht weil die Ehefrau weg ist, sondern wegen all dem Negativen, das er erlebt hat und den ungenutzten Möglichkeiten. Was wäre möglich gewesen, wenn seine Frau ihn unterstützt hätte?

Die Monate Dezember 2019 bis Februar 2020 sind geprägt durch Verarbeitung des Scheiterns der Beziehung und durch Orientierung in der neuen Lebenssituation, was ihn sehr fordert. In den Konflikten mit seiner getrenntlebenden Ehefrau wird er mit seiner Hilflosigkeit konfrontiert.

Da ihm die letzte Imagination so geholfen hat, möchte Herr P. eine weitere machen. Am 23.12.2019 führen wir eine weitere Begegnung mit dem inneren Kind durch. In der Imagination ist das innere Kind zuerst verunsichert, dass ihn das heutige Ich wahrnimmt, ist dann aber froh darüber. Das innere Kind streckt ihm die Hände entgegen, wie um sich zu vergewissern. Das heutige Ich geht auf den Kleinen zu und gibt ihm die Hände. In der Herzgegend des heutigen Ich baut sich eine Energie auf. Diese Energie drängt nach draußen. Sie möchte die Haut zum Platzen bringen. Die Haut will nicht, dass die Energie austritt. Das heutige Ich spürt jetzt, dass das innere Kind in ihm drin ist und diese Haut sprengen will. Das heutige Ich ermuntert es, diese Haut zu sprengen. Gleichzeitig merkt das heutige Ich, dass es das gar nicht will. Es spürt aber, dass diese Kraft zu groß ist, als dass es sie eindämmen könnte. Die Brust platzt auf und ein starker Lichtstrahl tritt aus. Für das innere Kind ist das wie ein Befreiungsschlag. Es wird immer kleiner und die Energie, die aus dem heutigen Ich herauskommt, stammt vom inneren Kind. Dieses wird immer kleiner, bis es verschwindet. Das Licht aus der Brust des heutigen Ichs wird schwächer, bis es ganz verschwindet. Ein Teil der Energie bleibt aber im heutigen Ich. Das heutige Ich fragt das innere Kind, ob es der Sinn des Lebens sei, sich der Seele bewusst zu werden. Das innere Kind sagt: Du weißt die Antwort. Du musst sie nur zulassen. Das heutige Ich spürt, dass es kein Zurück gibt auf diesem Weg und es mit der Restenergie in ihm drin einen Neustart geben wird. Der Therapeut möchte sich beim heutigen Ich vergewissern, dass er das richtig verstanden hat und fragt deshalb nach, ob es die Aufgabe des heutigen Ich sei, seine Seele zu Wort kommen und sie ins Leben treten zu lassen. Seine Antwort: Er spüre, dass das sein leiblicher Tod gewesen sei. Er fühle sich verloren, allein gelassen. Er spüre aber, dass er in einen Mutterleib hineinkomme und bei null beginne. Mit der Restenergie könne er diesen Weg gehen. Auf die Nachfrage des Therapeuten bestätigt er nochmals, dass sein Körper gestorben sei und er im Mutterleib nochmals von vorne beginne. Auf die weitere Frage des Therapeuten, wo das innere Kind jetzt sei, antwortet das heutige Ich, es wisse es nicht. Auf die Abschlussfrage, ob das innere Kind dem heutigen Ich noch etwas sagen oder ihm geben möchte, antwortet es, es bekomme einen Schlüssel. Das heutige Ich spürt, dass sein Weg noch nicht zu Ende ist. Es ist aber auch verunsichert darüber, was das alles bedeuten soll. Das innere Kind reagiert nicht mehr und das heutige Ich hat das Gefühl, dieses ist nicht mehr zuständig. Im Schlussbild sieht das heutige Ich, wie es wächst.

In der Nachbesprechung ist eine wichtige Klärung möglich beim Versuch diese Bilder einzuordnen. Herr P. ist beunruhigt darüber, ob diese Bilder seinen Tod ankündigen. Die Sichtweise, dass es wohl eher um den Tod seiner alten Einstellung zum Leben geht und die Chance eine neue Einstellung zu entwickeln, ist für ihn sehr hilfreich. Das heutige Ich ist jetzt in der Verantwortung. Herr P. realisiert, dass er schon seit Monaten nicht mehr an einem Wallfahrtsort in der Nähe war. Er spüre dort jeweils eine wahnsinnige Energie und wolle jetzt wieder hingehen. Er müsse sich jetzt mehr Gedanken machen darüber, was Neues komme.

Pandemie bedingt finden im März und April 2020 nur wenige Konsultationen statt. Die Ehefrau ist unkooperativ und unterschreibt den Mediationsvertrag nicht, den sie gemeinsam ausgearbeitet haben. Herr P. ist gezwungen, einen Anwalt zu nehmen. Diese Auseinandersetzungen mit der Frau kosten ihn sehr viel Energie.

Am 12.03.2020 führen wir eine Begegnung mit dem inneren Kind durch. Das innere Kind und das heutige Ich sind zusammen auf einer Schiffschaukel. Der Kleine ist gerührt, dass das heutige Ich bei ihm ist. Sie spüren einen Lichtstrahl, der beide erfasst und eine reinigende Wirkung hat und Kraft gibt. Es ist eine Verbundenheit da zwischen den beiden. In der Nachbesprechung sieht Herr P. in der Schaukel das Auf und Ab des Lebens. Der Lichtstrahl, der vom Himmel kommt und wieder dort zurückgeht, verweist auf eine größere Wirklichkeit.

Die schwierige Beziehung mit der Frau ist auch im Mai und Juni 2020 belastend für Herrn P. Er leidet unter ihrer Unehrlichkeit und ihrer fehlenden Wertschätzung nach 30 Jahren Beziehung für ihn, was das Finden einer einvernehmlichen Trennungsvereinbarung erschwert. Er hat auch weiterhin die bekannten Träume von seinem Ungenügen bei der Arbeit. Daneben gibt es aber auch Träume, die auf eine positive innere Entwicklung hindeuten. In einem Traum tauchen die Schlüssel Petri wieder auf aus der Imagination vom 12.09.2019. Dahinter steckt eine interessante Symbolik. Die beiden Schlüssel werden als Binde- und Löseschlüssel bezeichnet, was man als Hinweis auf den stattfindenden inneren Differenzierungsprozess sehen kann. Die beiden Schüssel stehen in der christlichen Symbolik auch für das Himmelreich und das irdische Reich, womit auch wieder der Entwicklungsaspekt und der Verweis auf etwas Umfassenderes angedeutet wird. Das ist auch interessant im Zusammenhang mit der Auseinandersetzung mit dem Tod.

In einem Traum am 04.06.2020 ist Herr P. maßgeblich an der Entwicklung einer Drohne beteiligt. Das wird aber erst klar, als er sich gegen verschiedene Versuche zur Wehr setzen muss, die ihm das Patent streitig machen wollen. Den Traum könnte man so interpretieren, dass sich Herr P. in der Auseinandersetzung mit seinen Schwierigkeiten und seinen Schattenseiten seiner selbst zunehmend bewusst wird und dafür zu kämpften beginnt.

In einem weiteren Traum am 18.06.2020 soll Herr P. für seinen Einsatz als Streitschlichter auch für gegnerische Truppen in einer militärischen Einheit geehrt werden. Er kann diese Anerkennung nur mit Unbehagen entgegennehmen. Auch dieser Traum deutet auf inneres Wachstum, auf Integration von Gegensätzen.

Die Zeit von Juli bis Dezember 2020 ist geprägt von einer inneren Neuorientierung. Es geht um die Frage, welche Entwicklungsmöglichkeiten für Herrn P. bestehen in Anbetracht seiner Traumatisierungen und eingeschränkten Möglichkeiten. Die Träume deuten darauf hin, dass noch Ressourcen vorhanden sind für psychische Weiterentwicklung trotz nach wie vor vorhandenen starken Einschränkungen.

Am 27.08.2020 träumt Herr P., dass er mit dem Besitzer an Bord einer Yacht ist. Er hat die Yacht mit diesem zusammen geplant und bauen lassen. Sie fahren mit dieser Yacht rheinaufwärts. Auf dem Deck wird ein großes Fest vorbereitet.

Bei den aufgetakelten Leuten fühlt er sich aber fehl am Platz, und er sucht einen Ort, wo er sich wohl fühlt. Da kommt der Besitzer und fragt ihn, ob er etwas trinken will. Sie sind beide glücklich, dass sie es geschafft haben, diese Yacht fertigzustellen, die er geplant hat. Der Besitzer sagt zu ihm, dass er jederzeit auf das Schiff kommen kann. Den Yachtbesitzer könnte man als Selbstaspekt interpretieren und seine Einladung, aufs Schiff zu kommen, als positives Zeichen für seine Entwicklung. Flussaufwärts geht es zu den Quellen, den inneren Quellen.

Auch der Entscheid, das gemeinsame Haus zu verkaufen, ist ein Schritt Richtung Neuorientierung. Anderseits leidet Herr P. nach wie vor an Träumen, in denen er sich bei der Arbeit wie in einem Hamsterrad erlebt. Es gibt in dieser Zeit auch Phasen, in denen Herr P. an Übelkeit und Erbrechen leidet, v.a. im Zusammenhang mit Konflikten mit seiner getrenntlebenden Ehefrau wegen dem gemeinsamen Haus, das verkauft werden soll, und der Trennungsvereinbarung. Er ist auch traurig wegen der verpassten Möglichkeiten in der Beziehung, auch in Bezug auf seinen Sohn.

Die Auseinandersetzungen mit der Ehefrau im Hinblick auf die Scheidung belasten Herrn P. vom Januar bis April 2021 weiterhin stark. Er wirkt hoffnungslos, hat Mühe eine Perspektive zu sehen. Mit Hilfe von Imaginationen gelingt es ihm, sich von negativen Gedanken bezüglich der Ehefrau etwas zu distanzieren und Energie zu schöpfen für die anstehenden Aufgaben. Auch der Wechsel zu einer engagierteren Anwältin hilft ihm, diese schwierige Phase besser zu bewältigen.

Am 21.01.2021 führen wir eine Begegnung mit dem inneren Kind durch. In der Imagination ist das heutige Ich mit einem jugendlichen Ich, das 16–20-jährig ist, in einem Kanu unterwegs in einem See. Sie erhalten beide Energie von einem Energiestrahl mit einem Durchmesser von 10 bis 15 cm und leuchtendem hellblau. Sie kommen an das Ende des Sees zu einem Strand mit grobem Kies. Ein Teil der Steine leuchtet auf und strahlt gegen den Himmel. Die beiden laufen auf Grund mit dem Schiff. Sie steigen aus und sind jetzt vollkommene Lichtgestalten. Die Energiestrahlen aus den Steinen treffen auf sie. Sie haben die Ruder noch in den Händen, halten diese in die Höhe und berühren sich damit. Von den Händen fliesst ein Energiestrom gegen den Himmel. Es fliesst aber auch Energie zwischen den beiden. Für das heutige Ich bedeutet die Energie das Vorwärtskommen und die Wegrichtung. Die beiden haben endlos Energie. Zu Hunderttausenden treffen die Strahlen in der Herzgegend auf sie. Sie müssen aber auch etwas dazu beitragen, dass es so ist. Sie müssen gewillt und damit einverstanden sein. Es passiert nicht einfach so. In der Nachbesprechung sagt Herr P.: So etwas mit jemandem zu erleben, kannst du dir nur erträumen. Und wenn du das mit jemandem teilen kannst, auch mit der Seele teilen kannst, bist du glücklich.

In einer Imagination am 25.02.2021 wird ein Traum weiterimaginiert, in dem das Traum-Ich in einem Hamsterrad von seinem sadistischen Arbeitgeber angetrieben wird. Das heutige Ich versucht, mit diesem Arbeitgeber Kontakt aufzunehmen. Irgendwann realisiert das Traum-Ich, dass noch jemand da ist. Das heutige Ich kann ihm die Hand geben und es unter Aufbietung aller Kräfte aus seiner misslichen Situation befreien. Sie fühlen sich verbunden wie Siamesische Zwillinge und das Traum-Ich kommt zur Ruhe. In der Nachbesprechung meint Herr P., diese Imagination sei eine treffende Zusammenfassung seines Lebens. In dieser Imagination ist eine umgekehrte Situation zum Schlammloch, wo das innere Kind das heutige Ich an der Hand aus der misslichen Situation zieht.

Da für Herrn P. die Beziehung mit seiner getrenntlebenden Frau sehr belastend ist, versuchen wir am 20.04.2021 eine Imagination, ausgehend von einer Situation mit ihr. Darin schildert er, wie das innere Ich bei einer Geburt von ihr dabei ist. Es sieht, wie die Nabelschnur durchtrennt und das Kind untersucht wird. Das innere Ich kann das Gesicht des Babys schlecht erkennen. Es könnte sein eigenes sein. Sie sind dann alle drei in einem Stationszimmer. Im Gesicht des Babys sieht er sich selbst, seinen Sohn aber auch seine Frau. Das Baby liegt bei ihr auf der Schulter. Plötzlich beißt es sie in den Hals. Sie blutet. Es fällt dem inneren Ich schwer, das zu berichten. Die Frau schleudert das Kind weg. Das innere Ich kann es auffangen. Die Frau schreit und hält sich am Hals. Das innere Ich springt aus dem Zimmer und ruft um Hilfe. Es kommen Pflegerinnen ins Zimmer. Es hat das Gefühl, das Kind retten zu müssen. Herr P. atmet tief, weint. Jetzt kommt das heutige Ich dazu. Es sieht, wie das innere Ich das Baby in seine Obhut nimmt. Das heutige Ich versucht das innere Ich zu beruhigen. Das innere Ich ist sich schon gewohnt, dass das heutige Ich in schwierigen Situationen da ist. Das heutige Ich rät dem inneren, das Kind zu nehmen und das Krankenhaus zu verlassen, damit das Kind Abstand bekommt. Das innere Ich ist froh, dass ihm jemand einen Weg aufgezeigt hat. Jetzt geht alles sehr schnell. Beide werden weggebeamt wie in einem Lichtstrahl. Das innere Ich findet sich auf der Spitze des Eiffelturmes und hält das Kind in den Händen. Das heutige Ich schwebt auf gleicher Höhe, etwa 50 m entfernt. Aus dem Kind kommt wahnsinnig viel Energie heraus in Form eines Lichtstrahles Richtung Himmel. Das heutige Ich sieht, wie das Kind stirbt. Es beginnt, sich aufzulösen und der Körper verschwindet. Das innere Ich weint überwältigt und ist fassungslos. Das heutige Ich spürt diese Trostlosigkeit ebenfalls und fliegt zu ihm hin, umarmt es und geht mit ihm auf den Boden. Dort fühlen sie sich verbunden, haben ein warmes Gefühl im Herzen. Sie spüren, dass es so sein musste. Das heutige Ich spürt, dass die Frau des inneren Ichs im Krankenhaus gestorben ist. Letzteres ist erleichtert, aber auch traurig darüber, weil es zwei Menschen, die ihm wichtig waren, verloren hat. Es ist dankbar und froh, dass das heutige Ich bei ihm gewesen ist und es begleitet hat.

In der Nachbesprechung schüttelt Herr P. ungläubig den Kopf darüber, was er erlebt hat. Er sieht die Szene in der Klinik als Trennung von seiner Frau. Die Umwandlung des Kindes in Energie erlebt er als Befreiung. Zusammengefasst könnte man diese Imagination so interpretieren, dass aus dem schmerzlichen Trennungsprozess von seiner Frau etwas Neues entstanden ist, in Form der Geburt eines Kindes, das sich dann in Lebensenergie verwandelt. Dazu ist aber auch eine Distanzierung erforderlich, die in der Imagination durch das Wegbeamen von der Klinik auf den Eiffelturm bildlich dargestellt wird.

In die Zeit vom Mai bis Juli 2021 fällt der Verkauf des Hauses, was für Herrn P. sehr belastend ist. Zugleich muss er eine neue Wohnung suchen. Parallel dazu läuft der Prozess der Loslösung aus der destruktiven Beziehung mit seiner Ehefrau, was für ihn schmerzhaft ist, aber auch wichtige Erkenntnisse bringt. Er beginnt zu realisieren, dass es Parallelen gibt zwischen seiner Beziehung zur Arbeit und der Beziehung zu seiner Frau. Nachdem er gemerkt hat, dass ihm die Arbeit, so wie er sie verstanden hat, nicht gutgetan hat, so realisiert er, dass auch die Beziehung zu seiner Frau für ihn destruktiv war und deshalb zur Trennung führte.

Im August 2021 kann der Verkauf des Hauses abgeschlossen werden und im September kann Herr P. in eine Mietwohnung einziehen. Das unkooperative Verhalten der Ehefrau belastet ihn weiterhin stark. In Stresssituationen leidet er regelmäßig unter Übelkeit und Erbrechen. Der Umzug in die neue Wohnung erschöpft ihn völlig.

Am 05.08.2021 wird eine weitere IRRT-Sitzung Begegnung mit dem inneren Kind durchgeführt. Das heutige Ich ist mit dem achtjährigen Kind mit dem Rad unterwegs. Beim Kleinen reissen die Bremskabel und er ist in großer Gefahr. Das heutige Ich kann ihn retten, indem es zu ihm hinfliegt und ihn mitnimmt. Sie fliegen sehr hoch bis zum Mount Everest und lassen sich auf dem Gipfel nieder. Sie fühlen sich wohl dort und geben sich die Hände. Der Kleine kann in die Zukunft sehen. Das heutige Ich ist der Beschützer. Am Ende der Imagination ist Herr P. sehr berührt mit Tränen in den Augen. In der Nachbesprechung erwähnt er, dass er als Kind mit dem Rad einen schweren Unfall hatte. Auffallend ist die Parallele des Fluges mit dem Flug auf den Eiffelturm in der letzten Imagination. Die beiden bilden ein gutes Team. Der Kleine ist für die Zukunft verantwortlich, das heutige Ich für die Sicherheit, Gegenwart und die Vergangenheit. Sie sind aufeinander angewiesen. Das heutige Ich hat Zweifel, ob es seiner Aufgabe gewachsen ist.

Die Zeit vom Oktober bis Dezember 2021 ist v.a. durch zwei Aspekte geprägt. Das Haus, in dem Herr P. 22 Jahre gewohnt hat, wird dem Käufer übergeben, und gleichzeitig muss er sich in einer Mietwohnung zurechtfinden. Die Wohnung ist lärmig, was für ihn zeitweise kaum zum Aushalten ist bei seiner Lärmempfindlichkeit. Gleichzeitig beginnen die Scheidungsverhandlungen vor Gericht. Dabei wird Herrn P. zunehmend bewusst, wie sehr er unter seiner Ehefrau gelitten hat, unter ihrem fehlenden Verständnis, den dauernden Reklamationen, den Forderungen. Insbesondere erschüttert ihn die Erkenntnis, von seiner Ehefrau nicht unterstützt worden zu sein, als er seinen Herzinfarkt erlitt.

Da Herr P. in der neuen Wohnung nicht zur Ruhe kommt, wird am 16.12.2021 eine weitere Imagination Begegnung mit dem inneren Kind durchgeführt. Das heutige Ich und das innere Kind sind im Wohnzimmer. Mitten durch das Wohnzimmer geht eine Straße, auf der Autos, Trams, Elefanten, Konflikte und Stresssituationen vorbeiziehen. Das heutige Ich sieht hauptsächlich schlimme Dinge und ist entsetzt und traurig. Es bittet den Kleinen, der auf der anderen Seite der Straße ist, um Hilfe. Der Kleine holt ein asiatisches Schwert hervor und schlägt diesen Fluss entzwei. Es kommt zu einem Stau mit den negativen Bildern. Der Kleine schlägt mit dem Schwert alles zusammen. Es gibt Ruhe und die beiden umarmen sich. Sie vergewissern sich noch, dass nichts mehr auf der Straße kommt. In den Nachbesprechung erwähnt Herr P., dass er sich in seiner Wohnung sehr unwohl fühlt, da er wegen der schlechten Isolation alles mitbekommt, was um ihn herum vorgeht. Auch die Gerichtsverhandlungen mit der Ehefrau stressen ihn. Er fragt sich, wieso die Menschen so böswillig sind. Er möchte ein guter Mensch sein. Er orientiert sich an einem gütigen Gott, der im Gegensatz steht zur verdorbenen Menschheit. Als der Therapeut ihn darauf hinweist, dass auch Gott seine dunklen Seiten hat, ist das für ihn etwas Neues. Die Vermutung des Therapeuten ist, dass er zu gut sein will und sich damit überfordert, und sich sein Dasein zur Plage macht. In der Auseinandersetzung mit dem Negativen gibt ihm der Achtjährige mit dem Schwert Zuversicht.

Im Januar 2022 erleidet Herr P. bei einem Sturz eine Rippenfraktur. Anlässlich einer Scheidungsverhandlung vor Gericht fordert die Anwältin der Ehefrau, dass der Sohn ganz bei der Ehefrau leben soll, was der Sohn aber klar ablehnt. Durch solche Manöver der Ehefrau wird Herr P. stark verunsichert. Die folgenden Monate sind geprägt durch negative Gedanken. Er fragt sich, was Menschen zu solchem Handeln bewegen kann. Bei seinen regelmäßigen Kirchenbesuchen kann er zur Ruhe kommen und Kraft schöpfen. Die Hiobsgeschichte beschäftigt ihn intensiv. Diese lässt Zweifel aufkommen an der Güte Gottes, wenn man bedenkt, wie dieser mit Hiob umspringt und ihn leiden lässt. Herr P. stellt die Frage, was an unserem Dasein gut sein soll. Es ist eine einzige Plage. Wir müssen uns um alles kümmern, im Gegensatz zu den Vögeln. Sie sähen nicht und ernten nicht und leben doch. In diesem Spannungsfeld gibt uns unser menschliches Bewusstsein die Möglichkeit, uns selbst und unsere Lage zu erkennen. Wir nehmen am göttlichen Wissen teil, aber auch an der göttlichen Verantwortung. Jeder Mensch muss individuell seinen Weg finden und sich auch die Frage stellen, wieviel Verantwortung er übernehmen kann. Der Eindruck des Therapeuten ist, dass Herr P. zu viel Verantwortung dafür übernehmen will, ein zu guter Mensch sein will. Diese inadäquate Einstellung wird kompensiert mit Albträumen, so wie auch Heilige unter Albträumen gelitten haben.

Am 24.03.2022 hat Herr P. den Traum mit dem Abt, der für ihn wieder ein Meilenstein ist. Interessanterweise hatte er diesen Traum, nachdem er an einer Gedenkfeier für den biblischen Josef (aus der Geschichte von Maria und Josef) teilgenommen hat. Josef soll ein bedachter und ruhiger Mensch gewesen sein. Er ist der Schutzpatron der Stillen und Bedachten. Er schildert den Traum folgendermaßen:

*„Ich und der Abt des Klosters sind im Gespräch. Wir stehen auf einer hohen Leiter und balancieren. Das heißt, der Abt macht es auf seiner Leiter vor, auf der er zuoberst balanciert. Es wirkt sehr leichtfüssig. Er ist wie eins mit der Leiter. Dann steigt er hinunter. Herr P. überlegt im Traum, dass es ums Abwägen geht, darum, was man macht oder sagt. Er steigt dann auch auf die Leiter, die etwa 10 m hoch ist. Es verlangt von ihm höchste Konzentration und Anstrengung. Er balanciert dann und kann sich an der Kirchenwand abstützen. Er steigt wieder hinunter und begibt sich in den Obstgarten. Er trifft dort einige Bekannte unter dem Zelt. Es ist wie ein Beduinenzelt, das man in der Nacht schließen kann. Der Abt ist auch dort. Es wird über den Glauben diskutiert. Jeder erzählt aus seiner Geschichte. Der Abt hat ein Bier in der Hand und meint, es gehört auch zum Leben, lustig zu sein.“*

Herr P. spürt, dass dieser Traum ein Meilenstein bedeutet in seiner seelischen und spirituellen Entwicklung. Der Traum wirkt wie eine Standortbestimmung. Den Abt, der eine spirituelle Autorität darstellt, kann man als Selbstaspekt interpretieren, als Aspekt jener zentralen inneren Instanz, die unserem Leben Sinn und Richtung gibt. Der Abt macht Herrn P. das Besteigen und Balancieren auf der Leiter mit einer Leichtfüssigkeit vor. Für Herrn P. hat das Besteigen und Balancieren auf der Leiter die Bedeutung des Abwägens, was man sagt oder tut. Für ihn ist es aber mit äußerster Anstrengung verbunden und er kann sich dabei an der Kirchenwand anlehnen. Als interessanter Gegensatz folgt dann die Szene im Obstgarten mit dem geselligen Austausch. Der Obstgarten ist ein Ort, wo Früchte reifen, die später geerntet werden können. An diesem Ort macht der Abt auf einen weiteren Aspekt des Lebens aufmerksam, als Gegenpol zur höchsten Konzentration und Anstrengung, das Richtige zu sagen und zu tun, nämlich das gesellige Beisammensein, das Ausgelassensein, der Austausch mit anderen, die Freude am Leben. Der Traum wirkt aber auch wie ein Programm für die weitere Entwicklung von Herrn P.

Im Juni 2022 hat Herr P. wieder eine sehr schwierige Phase im Zusammenhang mit den Scheidungsverhandlungen. Er ist stark depressiv und leidet vermehrt unter Übelkeit und Schlafstörungen mit Albträumen. Obwohl die Scheidung rechtskräftig geworden ist, kommt er nicht zur Ruhe. Der Konflikt mit der Exehefrau geht weiter, weil diese die Alimente nicht regelmäßig zahlt. Ein weiteres Problem, das Herrn P. zu schaffen macht, ist die Instrumentalisierung des Sohnes durch die Ehefrau. Er selbst vertritt die Haltung, den Sohn möglichst aus dem Konflikt herauszuhalten und die Ehefrau nicht schlecht zu machen. Herr P. ist in einer Phase der Neuorientierung. Er versucht, eine Eigentumswohnung zu kaufen, da er unter den aktuellen Wohnbedingungen in der Mietwohnung sehr leidet. Das geht so weiter bis Ende 2022.

Die Arbeitsträume bekommen in dieser Phase eine andere Färbung. Am 23.06.2022 träumt er, dass er in seiner Funktion als Abteilungsleiter an einen früheren Arbeitsort zurückgekehrt ist. Für die anderen Mitarbeitenden ist es so, als ob er gar nicht weg gewesen wäre. Bei einem Kontrollgang spricht er die Mitarbeitenden auf die Unordnung an. Diese argumentieren, keine Zeit zu haben, was er bezweifelt. Er wischt dann den Dreck weg, den er vorfindet, und es kommen Münzen zum Vorschein. Er teilt das Geld mit den anderen Mitarbeitenden und sie gehen in die Pause. Er kann aber nicht ausstempeln, weil er seinen Badge nicht findet. Er geht dann ohne auszustempeln, verliert aber die Orientierung und erwacht. In diesem Traum geht es nicht wie in vielen bisherigen Träumen darum, dass er zu wenig Zeit hat, den Weg nicht findet, das richtige Werkzeug fehlt, etc., sondern er kommt zurück an seinen alten Arbeitsplatz und findet unter der Unordnung Geld, das ihm ermöglicht, Pause zu machen. Es fehlt ihm aber der Badge, um den Arbeitsplatz zu verlassen und in die Pause zu gehen. Er geht ohne Badge, verliert dann aber die Orientierung. Man könnte diesen Traum so interpretieren, dass er seine Probleme am früheren Arbeitsplatz erkannt hat, aber noch keine gute Haltung gefunden hat, die es ihm erlaubt, Pause zu machen. Dieser Traum ist wie eine Konkretisierung des Traumes mit dem Abt.

Am 20.10.2022 führen wir eine weitere Begegnung mit dem inneren Kind durch. Dieses liegt auf dem Boden und hält sich die Ohren zu. Das Haus zittert. Es gibt Explosionen auch im Zimmer. Es ist wieder das Wohnzimmer wie schon in der letzten Imagination. Das heutige Ich steht bei der Balkontüre. Über dem Kleinen explodiert Feuerwerk. Er ist in Panik. Gleichzeitig wird das Haus von außen erschüttert. Das heutige Ich möchte den Kleinen schützen. Es sieht, wie ein Schutzschirm über ihm aufgeht. Es hebt ihn geistig hoch, sodass er schwebt und die Erschütterungen nicht mehr wahrnimmt. Der Kleine merkt, dass sich etwas verändert hat und schaut herum. Er sieht die Explosionen im Zimmer und außerhalb des Hauses. Es gibt auch einen Schutzschirm außerhalb des Hauses. Der Kleine beginnt, das heutige Ich wahrzunehmen. Der Kleine schrumpft, sodass der Schirm über ihm riesig wird. Er ist 10 cm groß. Er winkt dem heutigen Ich zu. Dieses winkt zurück. Der Kleine realisiert, dass das heutige Ich diesen Schutz gemacht hat und sagt zu ihm: Schau, wie geschützt ich hier bin. Der Kleine beginnt zu wachsen und durchbricht den ersten Schirm, das Haus und den zweiten Schirm. Er wird größer als das Haus. Dieses ist für ihn jetzt wie ein Spielzeughaus. Was dort unten passiert, ist für ihn nicht mehr bedrohlich. Er ist auf einige hundert Meter gewachsen. Das heutige Ich sieht ihn weit über sich. Der „Kleine" bückt sich und hebt die Hand vor das heutige Ich, sodass dieses auf die Hand steigen kann. Das heutige Ich wird auf die Augenhöhe des „Kleinen" gehoben. Dieser sagt zum heutigen Ich: Schau mal, wie groß wir zusammen sind und wie wir über allem stehen können. Das heutige Ich fühlt sich sicher und es kommt ihm alles leicht vor. Für den „Kleinen" ist es auch so und er schlägt vor, aus dieser Perspektive weitere Dinge zu erkunden. Das heutige Ich schlägt dann vor, dass sie zusammen diese Aussicht genießen und schauen, was sich daraus ergibt. Der „Kleine" hebt das heutige Ich auf die linke Schulter, wo sich dieses wohl fühlt und keine Angst hat, runterzufallen. Das ist auch das Schlussbild und die beiden sehen am Horizont ein Licht, an dem sie sich orientieren können.

In der Nachbesprechung ergänzt Herr P., dass er im Schlussbild nicht klar erkennen konnte, ob es sich bei dem Licht um einen Sonnenaufgang, einen Sonnenuntergang, einen Leuchtturm oder einen Regenbogen gehandelt hat. Zu Beginn der Imagination sei er erschrocken über diese Bilder. Er habe gespürt, dass seine Grundsätze erschüttert oder angegriffen werden.

Er fühle sich oft nicht verstanden von anderen Menschen. In den letzten Monaten sei ihm oft der Gedanke durch den Kopf gegangen, dass er keine Ahnung habe, wer dieser Mensch sei, dem er gegenüberstehe, was dieser für ein Schicksal habe. Man sollte zurückhaltender sein mit einem Urteil. Er wisse auch nicht, warum ihn dies so beschäftige. Es gebe auch eine gewisse Stärke, wenn man sich dessen bewusst sei. Er glaube, mittlerweile könnte er jemandem sagen, könnte sich erklären, wenn er merkt, dass dieser etwas auf ihn projiziert. Er bringt auch das Schrumpfen des Kleinen mit Demut in Zusammenhang in dem Sinn, dass wir nicht alles in der Hand haben. Auch Dankbarkeit spürt er darüber, was er in der Imagination erlebt hat. Aus der Sicht des Therapeuten sind die Wechsel der Perspektiven und das Zusammenspiel von innerem Kind und heutigem Ich eindrücklich und weisen darauf hin, dass bei Herrn P. wichtige Veränderungen im Gang sind.

Am 01.12.2022 träumt es Herrn P., dass er sich gegen einen jungen Mann zur Wehr setzen muss. Er hält ihn im Würgegriff und versucht, ihn zu schlagen. Er erwacht, weil er mit der Hand gegen die Wand geschlagen hat und dies schmerzt. Herr P. assoziiert dazu, dass er sich als Jugendlicher und junger Mann bemerkbar machte, wenn es in einer Situation nicht vorwärts ging. Er wurde dann lästig für die Umgebung. Es war aber niemand da, der diese Verhaltensweisen verstanden hat. Diesen Traum könnte man so interpretieren, dass sich hier der unverstandene Jugendliche meldet. Ihn zu würgen oder zu schlagen ist aber kein adäquater Umgang. Die Aufgabe von Herrn P. ist es, einen besseren Zugang zu dieser Seite in ihm zu finden, die durch diesen Jugendlichen dargestellt wird. Es geht v. a. darum, zu verstehen, was dessen Anliegen sein könnte. Herr P. war als Kind und Jugendlicher oft in der Lage, dass er auf sich allein gestellt war, z. B. mit seiner Legasthenie. Er hat sozusagen gelernt, über sich selbst hinwegzugehen, was er dann in der Arbeitswelt weitergeführt hat und was ihm auch mit dem Herzinfarkt zum Verhängnis wurde.

Auch 2022 beschäftigt Herrn P. die Frage, wie er sein weiteres Leben gestalten könnte. Insbesondere macht ihm zu schaffen, dass von seiner Umgebung nicht verstanden wird, was es bedeutet, mit einer solchen Beeinträchtigung zu leben. Er hat Erfahrungen gemacht, die nur wenige Menschen gemacht haben. Er muss dadurch eigene, ja sogar einsame Wege gehen. Er befürchtet zu vereinsamen. Den regelmäßigen Besuch des Gottesdienstes erlebt er als Möglichkeit, Negatives loszulassen, aber auch Kraft zu tanken. Für Herrn P. ist es eine innere Notwendigkeit, sich mit diesen Fragen auseinander zu setzen, insbesondere, wie er mit seinen Erfahrungen, von denen die meisten, mit denen er zu tun hat, keine Ahnung haben, den Menschen begegnen soll. Oft zieht er sich zurück, weil er so sich selbst sein kann und ihn Begegnungen mit Menschen sehr anstrengen. Herr P. schaut sich auch nach einer neuen Wohnung um, weil er unter dem Lärm in der Mietwohnung leidet.

Am 02.02.2023 berichtet Herr P. folgenden Traum:
*Ich besuche eine Messe im Kloster, wo ich regelmäßig hingehe. Alles ist normal. Nach der Messe fahre ich mit dem Auto nach Hause. Bei einem Haus ist die Heizungsleitung geborsten und Dampf tritt aus. Ein paar Häuser weiter treffe ich die gleiche Situation an.*

*Ich überlege, wem ich das melden könnte. Ich fahre zurück ins Kloster und parke das Auto. Da erhalte ich eine fünfstellige Telefonnummer. Ich rufe an. Der Mann, der abnimmt, lallt. Das Gespräch ergibt keinen Sinn. Ich steige aus dem Auto und realisiere, dass ich mein Kopfkissen unter dem Arm habe. Ich begebe mich in den Pilgerladen. Ich bin jetzt in der Zukunft. Der Laden ist im Traum größer und moderner, als er aktuell ist. Es sind auch architektonische Lichtspiele installiert. Ich gehe an die Theke und melde der anwesenden Person die Vorfälle mit den geborstenen Heizleitungen. Die Person kümmert sich um die Angelegenheit. Ich frage mich auf dem Weg zum Auto, was ich mit dem Kopfkissen soll und erwache.*

Den Traum könnte man als weitere Standortbestimmung der Lebenssituation von Herrn P. interpretieren. Den Leitungsbruch kann man als Infarktereignis sehen, als Bruch im Leben, was Herrn P. zur Umkehr zwingt. Er muss sich um diese bedrohliche Situation kümmern. Das ist aber erst im zweiten Anlauf möglich, als er sich im Pilgerladen meldet und dort Gehör findet. Nun macht er sich Gedanken über die Bedeutung des Kopfkissens, das er unter dem Arm hat. Auf Nachfrage erfährt der Therapeut, dass sich Herr P. ein vollständig neues Bett angeschafft hat, inklusive Kopfkissen und sich seine Beschwerden mit dem neuen Kissen gebessert haben. Das Bett ist der Ort der Erholung, des zur Ruhekommens. Es heißt: Wie man sich bettet, so liegt man. Der Traum berührt ein zentrales Thema von Herrn P., nicht nur hohe Ziele zu verfolgen, sondern auch das eigene Wohlbefinden im Auge zu behalten. Die Verarbeitung des Infarktereignisses hat bei ihm zu einer radikalen Veränderung der Werte geführt. Er sagt selbst, ohne diese Erfahrung wäre er nicht auf den spirituellen Weg gekommen. Der Traum weist darauf hin, dass diese Neuorientierung im Gang ist.

Da Herr P. weiterhin Arbeitsträume hat, in denen er gestresst ist, zu wenig Zeit hat, das Werkzeug nicht findet, etc., machen wir am 02.03.2023 eine IRRT-Sitzung Phase 1, 2, 3 mit einer Konfrontation mit seinem letzten Chef, den er kürzlich zufälligerweise getroffen hat, was bei ihm großes Unbehagen ausgelöst hat. Das damalige Ich ist um 14h als Schreiner an der Arbeit. Er arbeitet seit acht Stunden ohne Pause und ist gestresst. Der Chef ruft an und will ihm einen neuen Auftrag geben, den er unmittelbar übernehmen soll. Der Damalige sieht das anders und weist darauf hin, dass er noch keine Pause hatte. Der Chef versucht, ihn lächerlich zu machen. Hier wird das heutige Ich dazu geholt. In Phase 2 sagt der Heutige zum Chef, dass dieser ihn nicht verstehen wolle. Es gehe ihm nicht gut und er gehe jetzt nach Hause. Der Chef reagiert aggressiv. Man könne auch arbeiten, wenn man krank sei. Der Heutige erwidert ihm, er gehe jetzt nach Hause und beendet das Telefonat. In den Augen des Chefs sieht er Aggressivität und

Wut. Der Heutige sagt zu ihm: Was denkst du dir, wenn du so mit Leuten umgehst? Der Chef ist jetzt richtig am Anschlag, wie gelähmt vor Wut. Der Heutige möchte zuerst lachen, nicht hämisch, sagt dann aber zu ihm: Siehst du, wie man sich fühlt, wenn man einer Situation ausgeliefert ist? Der Chef hat einen roten Kopf und explodiert nächstens. Für den Heutigen ist es eine Genugtuung, dass er den Chef in diese Situation hat bringen können. Er sagt zu ihm: Ich finde es gut, dass du am Anschlag bist. Das sollte dich zum Nachdenken anregen. Der Chef findet das unverschämt. Das heutige Ich sagt weiter zu ihm, dass er von ihm nichts anders erwartet habe. Er sei so egoistisch, dass ihm die Mitarbeiter egal sind. Dem Chef bleiben die Worte im Hals stecken. In den Augen des Chefs sieht der Heutige, dass dieser ihn am liebsten körperlich attackieren würde. Er sieht aber auch, dass er Angst hat vor ihm. Er schlägt den Heutigen nicht, weil er Angst hat, dieser würde zurückschlagen. Der Heutige sagt dann zum Chef: Jetzt ist genug. Ich gehe jetzt nach Hause. Der Heutige sieht noch, dass ihm der Chef drohen will und sagt zu ihm: Du willst mir drohen? Du hast Angst vor mir und das ist gut so. Dann geht er. In Phase 3 zeigt der Damalige Erleichterung, dass der Heutige geholfen hat und ihn aus dieser misslichen Lage befreit hat. Der Heutige ist froh, dass sie das zusammen erledigen konnten. Der Damalige stimmt dem zu. In den Abschlussfragen bekräftig der Heutige dem Damaligen gegenüber, dass sie den weiteren Weg gemeinsam bewältigen werden. Der Damalige ist erleichtert. Im Schlussbild stehen sie Hand in Hand da und schauen Richtung Licht. In der Nachbesprechung sagt Herr P., dass es ihm Angst macht, zu realisieren, was diese Szene heute noch mit ihm anstellt. Es sei ihm schlecht geworden dabei und er habe Magenstechen gehabt. In der Imagination habe er das gemacht, was er damals nicht gemacht und sich damit so belastet habe, dass er beinahe gestorben wäre. Seine Rechtschaffenheit werde vom Leben ausgenützt. Das sei nicht schön. Der Therapeut weist darauf hin, dass er in der Imagination einen anderen Weg gefunden hat. Herr P. meint dann, das sei nicht seine Vorstellung vom Leben, dass man so miteinander umgeht. Es sollte gar nicht so weit kommen. Der Therapeut erwidert, dass es Menschen gibt, die einen mit ihrem Verhalten zwingen, Wege zu gehen, die einem nicht entsprechen, aber nötig sind. Herr P. führt aus: oder zuwider sind, nicht deiner Natur entsprechen. Du wirst einfach in etwas hineingezogen. Er wisse erst jetzt nach so vielen Jahren, wie er hätte reagieren sollen, resp. erst jetzt fähig sei, das zu sehen. Das sei nicht gut. Er frage sich, warum er das nicht schon damals gemacht habe. Es hinterlasse ihm ein schlechtes Gefühl, dass es Leute gebe, die einen ausnützen und missbrauchen. Der Therapeut weist darauf hin, dass es für ihn lebensnotwendig war, diese Seite zu entwickeln, diese Seite, die sagt: So jetzt ist genug. Herr P. ist dann sehr nachdenklich, den

Tränen nahe, schweigt lange. Er sagt dann, das mache ihn traurig und sei ihm zuwider. Er bete darum, in Ruhe leben zu dürfen und dass ihm die Menschen gut gesonnen seien. Manchmal nütze es etwas. Manchmal würde er am liebsten etwas sagen, aber dann denke er: Ja, komm ... Was bringt das, dieser Person das zu sagen? Die begreift das eh nicht, was ich ihr sagen will. Der Therapeut erwidert, dass es manchmal doch wichtig ist, seine Meinung zu sagen, auch wenn der andere nicht begreift.

Was der andere damit macht, ist wieder eine andere Frage. Das haben wir nicht in den Händen. Vielleicht ist es aber für unsere psychische Entwicklung und für unser seelisches Gleichgewicht wichtig, das zu formulieren. Herr P. sagt, dass bei ihm automatisch zuerst der Grundsatz komme, dass diese Person vielleicht auch in Ruhe leben wolle. Oder was ihm das Recht gebe, eine andere Person zur Rede zu stellen oder zu korrigieren? Aber manchmal denke er schon, er hätte lieber etwas gesagt. Der Therapeut wirft dann den Spruch ein: Der Weise sagt seine Meinung und zieht sich auf sein Landgut zurück. Herr P. meint, dass er dann aber nur noch auf dem Landgut ist. Ich erläutere, dass der Spruch aus der Situation herauskommt, dass der Inhalt dessen, was er sagte bei den andern gar nicht ankommt. Herr P. beharrt darauf, dass der Weise dann nur noch dort sei. Der Therapeut führt weiter aus, wenn man in einer Situation nichts sage, könnte man einem auch den Vorwurf machen, dass man nichts gesagt habe. Es gehe nicht um eine endgültige Haltung oder Entscheidung. Es gehe auch nicht darum, den anderen zu belehren oder zu kritisieren, sondern um das Bedürfnis, seinen Standpunkt darzustellen. Herr P. meint, dass dies ein schwieriges Thema ist. Die eigene Sichtweise müsse nicht die richtige sein. Er sei gewillt, andere Sichtweisen zur Kenntnis zu nehmen, auch wenn er anderer Meinung sei. Viele würden ihre Sichtweise aber als die richtige betrachten. Er halte sich deshalb eher zurück oder entziehe sich. Manchmal erwarte er aber vom Gegenüber, dass es seine Meinung annehmen sollte. Der Therapeut sagt, es ist immer ein Abwägen, wann man etwas sagen wolle und wann nicht. Es gebe auch Situationen, in denen man sich erklären müsste. Herr P. sagt weiter, dass er diese Dinge vielleicht besser lernen müsse. Wenn du ungerecht behandelt wirst, solltest du reagieren. Der Therapeut ergänzt, dass es wichtig sein kann, dass der andere überhaupt erfährt, dass sein Verhalten als ungerecht empfunden wird. Möglicherweise realisiert er gar nicht, was er anrichtet. Herr P. ergänzt: Oder ausnützt, dass der andere nicht reagiert. Der Therapeut bestätigt, dass dies auch eine Möglichkeit ist. Herr P. führt weiter aus, dass es ihm zu oft passiert sei, dass das Gegenüber keine Einsicht zeigte. Der Therapeut ergänzt: Oder einfach über den andern hinweggeht, was er bestätigt.

Im Mai 2023 berichtet Herr P., dass er bereits bei alltäglichen Aufgaben, die am nächsten Tag auf ihn zukommen, Schlafstörungen hat, trotz seiner entsprechenden Medikation.

Im Juli 2023 kann sich Herr P. trotz großer Zweifel dazu entschließen, ein Haus zu kaufen, da er die Lärmbelastung in der aktuellen Wohnung nicht mehr aushält. Er war durch diese Entscheidung so belastet, dass er mit Suizidgedanken zu kämpfen hatte.

Im August 2023 leidet Herr P. wieder unter Albträumen, die ihn erschöpfen. Er hat ein Haus kaufen können. Im Zusammenhang mit dem bevorstehenden Wohnungswechsel ist er stark gefordert und alte Erfahrungen von früheren Arbeitsplätzen, wo er über seine Grenzen beansprucht war, werden getriggert. Diese Albträume werden erneut mit IRRT bearbeitet.

Ausgehend von einem solchen Traum, machen wir am 31.08.2023 eine weitere Imagination. In diesem Traum wird das Traum-Ich von Banden attackiert. Es kann aber die Angriffe abwehren und seine Gegner zum Teil unschädlich machen. Es versucht dann zu fliehen, zuerst mit dem Auto, dann zu Fuß. Es kommt an einen schmalen Durchgang, der aus diesem Gelände hinausführt. Es kommen viele Menschen herein, die das Traum-Ich umzingeln. Viele können auch wieder hinausgehen. Alle sind rot angezogen. Er hat schwarze Kleider. Er realisiert, dass er nicht hinauskann. Er denkt, dann kommt es halt, wie es kommt. Hier kommt das heutige Ich dazu. Dieses rät dem Traum-Ich, sich ein rotes T-Shirt zu besorgen, was er auch befolgt. Der Heutige beobachtet ihn und sagt: Jetzt kannst du es nochmals versuchen. Du hast zwar deine Individualität verloren, aber manchmal muss man mit der Mehrheit mitmachen, damit man weiterkommt. Das Traum-Ich ist nicht glücklich mit diesem T-Shirt. Es ist gewohnt, sich von andern abzuheben. Aber es will die Chance nicht vergeben. Sie begeben sich wieder zum Ausgang. Es gelingt dem Traum-Ich tatsächlich, hinauszugelangen. Der Heutige beobachtet das Traum-Ich aus einer gewissen Entfernung. Er sieht, dass das Traum-Ich sich freut, wie wenn es ein Rennen gewonnen hätte. Es springt auf das Siegerpodest, tanzt herum und reisst die Arme hoch. Das Traum-Ich winkt dem Heutigen, dass es auch kommen soll. Dieses schafft es ebenfalls und sie freuen sich gemeinsam. Das Traum-Ich ist froh, dass es draußen ist, nicht allein ist und Hilfe bekommt. Die Jubelszene beschreibt das heutige Ich folgendermaßen: Die inneren Arme legen sie sich gegenseitig auf die Schultern und die äußeren Arme jubeln. Das Traum-Ich sagt zum heutigen Ich: Ohne dich hätte ich es nicht geschafft. Ich hätte mich dem Schicksal ergeben. Ich bin froh, dass wir gemeinsam weitergehen können. In der Nachbesprechung sagt Herr P., interessant sei für ihn jene Stelle gewesen, wo er sich gesagt habe, ich habe das gemacht, was ich kann. Jetzt lasse ich es einfach. Dass ihn dieses Problem in den Träumen so beschäftigt, liege auch daran, dass er es lösen oder zu einem Ende kommen will. Der Therapeut kommentiert, dass wir manchmal versuchen, etwas zu erreichen und es gelingt trotz aller Anstrengung nicht. Es braucht vielleicht den richtigen Augenblick oder die richtige Konstellation, und dann geht es. Aus der Sicht des Therapeuten spielt auch noch ein weiterer Aspekt eine Rolle. Es geht um das Verhältnis von Individuum und Kollektiv. Herr P. legt Wert auf seine individuelle Haltung und möchte sich vom Mainstream unterscheiden, was auch sinnvoll ist. Es kann aber Situationen geben, wo es auch sinnvoll ist, zum Mainstream zu gehören. Diese Haltung darf nicht dogmatisch sein. Sie sollte so differenziert sein, dass je nach Situation eine adäquate Haltung eingenommen werden kann.

Im Oktober 2023 kann Herr P. zusammen mit seinem Sohn im neuen Haus einziehen. Auch finanziell fährt er damit wesentlich besser als mit der Mietwohnung. Der Umzug ins Haus hat ihn bis an seine Grenzen belastet. In dieser Phase leidet er vermehrt unter den Arbeitsträumen von Ungenügen.

Am 02.11.2023 hat Herr P. folgenden Traum:
*Ich komme in eine Abteilung mit Karpfenzucht. Die Karpfen werden von Behältern in ein großes Becken gebracht. Ich sehe, wie die Fische die Köpfe aus dem Wasser halten und nach Luft schnappen. Ich frage einen Angestellten, was sie machen. Sie spülen die Fische zwei Tage lang. Ich weise den Angestellten darauf hin, dass die Fische nach Luft schnappen. Dieser stellt die Luft an und die Fische schwimmen wieder. Ich gehe dann weiter und will nach Hause. Dabei stoße ich aber auf endlose Schwierigkeiten.*

Dieser Traum kann so interpretiert werden, dass das Unbewusste von Herrn P. signalisiert, dass er sich gewissen Themen bewusster zuwenden sollte. Man denkt da an die anhaltenden Träume von Ungenügen bei der Arbeit oder die Träume, in denen er verfolgt wird. Dass die Inhalte in Tierform auftauchen, weist darauf hin, dass sie noch bewusstseinsfern sind.

Am 11.01.2023 berichtet Herr P. folgenden Traum:
*Ich bin auf dem Weg zur Arbeit. Ich gehe vorher noch einkaufen. Ich gehe in einen Laden und hole einen Einkaufswagen. Der Laden ist noch nicht geöffnet. Ich habe eine Art Rennwagen oder eine Seifenkiste als Einkaufswagen. Ich finde nirgends Lebensmittel. Ich frage das Personal und erhalte Auskunft. Ich finde die Lebensmittel aber nicht. Plötzlich bin ich draußen und suche einen anderen Laden, wo Lebensmittel vorhanden sind. An der Kasse warten aber 40 Leute. Ich halte das nicht aus und lasse den Wagen stehen. Draußen irre ich herum und weiß nicht mehr, wo ich bin. Ich frage nach dem*

*Weg. Ich sehe die Straße, wo mein Auto steht. Jemand will mich mitnehmen, aber ich lehne ab. Ich werde aber dazu gedrängt und steige dann doch ein. Ich fühle mich nicht wohl, wie in einem Verhör. Wir fahren und fahren. Der Fahrer beschwichtigt meine Zweifel. Das Fahrzeug erinnert mich an einen Geldtransporter. Ich hätte mich dann freiwillig einer Gehirnwäsche unterziehen sollen. Wir gelangen weiter in eine Halle, wo alles schwarz ist. Es werden Filme gedreht von Vergewaltigungen. Es wird mir mitgeteilt, dass ich keine Chance habe, hier wegzukommen. Mir werden Alkohol und Drogen angeboten, um mich gefügig zu machen. Ich realisiere, dass es bedrohlich wird. Ich werde auf einen nackten Mann hingewiesen, der dort liegt. Ich realisiere: Das bin ich. Es wird noch schlimmer. Ich soll beim Stuhlgang gefilmt werden. Da ich mich in einem Wachtraum befinde, das heißt, ich bin mir bewusst, dass ich träume, gelingt es mir, aus dem Traum aufzuwachen.*

Der Traum wirft wiederum ein interessantes Licht auf die innere Situation des Träumers. Zu Beginn des Traumes ist Herr P. zu ungeduldig, um die gewünschten Lebensmittel zu bekommen. Im ersten Laden ist er zu schnell unterwegs und im zweiten Laden stehen schon 40 Leute an der Kasse. Diese Ungeduld hängt möglicherweise damit zusammen, dass er befürchtet, nicht rechtzeitig zur Arbeit zu kommen. Interessant an dieser Szene ist, dass 40 Leute warten. Jesus wurde nach seiner Taufe 40 Tage in die Wüste geführt, wo Satan versucht, ihn zu verführen. Jesu hielt diesen Versuchungen aber stand. Der Träumer ist aber noch nicht bereit zu warten und auszuhalten. Er wird schließlich in eine Halle gebracht, wo alles schwarz ist, was auf eine unbewusste Situation hinweist. Und am Schluss wird er mit der nackten Wahrheit konfrontiert. Er ist es, der dort liegt und diesen dunklen Mächten ausgeliefert ist. Er soll dann noch beim Stuhlgang gefilmt werden. In dieser Szene ist möglicherweise ein Hinweis, der weiterführen könnte in dieser scheinbar ausweglosen Situation. Der Stuhlgang ist ein natürliches Bedürfnis, das nicht unterdrückt werden kann. Es geht darum, etwas bewusst loszuwerden oder loszulassen, angedeutet durch das Filmen. Möglicherweise geht es darum, diese zwanghafte Art kollektive Anforderung zu erfüllen, loszulassen. Bei der Besprechung des Traumes stellte der Therapeut Herrn P. die Frage, ob er sich an Drucksituationen erinnert, die er erlebt hat. Sein Vater habe von ihm verlangt, dass er sich ändere, sonst komme er in ein Heim. „Unterstützung" durch den Vater gab es in Form von Körperstrafen. Herr P. erwähnt dann, bei bestimmten Körperempfindungen gebe es Flashbacks. Möglicherweise hängen diese mit den Körperstrafen zusammen.

Im Laufe der Monate Januar bis März 2024 sind Anzeichen vorhanden, dass die innere Entwicklung bei Herrn P. weitergeht. In den Träumen gibt es Szenen, in denen er das Leben genießt. Gelegentlich spürt er auch das Gefühl, dazuzugehören und allem gewachsen zu sein. Die beängstigenden Szenen in den Träumen sind nicht lebensbedrohlich. Es ergeben sich Möglichkeiten, damit umzugehen. In Szenen, wo er unter Wasser ist, kann er klarsehen, wie mit einer Taucherbrille. Unter Wasser hat er auch keine Luftnot.

Am 14.03.2024 berichtet Herr P. über folgenden Traum:
*Ich koche. Es wird mit Abwärme von Dampfmaschinen gekocht. Wir bekommen ein Wasserschwein von der Zoohandlung. Das Tier wird in Salamischeiben geschnitten. Es werden auch ganze Tiere im Bräter zubereitet. Die Tiere bewegen sich noch. Ich sage, das geht nicht und gehe weg. Ich komme dann zu riesigen Backöfen, die aber zu wenig warm sind. Ich mache den Chefkoch darauf aufmerksam. Er meint, dass dies nur ein Warmhalter ist, kein richtiger Backofen. Der richtige Backofen ist darunter. Ich kann dann in den Ofen schauen. Oben sind fertige Gerichte, unten wird noch geschmort.*

Herr P. äußert sich so zu seinem Traum: Ich kann im Traum aktiv Entscheidungen treffen. Es ist auch nicht so anstrengend. Meine ganze Arbeitstätigkeit wird in diesem Traum zusammengefasst. Den ersten Teil des Traumes könnte man der Zeit, als er in der Produktion arbeitete, zuordnen. Dort wurde ihm scheibchenweise Unterstützung entzogen. Bürokräfte wurden reduziert, Teamleiter entlassen, Nachtschicht wurde eingeführt und Beobachter, die alles überwachen sollten. Durch die zunehmende Belastung passierten Fehler, die für Anlagen und Mitarbeitende gefährlich wurden. Herr P. wendet sich von dieser Arbeitsstelle ab, wo Mitarbeitende „verbraten“ werden. Man könnte auch sagen, er beginnt sich von dieser alten Lebensweise abzuwenden. Den zweiten Teil des Traumes kann man mit dem geschützten Arbeitsplatz in Zusammenhang bringen. Dort konnte Herr P. die Erfahrung machen, dass er in die Gestaltung der Arbeit einbezogen wird. Die Speisen, die im Ofen warmgehalten und noch gegart werden, deuten drauf hin, dass ein positiver Prozess im Gang ist.

Am 21.03.2024 folgt ein weiterer Traum:
*Wir sind in einer Schulklasse mit sieben bis zehn Schülern. Es ist in einer alternativen Umgebung, wie z. B. der Rudolf Steiner-Schule. Die Schulbänke sind in einem Kreis angeordnet. Die Lehrerin ist auch anwesend. Es werden auch schriftliche Prüfungen durchgeführt. Es gibt einen großen quadratischen Teppich. Er hat eine kräftige rote Farbe mit Fransen an zwei Seiten. Im Zentrum ist ein beigefarbiger Stern. Wir legen den Teppich auf einen speziellen Boden, der alle 50 cm einen Ablauf für das Wasser hat. Ich nehme einen Wasserschlauch, mache den Teppich nass und schamponiere ihn schau-*

*mig. Dann lassen wir den Schaum einwirken. Anschließend wenden wir uns dem Grillieren zu. Es gibt einen großen Sack mit Schweinerippen. Die Lehrerin sagt mir, ich könne sie würzen. Es stehen verschieden Gewürze zur Verfügung wie Salz, Pfeffer, Rohrzucker und Paprika. Die Gewürze werden im oberen Teil des Pfeffersackes gemischt. Ich ziehe dann schwarze Kunststoffhandschuhe an und reibe das Fleisch mit der Gewürzmischung ein. Nachdem die Mischung aufgebraucht ist, wird nur noch mit Pfeffer eingerieben. Dann kommen noch Rippen zum Vorschein, die noch nicht geschnitten sind. Ich lasse die Gewürze einziehen. Wir bauen anschließend ein Legogebilde von ein bis zwei Quadratmeter Größe, das von oben aussieht wie eine flache Landschaft mit Wiesen, Blumen, Wasser und Wald. Dann können wir das Fleisch grillieren. Das Fleisch wird schließlich auf diese Legoplatte gelegt und wir sitzen darum herum, um zu essen.*

Dieser Traum ist wiederum voller positiver Symbole. Die Schule weist auf eine Atmosphäre des Lernens hin. Die Lehrerin ist eine positive Frauenfigur, die zum Lernen anleitet. Die neue Umgebung deutet auf Alternative zum Bisherigen. In der Steiner-Schule steht nicht die Leistung, sondern das Kreative im Vordergrund. Der quadratische Teppich mit dem Stern in der Mitte, der intensiven roten Farbe und dem Zackenmuster am Rand hat eine Mandalastruktur. Das Mandala ist ein Ausdruck der inneren Ordnung, ein Ausdruck für das Selbst, jener Instanz in uns, die unserem Leben Sinn und Richtung gibt. Dieser Teppich, den man auch als Lebensgewebe deuten könnte, wird einer Reinigung unterzogen. Diese Reinigung ist jedoch ein Prozess, der erst beginnt und autonom weitergeht. Interessant ist auch, dass eine Infrastruktur vorhanden ist und das Wasser der Reinigung ablaufen kann. Das Zubereiten von Nahrung ist ein Umwandlungsprozess, bei dem ein Nahrungsmittel genussfähig gemacht wird. Hier ist Fleisch am Knochen. Das heißt, es geht um etwas. Herr P. ist dabei, sich eine neue Lebenseinstellung zu erarbeiten, sich nicht mehr von kollektiven Vorstellungen von unmenschlichen Leistungsforderungen tyrannisieren zu lassen. Die Lehrerin fordert ihn auf, das Fleisch nach *seinem* Geschmack zu würzen, also sich das, was er braucht für sein Leben nach seinem Geschmack zu gestalten. Ähnlich wie oben beim Teppich lässt auch hier der Träumer das gewürzte Fleisch ziehen. Es geht darum, geduldig zu warten. Dann baut die Gruppe eine Legoplatte, auf welche das gegrillte Fleisch gelegt wird und um die sich die Gruppe zum Essen versammelt. Das Bauen der Legoplatte weist auch auf eine spielerisch-kreative Seite hin. Das Essen in Gemeinschaft hat etwas Verbindendes, auch dem Leben Zugewandtes. Dieses Thema beschäftig Herrn P. intensiv. Es ist schon im Traum mit dem Abt aufgetaucht, wo dieser zum geselligen Beisammensein und zur Freude einlädt.

Am 18.04.2024 berichtete Herr P. über einen Traum, den er unmittelbar nach der Besprechung des letzten Traumes hatte:
*Ich bin mit einer Frau zu Fuß unterwegs, den Berg hinunter Richtung Schwimmbad. Ich habe den Eindruck, es ist eine christliche Frau. Wir stellen fest, dass wir den gleichen Weg haben. Unten ist eine Hafenanlage. Es hat viele Häuser, obwohl dort nur ein Haus sein sollte. Die Frau sagt, dass sie eine Zeitung herausgibt mit dem Motto: Die Menschlichkeit muss geopfert werden. Ich werde geschüttelt. Dann trennen sich unsere Wege und sie sagt: Man kann nicht nur auf die Seele hören. In Gedanken darüber erwache ich.*

Der Traum beschäftigt Herrn P. über mehrere Wochen. Der Therapeut vermutet, dass der Traum ein Hinweis darauf ist, dass Herr P. seinen eigenen Weg, der im Gegensatz zum Befolgen der kollektiven Leistungsnormen steht, mit einer ähnlichen Unerbittlichkeit verfolgt, wie er vor dem Infarkt gearbeitet hat. Möglicherweise verfolgt er eine zu rigorose Menschlichkeit, die keine Fehler zulässt, die geopfert werden muss. Der zweite Satz der Frau, man könne nicht nur auf die Seele hören, könnte darauf hinweisen, dass die Stimme der Seele oder die Stimme Gottes immer einer Überprüfung durch unsere bewusste Wahrnehmung bedarf. Diese Aspekte werden mit Herrn P. besprochen.

Im Mai 2024 spricht ihn seine Schwester darauf an, dass er sich stark zurückzieht und viel allein ist. Er ist sich bewusst, dass sein Leben nicht optimal ist. Er sieht aber aktuell keine Möglichkeit, etwas in seinem Verhalten zu ändern. Es ist ihm alles zu viel. Er fragt sich, ob er alles etwas gemächlicher angehen könnte. Der Sohn hat sich für eine Berufslehre entschieden.

Am 25.05.2024 berichtet Herr P. über folgenden Traum:
*Ich bin mit mehreren Leuten in einem alten Haus. Wir haben gute Beziehungen. Ich verabschiede mich von jemandem, mit dem ich es gut habe, weil ich zur Arbeit muss. Wie ich gehen will, merke ich, dass mein Portemonnaie fehlt. Ich durchsuche diesen Bekannten und finde das Portemonnaie. Ich werde so wütend, dass ich ihn schlage. Ich werde dann von jüngeren Frauen verfolgt. Sie können mir das Portemonnaie wieder abnehmen, aber ich kann es wieder zurückgewinnen. Ich versuche anschließend, mit der Straßenbahn zu entkommen, werde dort aber wieder bestohlen. Ich kann das Portemonnaie erneut zurückgewinnen. Ich gehe dann zu Fuß zum Hauptbahnhof. Auf dem Weg dorthin umringen mich Frauen und schreien, ich sei ein Dieb. Der Aufruhr wird immer größer und ich erwache.*

Im Traum wird eine Enttäuschungssituation beschrieben. Möglicherweise spielt dabei eine Rolle, dass Herr P. sowohl anderen gegenüber, aber v.a. auch sich selbst gegenüber, hohe Erwartungen hat, die fast zwangsläufig zu einer Enttäuschung führen. Damit werden Herrn P. auch Energien entzogen, was mit dem Bild des gestohlenen Portemonnaies dargestellt wird. Die Wüstenväter, frühchristliche Eremiten in der Wüste Ägyptens, die ihren eigenen Weg zu sich selbst und zu Gott finden wollten, und in der Einsamkeit lebten wie Herr P., wurden von der *Acedia* heimgesucht, einem Zustand der Traurigkeit, Mattigkeit und Verzagtheit. Im Mittelalter wurde diese Acedia zu den Todsünden gezählt.

Nach einem Besuch bei einem Arzt im Mai 2024 wegen eines hartnäckigen Hustens wundert sich dieser, dass Herr P. so lange nach seinem Herzinfarkt dermaßen starke psychische Symptome hat. Der Arzt hat keine Ahnung, dass ein Herzinfarkt eine PTSD zur Folge haben kann. In der folgenden Nacht hat Herr P. ausgeprägte Flashbacks.

Am 30.05.2024 berichtet Herr P. von einem Traum, den er in ähnlicher Weise schon mehrmals hatte:
*Ich bin mit M, einem Mann, den ich von der Primarschule kenne, mit dem Rad unterwegs. Der Weg geht steil hinauf auf einen Hügel in der Umgebung. Es ist Winter. Ich sage zu M: Wir müssen weiter hinauf. M zweifelt, ob das geht. Es geht dann wieder steil hinunter zu einer Stadtmauer. Dann geht der Weg wieder steil hinauf, sodass man sogar mit Elektroantrieb absteigen muss. Herr P. erzählt seinem Begleiter: Wenn man diesen Berg schafft, schafft man jeden Berg. Der Weg wird immer schwieriger, sodass sie die Räder tragen müssen. Der Weg geht auch durch Höhlen. Herr P. ist den Weg schon mehrmals gegangen. Vom Gipfel geht eine Passstraße Richtung Tessin. Es wird sehr schwierig, den Heimweg zu finden. Der Weg geht durch Luzern. Nach einem Irrweg komme ich mit einem Paar ins Gespräch. Mein Begleiter kommt auch dazu. Ich stelle mich auf seine Kosten gut mit dem Paar. Ich rege mich darüber auf, dass ich mich über meinen Begleiter stellen will und erwache.*

In diesem Traum geht es wiederum um Leistung nach dem Motto: mit einer außerordentlichen Leistung ist alles möglich. Seinen Begleiter im Traum schildert er als ängstlichen Mitläufer, der diesen Weg nicht gehen würde. Dieser Begleiter ist eine Schattenseite von Herrn P., mit der er Mühe hat. Er sieht sich selbst als jemanden, der nicht zum Mainstream gehört. Durch seine Leistungsbereitschaft geht er aber über sich selbst hinweg und gefährdet sich dadurch. Es wäre für Herrn P. hilfreich, wenn er sich dieses Schattens bewusst würde, und dieser als Korrektiv wirken könnte. Am Schluss des Traumes wird dieser Bewusstseinsprozess angedeutet, als Herr P. realisiert, dass er sich ungerechtfertigterweise über M stellt, um sich bei dem Paar beliebt zu machen. In der Besprechung wird Herr P.

auf diesen Aspekt hingewiesen. Im Laufe dieses Gespräches kommt er auf eine interessante Erkenntnis. Der Abt des Klosters, wo er regelmäßig hingeht, erzählte, dass er zum Arzt musste. Da realisierte er, dass auch der Abt mit Beten allein nicht durchkommt. Manchmal sind ganz pragmatische Dinge hilfreich. Er meint, vielleicht habe er falsche Vorstellungen, was von seinen spirituellen Bemühungen zu erwarten sei. Möglicherweise ist seine Seele noch zu traumatisiert, um mit ihr in einen Dialog zu kommen und es braucht einfach noch mehr Traumaarbeit, womit Herr P. einverstanden ist.

Am 13.06.2024 berichtet Herr P., dass seine Arbeitsträume immer noch regelmäßig da sind. Der Eindruck des Therapeuten ist, dass bei Herrn P. auf der inneren Bühne zwei Ebenen vorhanden sind. Eine Ebene mit Träumen und Imaginationen, in denen eine innere Dynamik im Sinne einer positiven Entwicklung sichtbar wird. Daneben gibt es eine Ebene mit den Träumen von Ungenügen bei der Arbeit bis hin zu schlimmen Albträumen und persistierenden Intrusionen im Zusammenhang mit dem Trauma des Infarktes. Als Ursache dafür sieht der Therapeut zwei Aspekte. Da ist einerseits die Traumatisierung durch die traumatische Reanimation und anderseits der harte Umgang mit sich selbst im Sinne von hohen oder zu hohen Leistungsanforderungen an sich selbst. Diese beiden Aspekte gilt es, therapeutisch im Auge zu behalten.

Am 13.06.2024 erzählt Herr P. einen weiteren Traum:
*Wir sind in einer Stadt. Mein Bruder ist dabei und ein paar andere Leute. Wir besorgen uns zu essen. Nach dem Essen habe ich das Gefühl, es ist Zeit zu gehen. Ich begebe mich zu dem Restaurant, wo ich die andern vermute, eine alte Quartierbeiz. Es riecht nach Rauch, obwohl man schon lange nicht mehr rauchen darf. Es erinnert mich an die Zeiten, als ich in Basel gearbeitet habe. Ich sage zum Bruder, er soll das Auto holen. Ich gehe ebenfalls weg, weiß aber nicht warum. Ich treffe dann meinen Bruder wieder. Wir gehen anschließend zu einem Bach, der teilweise wie eine Rutschi ist, teilweise breiter und schmaler. Ich schwimme oder rutsche den Bach hinunter. Dann kommt ein Stauwehr, wo Strom gemacht wird. Auf der Oberfläche liegen Bretter, die ich beiseite räume und aufstaple. Nun kommt ein steiler Abschnitt, der von Brettern bedeckt ist. Ich will nicht hinunterrutschen, da ungewiß ist, was darunter ist. Mein Bruder hilft mir, aus dem Bach zu steigen. Dann kommt ein Wasserfall. Dort halten sich vier oder fünf Leute auf, von denen ich zwei von früher kenne. Unsere Eltern waren befreundet und unsere Familien verbrachten zusammen Skiferien. Durch diese Kinder gab es damals Mobbing gegen mich. Ich gehe allein weiter. Diese Leute und meinen Bruder sehe ich nicht mehr. Ich bewege mich wieder im Wasser. Das Wasser ist warm. Ich habe wasserabweisende Kleider an.*

Auch diesen Traum hat Herr P. in ähnlicher Form schon mehrmals geträumt. Der Traum hebt sich von den Arbeitsträumen ab. Herr P. ist im Traum gewissermaßen im Fluss. Bei Hindernissen findet er eine Lösung oder sein Bruder hilft ihm. Auch seine Peiniger von früher lässt er stehen. Am Schluss des Traumes ist er aber allein. Er befindet sich im warmen Wasser, jedoch mit wasserabweisender Kleidung. Dieses Schlussbild im Traum deutet auf eine Isolation hin und eine widersprüchliche Situation. Er ist im warmen Wasser, aber er soll nicht nass werden. Bei der Besprechung des Traumes erwähnt Herr P., dass er sich seinen Peinigern gegenüber überlegen fühlt. Dieses sich Überlegenfühlen deutet der Therapeut als Schutz gegen die Verletzungen. Gleichzeitig isoliert sich Herr P. aber damit von seinen Gefühlen. Man kann das Fell nicht waschen, ohne es nass zu machen. Die Traumaarbeit geht weiter.

Am 18.07.2024 berichtet Herr P., dass er mit seinem Sohn eine Woche Ferien verbracht hat. Die Ferien begannen mit einer Reihe von Schwierigkeiten. Die beiden kamen aber doch an in ihrem Hotelzimmer. Er berichtet auch von Konflikten mit dem Sohn. Herr P. ärgert sich über die naiven Fragen des Sohnes und dass er sagt, er habe Dinge erledigt, die er gar nicht erledigt hat. Der Therapeut stellt die Frage, ob Herr P. da nicht zu hart ist mit seinem pubertierenden Sohn, der dabei ist, in die Welt der Erwachsenen hineinzuwachsen und auch Grenzen auszuloten.

Am ersten gemeinsamen Ferientag mit dem Sohn hatte Herr P. folgenden Traum: *Ich arbeite auf einem Schiff. Nach dem Feierabend gehe ich am Rhein entlang. Es ist spät am Abend. Es sind Leute dort, die mir unheimlich vorkommen. Diese Leute leben andern zu leid. Sie halten mich fest und lachen mich aus. Sie drücken in meinem Gesicht Zigaretten aus und foltern mich. Sie verschleppen und quälen mich, um meinen Geist zu brechen. Es geht mir schlecht. Ich werde zu einer Frauengruppe gebracht. Es sind die Frauen der Quälgeister. Sie päppeln mich wieder auf. Ich werde dann angebunden. Ich werde zum Ausbildungsobjekt für deren Kinder. Diese sollen lernen, ohne schlechtes Gewissen jemanden zu quälen. Ein drei- bis fünfjähriges Mädchen kommt zu mir, dem gesagt wurde, es solle mich schlagen. Das Mädchen zögert damit. Ich spreche das Mädchen an. Ich erkläre ihm, dass ich nicht böse bin, es müsse keine Angst haben. Die Frauen reden aber weiter auf das Mädchen ein. Als ich das Ganze nicht mehr abwenden kann, hole ich mich aus dem Traum zurück, da ich mich in einem Wachtraum befinde.*

Der Traum zeigt auf erschreckende Weise das Ausgeliefertsein von Herrn P. an sadistische innere Anteile. Die älteren Männer und Frauen sind unzugänglich, aber mit dem Mädchen kommt er ins Gespräch und kann sich erklären. Die Macht der Eltern über das Mädchen scheint aber noch zu stark zu sein. In der Gestalt des Mädchens beginnt sich etwas zu entwickeln, das ein Umgang mit dieser destruktiven Seite in ihm ermöglichen könnte. Der Therapeut sieht zwei Möglichkeiten, wie therapeutisch weiter verfahren werden könnte. Einerseits den Traum in einer IRRT-Sitzung bearbeiten oder mit Infarktverarbeitung weiterfahren. Herr P. entscheidet sich für eine weitere IRRT- Sitzung zur Infarktverarbeitung.

**Fachkommentar**

Dieser Therapieverlauf über zehn Jahre zeigt eindrücklich, wie Herr P. Schritt für Schritt einen Weg findet, seine schwere Traumatisierung im Zusammenhang mit dem Herzinfarkt zu verarbeiten. Dabei zeigt sich, dass es hier nicht nur um die Bewältigung der PTSD geht. Gleichzeitig geht es auch darum, die Prägungen, die aus der Biografie von Herrn P. ersichtlich sind, zu bearbeiten. Wichtige Aspekte sind dabei das Unverständnis seiner Legasthenie gegenüber in der Kindheit, das ihn isolierte und die Gewalterfahrung und die Drohungen durch den Vater, in ein Heim zu kommen, wenn er sich nicht anpasst. Herr P. musste auf diese Weise früh lernen, über sich selbst hinwegzugehen und durch Anpassung und Leistung Anerkennung zu finden. Mit diesem „Rüstzeug" war er prädestiniert, am Arbeitsplatz so ausgenützt zu werden, bis es schließlich zur Zäsur kam mit dem Herzinfarkt. Der bisherige Verlauf zeigt aber, dass Herr P. große innere Ressourcen hat. Auf der inneren Bühne zeigt sich das in Form von eindrücklichen Imaginationen und Träumen. Auch muss die Fähigkeit von Herrn P. erwähnt werden, großes Leiden auszuhalten: Schmerzen, (Todes-)Ängste, Suizidgedanken, Ungewissheit, Unverständnis, Verletzungen, etc. Ein anderer interessanter Aspekt in der Entwicklung von Herrn P. ist sein zunehmender spiritueller Bezug. Dieser hat sich v. a. aus seiner Beschäftigung mit dem Tod ergeben. Dabei haben ihn in seinen Imaginationen die inneren Bilder Schritt für Schritt zur Einsicht geführt, dass seine Seele auch außerhalb des Körpers existiert, auch nach dem Tod. In diesem Zusammenhang sind ihm die regelmäßigen Gottesdienstbesuche in einer nahegelegenen Wallfahrtskirche zu einer wichtigen Kraftquelle geworden.

Auch auf der äußeren Bühne hat Herr P. einen beachtlichen Weg zurückgelegt. Er hat lernen müssen, mit den belastenden Symptomen der PTSD zu leben und zu akzeptieren, dass er nicht mehr arbeiten kann. Damit ist ein zentraler Aspekt seiner Identität weggebrochen. In diesem Zusammenhang spielt das Ringen um die Anerkennung seiner psychischen Beeinträchtigung durch die Invalidenversicherung eine wichtige Rolle, was seinem Leben neben der gesellschaftlichen Anerkennung seines schweren Schicksals auch eine finanzielle Grundlage gegeben hat. Er begann auch zu realisieren, dass ihm die Beziehung zu seiner Frau nicht gut tut, und er hat sich von ihr getrennt. Er hat es auch verstanden, trotz aller Schwierigkeiten eine gute Beziehung zu seinem Sohn zu gestalten. Er hat es auch geschafft, die unbefriedigende Wohnsituation nach der Scheidung zu verändern und trotz knapper Ressourcen ein Haus zu erwerben, wo er von umweltbedingten Einflüssen ungestört leben kann.

Trotz dieser beachtlichen Entwicklung, die überhaupt nicht selbstverständlich ist, ist die therapeutische Arbeit, wie weiter oben angedeutet, noch nicht beendet. Herr P. leidet immer noch unter den Symptomen der PTSD, die seine Lebensqualität stark beeinträchtigen.

Wir haben dieses Beispiel eines Therapieverlaufes ausführlich dargestellt, um aufzuzeigen, welche Stationen ein Heilungsverlauf nehmen kann, und wie das Ergebnis durch viele Faktoren geprägt wird.

## 4.5 Stabilisierungstechniken und Notfallkoffer

Menschen mit Traumafolgestörungen sind emotional stark belastet, halten wenig aus und sind häufig am Ende ihrer Kräfte. In der professionellen Begleitung werden ihnen „Werkzeuge" im Sinne von Stabilisierungstechniken zur Verfügung gestellt. Generell gilt auch die Förderung der Achtsamkeit und Selbstwahrnehmung im Hinblick auf Dinge und Verhaltensweisen, die „guttun" und zu einer Linderung von Beschwerden beitragen (Faulstich, 2006).

**Kasten 4.2:** Psychoedukation

Psychoedukation ist die Unterweisung über Zusammenhänge und Funktionsabläufe nach traumatischen Lebenserfahrungen inkl. den Auswirkungen auf die Selbstorganisation.

In der therapeutischen Aufarbeitung werden wegen der vegetativen Begleitreaktionen Stabilisierungstechniken eingesetzt (Tschan, 2019). An zahlreichen Tagungen weltweit werden Erfahrungen und Vorgehensweisen dazu ausgetauscht – eines der jüngsten Beispiele ist die „*Conference Internationale: L'Art et ses Bénéfices en Santé Mentale et en Psychiatrie*", die vom 19. bis 20. September 2024 in Paris stattfand.

**Kasten 4.3:** Stabilisierungstechniken

**Stabilisierungstechniken**: Therapeutische Intervention bei Traumafolgestörungen, die der Bewältigung belastender Ereignisse und ihrer Folgen dienen. Diese Techniken können auch als Selbsthilfemethoden eingesetzt werden und bilden Teil eines allgemeinen Selbstmanagements (Tschan, 2024).

- Verbale Methoden (zuhören!)
- Aktivitäten (Skills, Tagebuch, Musik machen oder hören, Singen, Malen, etc.)
- Körperliche Methoden (Yoga, Bewegung, Tanz, Tai Chi, etc.)
- Impulskontrolle (Übungen zum Unterbrechen von Handlungsketten)
- Imaginationstechniken (Screentechnik)
- Spiritualität (Sinnfindung im Leben)
- Notfallkoffer (Stabilisierungstechniken zur autonomen Anwendung für Betroffene)

Die wichtigste Bedingung für einen gelingenden Heilungsprozess ist die Bereitschaft von Fachleuten, den Betroffenen zuzuhören. Lange waren sich die Fachleute, zumindest in Europa, nicht schlüssig, wie sie bei Traumafolgestörungen vorgehen sollen (Schauer, 2024). Viele fürchteten wohl, dass sie einen Vulkanausbruch verursachen könnten, wie dies Naoko Miyaji in Kapitel 4.2 beschreibt. Die Angst, von den Gefühlen übermannt zu werden, kennen ja auch die Traumaüberlebenden – diese Angst, sie könnten diese Katastrophe nie bewältigen. Dabei machen sie einen Denkfehler: Sie haben ja die Katastrophe bis jetzt überlebt. Sie leiden zwar bis heute unter oft schrecklichen Symptomen, Albträumen und immer wieder auftauchenden Flashbacks, verbunden mit vegetativen Begleitreaktionen wie Herzrasen, Blutdruckschwankungen, Schweißausbrüchen und allerlei funktionalen Beeinträchtigungen. Aber sie haben das Ganze überlebt.

**Kasten 4.4:** Notfallkoffer

Er wird gemeinsam im Laufe des therapeutischen Prozesses erarbeitet:

- Sicherer Ort (imaginierter Raum, den sich Betroffene ausdenken)
- Gedanken-Stopp Techniken
- Tresor (hier können belastende Dinge „entsorgt“ werden)
- Affektregulationstechniken (zur Selbststabilisierung)
- Mäppchen mit allen relevanten medizinischen Unterlagen
- Wichtige Telefonnummern, zudem im Handy speichern.

Der Notfallkoffer dient dazu, bei Bedarf Stabilisierungstechniken autonom anwenden und einsetzen können. Allenfalls können auch Medikamente Teil des Notfallkoffers sein – in erster Linie Beruhigungsmittel und Schlafmittel. Ihr Einsatz wird im Rahmen der Psychoedukation ausführlich thematisiert.

Die aktuellen Leitlinien zur Behandlung von Traumafolgestörungen der Deutschsprachigen Gesellschaft für Psychotraumatologie (DeGPT) sagen: „Bei der Posttraumatischen Belastungsstörung ist die Behandlung erster Wahl die traumafokussierte Psychotherapie, bei der der Schwerpunkt auf der Verarbeitung der Erinnerungen an das traumatische Ereignis und seiner Bedeutung liegt“. Weiter heißt es: „Eine Psychopharmakotherapie soll weder als alleinige noch als primäre Therapie der Posttraumatischen Belastungsstörung eingesetzt werden“ (Schäfer et al., 2019). Der Einsatz von Medikamenten bei Traumafolgestörungen wird bei Tschan (2019) diskutiert.

## 4.6 Schutzkonzepte: Gewaltprävention

Jahrelang schwiegen Fachleute und Gesellschaft angesichts schreienden Unrechts: „Wegschauen ist auch eine Handlung“, so die Schweizer Bundesrätin Simonetta Sommaruga an einem Gedenkanlass in Bern am 11. April 2013 für ehemalige Verdingkinder und Opfer von fürsorgerischen Zwangsmaßnahmen. Und weiter sagte sie: „Denn kein Wort, und möge es gut gewählt sein, kann ungeschehen machen, was geschehen ist“. Schutzkonzepte gegen Gewalt werden im Wissen darum, dass sich solche Ungerechtigkeiten und Übergriffe überall und jederzeit zutragen können, implementiert. Vorausschauend – wenn kein aktueller Handlungsbedarf besteht, und man die Strategie in aller Ruhe planen kann. Man kann diese Vorgehensweise mit der Hochwasser- oder Lawinenprävention vergleichen – Maßnahmen, sollen sie wirksam sein, werden nicht erst umgesetzt, wenn das Wasser meterhoch steht oder der Schnee sich bedrohlich auftürmt.

Zahlreiche Institutionen und Einrichtungen haben in den letzten Jahren Schutzkonzepte implementiert. Nachdem man lange Zeit von Präventionsstrategien gegen Gewalt gesprochen hatte, erfolgt nun durch die Schutzkonzepte eine merkliche Erweiterung. Neben Präventionsbemühungen werden Interventionsmaßnahmen und Nachsorge mitgeplant. Dies trägt der Erkenntnis Rechnung, dass es trotz aller präventiven Vorkehrungen zu Fehlverhalten und Übergriffen kommen kann. Das frühere Narrativ: „Bei uns gibt es so etwas nicht“ gilt nicht mehr, vielmehr gehen die Verantwortlichen heute davon aus, dass jede Einrichtung von Übergriffen betroffen sein kann. Dieser Paradigmawechsel führt zu veränderten Schutzkonzepten und beruht auf einer vorausschauenden Haltung der Verantwortlichen. Schutzkonzepte zu implementieren ist wesentlich kostengünstiger als Krisenbewältigung.

**Kasten 4.5:** Schutzkonzepte

Seit rund 20 Jahren werden Schutzkonzepte gegen Gewalt und Machtmissbrauch in Institutionen und Organisationen umgesetzt. Sie beruhen auf drei Pfeilern: Prävention, Intervention und Nachsorge, die auf einem stringenten Zusammenspiel aus Risikoanalyse, strukturellen Maßnahmen, Vereinbarungen und Kommunikation sowie Haltung und Kultur einer Organisation beruhen. Schutzkonzepte werden heute in den unterschiedlichsten Bereichen implementiert.

Zu einer wirkungsvollen Gewaltprävention gehört die Vermittlung von Grundkenntnissen in Kindergarten und Schule. Kinder sollen wissen, was ok ist und was nicht, und an wen sie sich wenden können, wenn ihnen Unrecht widerfährt. Diese Wissensvermittlung hat kinder- und altersgerecht zu erfolgen und kann in größere Lerneinheiten wie etwa „Lebenskunde" integriert sein. Weil sich die Hälfte aller sexualisierten Gewaltdelikte im familiären Bereich ereignen, wäre es naiv, diese Aufgabe dem Elternhaus zu überlassen (Bergmann, 2011).

Weiter sind Melde- und Anlaufstellen nach dem Konzept von „Barnahus" einzurichten (Kinderhäuser/Childhood Häuser). In Deutschland existieren inzwischen etwa zehn derartige Zentren, europaweit haben etwa 20 Länder das Konzept umgesetzt, oder sind im Begriff, entsprechende Angebote einzurichten (Tschan, 2024). Neben einer kinderfreundlichen und sicheren Umgebung arbeiten multidisziplinäre Teams unter einem Dach – beim ersten Kontakt findet eine forensische und gerichtliche Evaluation statt, das Interview wird auf Video festgehalten und die übrigen Fachleute verfolgen das Gespräch hinter Einwegspiegeln. Damit muss ein betroffenes Kind nicht immer wieder die gleichen Dinge wiederholen. Medizinische, psychologische und sozialtherapeutische Hilfe kann sich je nach Bedarf anschließen, auch dies am selben Ort. Damit wird eine integrierte und disziplinenübergreifende Vorgehensweise angeboten, welche die bestmögliche Betreuung von Betroffenen anstrebt.

Und schließlich sind die Schutzkonzepte im Hinblick auf ihre Wirksamkeit zu evaluieren – erfüllen sie die in sie gesetzten Erwartungen; wo sind Verbesserungen erforderlich? Welche Lehren müssen aus den bisherigen Erfahrungen gezogen werden?

Jede Helferkette ist so stark, wie ihr schwächstes Glied. Die professionelle Vernetzung und Entwicklung einer gemeinsamen Vorgehensweise ist dabei zentral. Bisherige Interventionsmodelle und Konzepte sind zu überdenken. Diese Fakten erfordern politische Entscheidungen und die Bereitstellung der erforderlichen Mittel.

Ohne grundlegende Reformen der bestehenden Strukturen wird es weitergehen wie bisher – der Täterschutz für die Verursacher von man-made Trauma muss endlich ein Ende finden. Die Verantwortlichen müssen für ihr Tun zur Verantwortung gezogen werden – dass dies nicht schon längst erfolgt ist, hängt nicht zuletzt mit einem institutionellen Narzissmus zusammen. Wenn man daran denkt, dass heute höchstens ein bis drei Prozent aller Sexualdelinquenten verurteilt wird, kann man eigentlich nicht mehr von einem Rechtsstaat sprechen, ohne rot zu werden. Niemand möchte im Grunde zulassen, dass angesehene Einrichtungen und Institutionen in Verruf geraten – lieber schickt man Betroffene auf den Weg von endlosen Verfahren. Die Erfahrung zeigt: Je länger man die Betroffenen hinhält, desto mehr werden ihre Kräfte erlahmen – und irgendwann geben sie dann schon auf. Wer profitiert eigentlich von der heutigen Situation? Wir als Gesellschaft können uns die schmerzliche Seite von Gewalt vom Halse halten; Täter*innen profitieren sowieso, wenn sie nicht behelligt werden und schließlich die Versicherungsindustrie, der nur unwesentliche Kosten erwachsen. Wir müssten auch als Steuerzahler tiefer in die Tasche greifen, wenn Gewaltschutzmaßnahmen wirkungsvoll umgesetzt werden – neustes Beispiel in der Schweiz: Kostenübernahme forensischer Untersuchungen und rechtsmedizinische Hilfen für Gewaltbetroffene (Teilrevision des Opferhilfegesetzes).

## 4.7 Die Situation in Afrika

Die aktuelle Situation in Afrika mit besonderem Fokus auf Konflikte, Postkonflikte und Zwangsmigration zeigt, wie wichtig Schutzkonzepte und Gewaltprävention für die afrikanische Bevölkerung in einigen Ländern dort ist. Traumafolgestörungen bei der afrikanischen Bevölkerung sind in erster Linie die Folgen von bewaffneten Konflikten, Bürgerkrieg und Migration gewesen – und sind es heute noch!

### Gewalt und Konflikte in der Afrikanischen Union

Afrika ist nach Asien der flächenmäßig zweitgrößte Erdteil. Rund 1.4 Mia. Menschen leben in Afrika. Infolge einer ausgeprägten Urbanisierung wohnen zunehmend mehr Menschen in Städten – inzwischen zählen Kairo, Lagos, Kinshasa, Johannesburg, Luanda und Alexandria zu den weltgrößten Ballungsräumen. Lange waren die afrikanischen Staaten durch Armut, Hungersnöte, hohe Kindersterblichkeit und Gesundheitsprobleme geprägt, was sich in den vergangenen Jahrzehnten nun deutlich verändert hat. Afrika ist jedoch auf der anderen Seite der am stärksten mit HIV/AIDS betroffene Kontinent. Die durchschnittliche Lebenserwartung der Bevölkerung liegt momentan bei rund 62 Jahren für Frauen und bei 58.6 Jahren für Männer, Tendenz steigend.

Die Folgen der Kolonisation sind bis in die heutige Zeit zu spüren. Korruption und Terrorherrschaft sind weit verbreitet, was zur Abschöpfung natürlicher Ressourcen durch internationale Konzerne beiträgt. Der Literaturnobelpreisträger Wole Soyinka geißelte mit eindrücklichen Worten die autoritären und diktatorischen Regime in Afrika und die Folgen für die ansässige Bevölkerung. In seinem Buch „The Burden of Memory, the Muse of Forgiveness“ setzte er sich intensiv mit der Vergangenheitsbewältigung auseinander (Soyinka, 1999). „Kein Friede ohne Gerechtigkeit“, so der Kommentar in einem Zeitungsartikel über sein Werk. „Die oft kühn gebauten Hängebrücken über Abgründe von Trauma, Misstrauen und Hass werden ... getragen von einer Versöhnungsbereitschaft ... – doch werden diese Brücken letztlich ... den Gesetzen der Materie gehorchen müssen.“ (Soyinka, 2001; Neue Züricher Zeitung, 2001).

Afrika zählt 55 Nationalstaaten, die sich in der „Afrikanischen Union“ zusammengeschlossen haben. Amnesty International hat darauf aufmerksam gemacht, dass Gewalt durch staatliche und nichtstaatliche Akteure immer wieder zu Tötungen, Folterungen, sexualisierter Gewalt und Massenvertreibungen führt. Diese völkerrechtlichen Verbrechen werden kaum geahndet. Viele afrikanische Länder schränken das Recht auf freie Meinungsäußerung stark ein und gehen gegen Medienschaffende vor.

## 4.8 Wir brauchen Schutzengel

Dieses Kapitel untersucht, wie Menschen Halt und Sicherheit im Leben finden können und was ihnen in der Bewältigung von Unheil helfen kann. Wir sprechen vom *mindset*: Welche Einstellungen und Glaubensüberzeugungen helfen Menschen Halt und Sicherheit zu finden? Dabei spielt die Aufrechterhaltung des inneren Gleichgewichtes im Sinne der Homöostase eine zentrale Rolle. Vorstellungen und Glaubensüberzeugungen können dabei so wirkmächtig wie konkrete Erfahrungen sein.

Schon in den alten Kulturen der Ägypter oder der Babylonier waren diverse Schutzgötter gegen alle denkbaren Schicksalsschläge bekannt. Die englische Bildhauerin Emily Young hat eine Skulptur des Erzengels Michael geschaffen, die im Garten der Kirche von St. Pancras in London steht und mit der Inschrift versehen ist: „*In memory of the victims of the 7th July 2005 bombings and all victims of violence*“ (deutsch: Im Gedenken an die Opfer der Bombenanschläge vom 7. Juli 2005 und für alle Opfer von Gewalt). Selbstmordattentäter hatten während der morgendlichen Hauptverkehrszeit in London eine Serie von Bombenanschlägen verübt. Insgesamt wurden dabei 56 Menschen (inkl. der vier Selbstmordattentäter) getötet und über 700 verletzt. Betroffen waren drei U-Bahn-Züge und ein Doppeldeckerbus. Eine unserer Kolleginnen überlebte die Explosion und war unter den Helfern der ersten Stunde. Mit dieser Skulptur wird eine zusätzliche Dimension solcher Bilder und Darstellung ersichtlich: die Erinnerungskultur. Die Bewältigung traumatischer Ereignisse hat eine zentrale Bedeutung für die Verarbeitung traumatischer Erfahrungen.

Der Erzengel Michael oder Mika'il verkörpert im Judentum, im Islam, im Christentum und bei den Baha'i den CEO der himmlischen Scharen und der Schutzengel. Wir alle brauchen solche Schutzengel – himmlische und irdische. Die Menschheit sah sich seit ihren Anfängen stets von Gefahren bedroht, gegen die man sich zu schützen versuchte. Heute sprechen wir von Schutzkonzepten und meinen damit nachhaltige Präventions- und Interventionsstrategien gegen Gewalt, Unfälle, Verbrechen, Krieg und Naturkatstrophen. Im Gegensatz zu diesen äußerlich sichtbaren Ereignissen stellt die Vernachlässigung in der Kindheit eine der schlimmsten Form der Traumatisierung dar – von außen nicht erkennbar, im öffentlichen Diskurs kaum wahrgenommen und damit in den Auswirkungen umso dramatischer.

Auch im Japanischen kennt man unter dem Begriff „Shugo Tenshi“ den Schutzengel, dargestellt in **Abbildung 4–5**. Der Träger der traumatischen Erfahrungen ist das traumatisierte Ich, welches ein Leben lang in uns wirkt und unser emotionales Befinden mitgestaltet und mit ein Grund ist, dass wir an den Folgen zurückliegender Traumatisierungen leiden.

守護天使

**Abbildung 4-5:** Shugo Tenshi – der japanische Schutzengel (Foto: W. Tschan)

Im vorderen Umschlag seines Buches ist bei Bradshaw (1990) zu lesen:
„We first see the world through the eyes of a little child, and that inner Child remains with us throughout our lives, no matter how outwardly grown-up and powerful we become. If our vulnerable child was hurt or abandoned, shamed or neglected, that child's pain, grief, and anger live on within us". (Übers. des Autors: Wir sehen die Welt zunächst durch die Augen des kleinen Kindes. Dieses Kind bleibt ein Leben lang bei uns, unabhängig davon, wie wir aufwachsen und wie mächtig wir werden. Falls das empfindsame Kind verletzt, allein gelassen, gedemütigt oder vernachlässigt wurde, bleiben Schmerzen, Trauer und Wut in ihm bestehen.)

Das *„Innere Kind"* ist eine Metapher, die durch Bradshaw für therapeutische Interventionen beschrieben wurde, eine Technik, die heutzutage in der IRRT ihre Anwendung findet (Schmucker & Köster, 2019). Die Idee, das Innere Kind in einem therapeutischen Sinne zu nutzen, tauchte erstmals in den 1960er Jahren in den Schriften von Whitney Hugh Missildine auf. Er war damals Psychiater am Ohio State University College of Medicine und suchte nach Möglichkeiten, emotionale Probleme bei seinen Patient*innen anzugehen (Missildine, 1963). Die traditionellen Psychotherapie-Verfahren halfen oft nicht wirklich weiter – und in seinen Arbeiten mit Kindern und ihren erwachsenen Eltern entdeckte Missildine die Bedeutung des Inneren Kindes für den Heilungsprozess. Entscheidend ist bei dieser Vorgehensweise das Vertrauen in die Ressourcen der Betroffenen und deren Selbstheilungskräfte. **Abbildung 4-6** zeigt eine Mondsichel, ein Amulett als Schutz gegen den „Bösen Blick".

Auf den anatolischen Kelims finden sich seit Jahrtausenden drei Hauptmotive: Die Frau als Bewahrerin des Lebens, die Kornähre als Grundlage der Ernährung und das Schutzsymbol gegen Krankheiten und Unglücksfälle (ARTE, 2023).

Symbole wie die Webkunst auf Kelim stellen Zeichen mit vielschichtiger Bedeutung dar, die sich in allen Kulturkreisen finden – dargestellt in **Abbildung 4-7**. Die Kelten kannten schon vor Tausenden von Jahren die Triskele, die den Lebensweg des Menschen von der Geburt bis zum Tod symbolisiert. Warum die Menschen derartige Zeichen und Amulette benutzen, wird nachfolgend erklärt. Eine moderne Version von Schutzsymbolen ist das Liebesschloss. Es steht für eine gelingende und stabile Beziehung. Das Schloss wird am Brückengeländer befestigt und der Schlüssel in den Fluss geworfen, dargestellt in **Abbildung 4-8**.

Der wohl bedeutendste Brückenbauer zum Verständnis zwischen unseren Seelenregungen und der Bedeutung der aufgeführten Symbole ist Carl Gustav Jung (1875–1961). Die Auffassungen von Jung gründen wesentlich auf der Erforschung der Archetypen – universell in allen Menschen bestehende Strukturen der Seele, unabhängig von ihrer individuellen Lebensgeschichte. Durch vergleichende For-

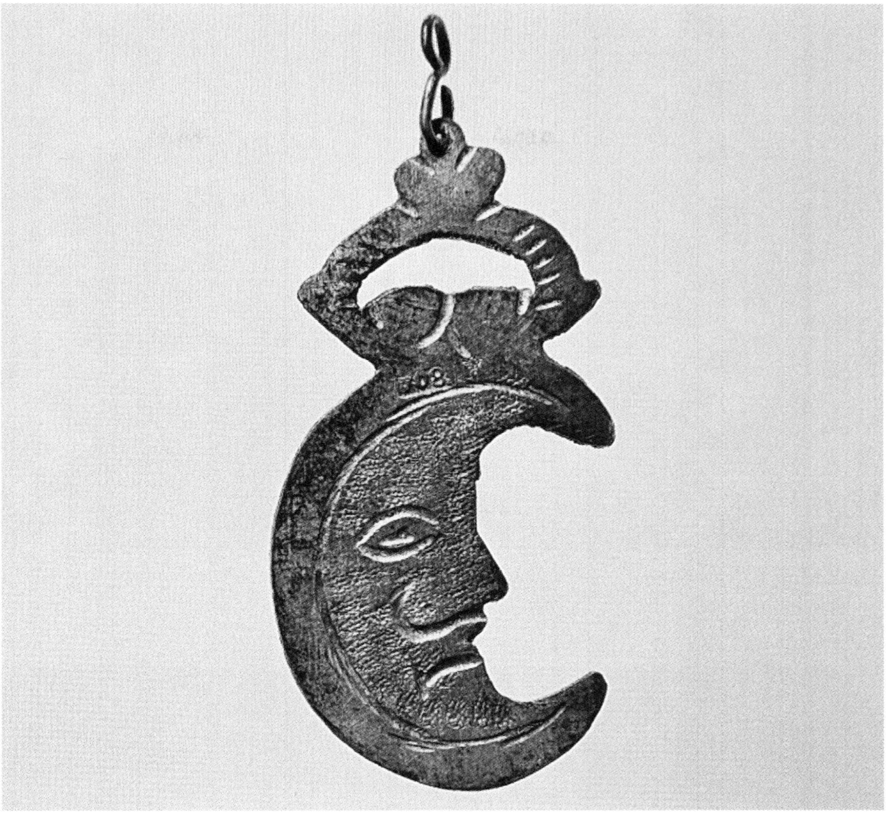

**Abbildung 4-6:** Im Museum der Kulturen in Basel kann man ein Amulett in Form einer Mondsichel gegen den Bösen Blick betrachten – Neapel, ca. 1900, aus Silber gefertigt (Foto: W. Tschan)

schung erkannte Jung die Bedeutung von inneren Bildern und Vorstellungen, die alle von uns haben:

„Tatsache ist, dass gewisse Ideen fast überall und zu allen Zeiten vorkommen und sich sogar spontan von selber bilden können, gänzlich unabhängig von Migration und Tradition. Sie werden nicht vom Individuum gemacht, sondern sie passieren ihm, ja sie drängen sich dem individuellen Bewusstsein geradezu auf" (Jung, 1971).

Die Archetypen zeigen sich beispielsweise in künstlerischen Werken, in Märchen und Mythen sowie in unseren Träumen und Verhaltensweisen. Jung stellte sein Konzept der Archetypen erstmals 1934 in Ascona bei einem Vortrag der Eranos-Gesellschaft vor (Jung, 1935). Jung postulierte ein kollektives, angeborenes

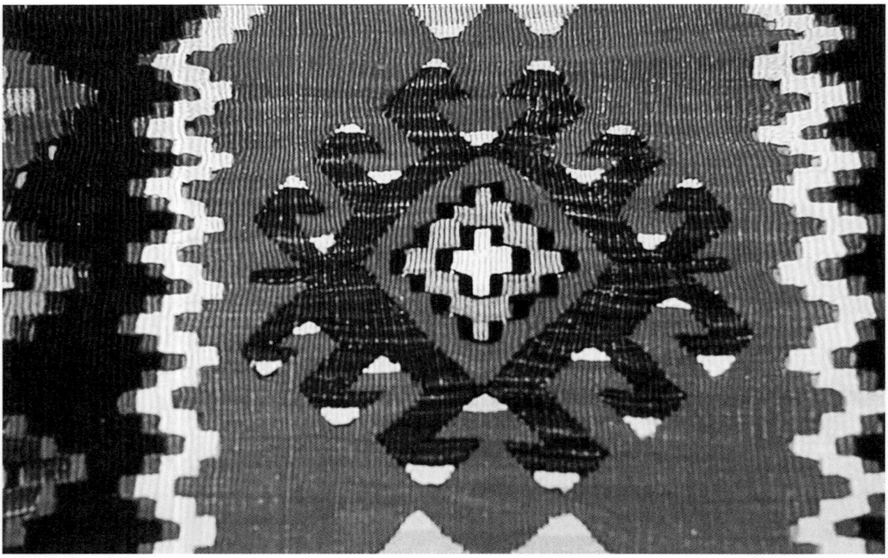

**Abbildung 4-7:** Webkunst: Schutzsymbol gegen Krankheiten und Unglücksfälle (Foto: W. Tschan)

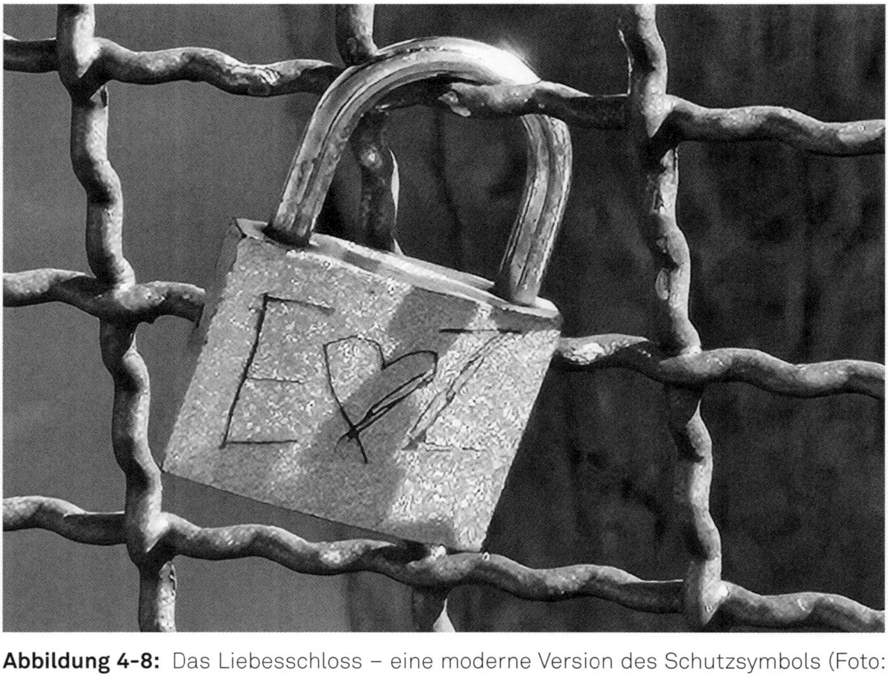

**Abbildung 4-8:** Das Liebesschloss – eine moderne Version des Schutzsymbols (Foto: W. Tschan)

und überpersönliches Unbewusstes, welches sich über die Archetypen als *„représentations collectives“* erschließen lässt. Diese inneren *„Urbilder“* prägen zeitlebens das Denken, Fühlen und Handeln jedes einzelnen Individuums. Wenn es uns gelingt, uns gegenüber diesen „Bildern“ zu öffnen, entfalten sie ihre Wirkung und können zur Heilung beitragen.

**Kasten 4.6:** Schutzsymbole

Menschen suchen Schutz vor Gefahren aller Art. Die dabei zur Anwendung gelangenden Rituale beruhigen einen und mildern die Angst und Ungewissheit vor dem Kommenden und bewahren damit das Innere Gleichgewicht (Homöostase). Schon in den alten Kulturen, beispielsweise der Ägypter oder der Babylonier, waren Schutzgötter bekannt. Psychologisch gesprochen mobilisieren die Menschen damit Selbstheilungskräfte. Der Mensch kann damit dem Gefühl des Alleinseins und des Ausgeliefertseins begegnen und dieses überwinden. Den Kindern wünscht man „Schutzengel“ auf ihrem Weg durchs Leben.
In existenziell bedrohlichen Situationen können Menschen dank archetypischen Bildern, wie sie durch C.G. Jung beschrieben wurden, eine große Hilfe finden. Schutzengel entsprechen solchen archetypischen Vorstellungen.

Ein zentraler Aspekt bei der Aufarbeitung von Traumafolgestörungen ist die Frage: Wie entstehen unsere Empfindungen und die Vorstellung dessen, was uns guttut oder was uns schadet? Im Englischen spricht man vom *mindset*. Eine mögliche Antwort steuert Damasio mit seinen Forschungen über die Homöostase unserer Existenz und die Entwicklung des Bewusstseins bei: Aus evolutionsbiologischen Gründen sind wir stets besorgt, uns im Gleichgewicht zu halten (Damasio, 1999). Neben den lebensnotwendigen Bedingungen und Einflussfaktoren wie Nahrung, Hunger und Durst, Schmerzen, Wärme oder Kälte gehört dazu auch unser Wohlbefinden – wenn Stress überhandnimmt, sind wir nicht mehr im Gleichgewicht. Ist unser vegetatives Nervensystem aufgewühlt, beeinflusst dies unsere Körperwahrnehmung – wir fühlen uns unbehaglich, ja unter Umständen bedroht (Damasio, 2021). Dies wird mit dem Begriff „Neuroception“ verdeutlicht: die Umwelt und die menschliche Innenwelt werden konstant auf Gefahrensignale abgesucht (Porges, 2019). Das wirkt wie ein Frühwarnradar.

Wir können uns auch fragen, wieso uns die Evolution mit „Traumaerinnerung“ und den damit verbundenen Reaktionsmustern ausgestattet hat? Hat es mit Angst zu tun? Angst davor, wieder dasselbe erleben zu müssen? Interessanterweise wurden die Traumafolgestörungen im DSM III zunächst unter den Angststörungen eingeordnet. Wenn wir als Kleinkinder das Gehen erlernen, fallen wir wiederholt hin – das tut weh. Wir lernen, uns zu schützen und gehen an gewissen Stellen vorsichtiger. Vielleicht ist es mit dem Traumagedächtnis analog: Wir meiden inskünftig Gefahren oder wir können bedrohlichen Gefühlen ausweichen. Die traumaassoziierte Dissoziation wirkt dabei als Schutzfaktor, analog das Vermeidungsverhalten als einer der Symptomcluster einer PTSD. Damasio bringt es auf den Punkt: „Gefühle sind Alarmwächter" (Damasio, 2021, S. 92). Wir werden zum Handeln aufgefordert und können so versuchen, wieder ins Gleichgewicht zu kommen – entsprechend dem Model von Window of Tolerance (Tschan, 2019). Wenn das Gefühl besagt, dass alles im grünen Bereich ist, können wir uns hingegen entspannt oder unternehmenslustig einer Tätigkeit widmen.

Wir versuchen stets, uns vor Gefahren und Destabilisierungen zu schützen. Voraussetzung ist, dass uns etwas bewusst ist; nur dann werden wir reagieren. Das Ich resp. die Vorstellung dessen, wer wir sind, ist nach Jung der bewusste Teil des Selbst. Das Ich-Bewusstsein entwickelt sich in Abhängigkeit von Bindungs- und Lebenserfahrungen und ermöglicht damit in der Folge eine Selbstdefinition resp. eine psycho-soziale Identität. Daraus leitet sich Selbstbewusstsein („Wer bin ich?"), Selbstachtung und Selbstwertgefühl („Ich bin OK") sowie Selbstorganisation („Was tue ich?") und Selbstverwirklichung („Wie möchte ich sein, was soll aus mir werden?") ab. Nun wird verständlich, wieso Menschen mit extremen Vernachlässigungen und Gewalterfahrungen in der frühen Kindheit an Dissoziativen Identitätsstörungen leiden, bei denen die Integration in ein kohärentes Ich-Bewusstsein beeinträchtigt wird, und die Betroffenen durch die Dissoziation gleichzeitig vor den schmerzlichen Erinnerungen schützt.

Regelmäßig zeigen Traumabetroffene Symptome, die sich (vermeintlich) schwer einordnen lassen und die nicht unseren gängigen Vorstellungen über das Befinden unserer Mitmenschen entsprechen. Zudem scheuen es viele Betroffene, ihre Beschwerden tatsachengerecht offen zu legen – sie halten gewisse Erfahrungen und Empfindungen vor sich selbst zurück, weil es schmerzlich ist, der Wahrheit der eigenen Gefühle ins Gesicht zu schauen. Zahlreiche Mythen und falsche Vorstellungen kennzeichnen den Umgang mit Traumabetroffenen.

Das Verständnis über seelische Prozesse folgt einer eigenen Logik: „Das Leben lässt sich nicht im Messbecher erfassen, es ist keine Erfahrung und keine Leistung" (Sarr, 2019, S. 19).

Im Verständnis der Traumafolgestörungen wird Spiritualität in einem umfassenden Sinn verstanden. Für viele Menschen stellt die Bindung zu einer religiösen Gemeinschaft eine wichtige Ressource dar. Menschen tragen Amulette, denen sie Schutz vor Krankheiten und schlimmen Ereignissen zuschreiben. Amulette sind in allen Kulturen weltweit, teilweise seit der Steinzeit, bekannt. Teilweise sind die Amulette auch religiösen Ursprungs oder sollen den Träger als Mitglied einer spirituellen Gemeinschaft ausweisen. Auf die Haut gravierte Tattoos können einen ähnlichen Zweck erfüllen. Ziel solcher Maßnahmen ist die Stärkung der eigenen Ressourcen und die Mobilisierung von Selbstheilungskräften – entsprechend dem Konzept „Window of Tolerance" (Optimaler Toleranzbereich) (Tschan, 2024, S. 64). Angesichts bedrohender und destabilisierender Lebenserfahrungen vermitteln solche Vorgehensweisen Halt und Orientierung (Damasio, 2021).

Wir alle brauchen Schutzengel – Eric Clapton schrieb den Song „Holy Mother" an einem seiner vielen Tiefpunkte in seinem Leben, als er realisierte, dass es so nicht mehr weiter gehen konnte. Jahre später hat er den Song zusammen mit Luciano Pavarotti in London aufgeführt. Aus tiefster Verzweiflung tönt es: „*... all I need is a hand to hold*" (... alles was ich brauche, ist eine Hand, die mich hält) – Clapton fleht in seiner Not eine himmlische Instanz um Hilfe an, wie er es in seiner Autobiografie festgehalten hat (Clapton, 2007). Grundlegend ist zu betonen, dass grundsätzlich alle Fachleute die Kompetenz haben, Betroffenen auf diese Weise beizustehen und sie darin zu bestärken, angesichts der existenziellen Bedrohungen entsprechende Wege zu suchen.

Gelingt es einem Menschen, nach schweren belastenden traumatischen Erfahrungen wieder einen Sinn im Leben und einen Bezug zu einem größeren Ganzen zu finden? Auf diesem Weg können Betroffene in der spirituellen Auseinandersetzung Wertschätzung und Hilfe erfahren. Wesentlich bleibt unseres Erachtens, dass professionelle Helfer nach Möglichkeit Betroffene unterstützen. Voraussetzung aufseiten der Helfer sind Offenheit und Bereitschaft.

## 4.9 Fallvignette: Einsamkeit

Eine Patientin beschreibt, welche Folgen emotionale Vernachlässigung in der Kindheit auf das spätere Leben haben kann. Fehlende Liebe und Anerkennung waren ein Grund dafür, dass die Patientin in jungen Jahren sexuelle Gewalt erleiden musste. Sie suchte Halt mit einem Kopfkissen – es war auch eine Form eines Symbols für sie – es gab ihr Schutz.

**Die Essenz der Einsamkeit: „Eigentlich wollte deine Mutter dich gar nicht"**
Mein Name ist Claudia, und vor kurzem war mein 54. Geburtstag. Somit wären wir auch schon gleich beim Thema angelangt. Bei meinem Namen und meiner Geburt. Schon als ganz kleines Kind (ich bin ein Einzelkind) bis ins Erwachsenen-

alter, also bis heute, hatte ich immer Schwierigkeiten mit meinem Namen und diesen anzunehmen. Wer ist Claudia? Was mache ich hier? Wozu bin ich hier? Wo bin ich zuhause?

Im Alter von 27 Jahren, bekam ich dann doch noch eine Halbschwester. Doch das ist eine ganz andere Geschichte.

Nun, natürlich wusste ich mit dem Verstand, dass mein Zuhause bei meinen Eltern ist. Wie ich genannt werde und so weiter. Doch in meinem Herzen wusste ich das nicht. Denn ich hatte immer das Gefühl, nicht dahin zu gehören, nicht willkommen zu sein. Ich konnte mich einfach nicht mit Claudia identifizieren. Auch hatte ich und habe bis heute immer wieder das Gefühl, völlig haltlos durchs Leben zu gehen. Anfangs dachte ich, das ist einfach so, das empfinden alle Menschen so. Doch mit der Zeit merkte ich, dass es nicht normal ist, sich so zu fühlen.

Wenn ich mich zurückerinnere, hatte ich in mir, seit ich denken kann, immer das Gefühl von Haltlosigkeit, Einsamkeit, Heimatlosigkeit. Das Gefühl von Fremdartigkeit, von großem Mangel. Irgendwas fehlte. Aber was? Mein bester Freund und gefühlt einziger Halt als Baby war mein Schnuller. Daran fand ich etwas Halt und Vertrautheit. Denn meine Mutter war nicht im Stande mir dies zu geben. Zumindest nicht so, wie ich es gebraucht hätte. Zu einem Zeitpunkt, als ich dann etwa 2 Jahre alt war, fasste meine Mutter den Entschluss, wahrscheinlich beeinflusst durch andere Personen, mir den Schnuller entwöhnen zu müssen. Weil es angeblich schädlich für mich sei, wenn ich mich zu fest an etwas binde (Diese Erklärung bekam ich, als ich meine Mutter vor Jahren mal darauf ansprach). Die Entwöhnung wurde durchgeführt, indem sie Pfeffer auf den Schnuller rieb. Ich war entsetzt darüber und konnte nicht verstehen, warum mein Freund mich gebissen hat und mich so verraten konnte. Meine ganze Welt lag in Trümmern. Ich glaube, das war damals mein erster Liebeskummer und Verrat, den ich erlebte. Dieses Erlebnis hat sich so tief in mir eingebrannt, dass ich heute noch weiß, wie es sich damals anfühlte. Nun stand ich wieder ohne Freund da. Denn weder von Seite meiner Mutter, aber auch nicht wirklich von meinem Vater, bekam ich den Trost, die Zuwendung. Die Geborgenheit, die Liebe, den Schutz und das Verständnis und noch vieles mehr, was ich so dringend gebraucht hätte. Was jedes einzelne Kind so dringend braucht und v. a. das Recht darauf hat! Aber ich vermute, das war ihnen nicht bewusst.

Danach in der Not hatte ich dann doch noch einen Ersatzfreund für den Schnuller gefunden. Mein kleines Kopfkissen. Diesem Gegenstand erzählte ich all meinen Kummer. Ich weinte immer still hinein und hielt es ganz fest an mich gedrückt. Atmete den Duft ein, den es hatte. Dies gab mir etwas von dem Trost, den ich brauchte, da meine Eltern nicht wirklich präsent in meinem Leben waren. Gefühlt waren sie immer arbeiten. Ich war ein sogenanntes Schlüsselkind. Also, ich hatte ab dem ersten Schuljahr, damals im Alter von etwa sieben Jahren, den Hausschlüssel mit einer Kette um den Hals getragen und war den ganzen Tag auf mich allein gestellt. Ja, ich bekam zu essen, ein warmes Zuhause, Kleidung, Spielsachen. Was man halt so braucht zum Leben. Aber nicht, was man braucht, um auch innerlich zu überleben.

Nun, dieses Kissen besitze ich heute noch. Es liegt immer noch in meinem Bett und ist immer noch, nach so vielen Jahren, mein bester und treuester Freund. Er hat mich mein ganzes Leben begleitet und getröstet. Und auch heute noch, als erwachsene Frau, ist es das, was ich aufsuche, wenn es mir nicht gut geht. Denn diese Heimatlosigkeit, Haltlosigkeit und so weiter ..., hat sich seit damals wie ein roter Faden durch mein ganzes Leben gezogen. Ich konnte bis jetzt nirgends diesen Halt finden. Und mein Selbstwert und Eigenliebe haben extrem darunter gelitten. Ich habe diesen Halt unbewusst überall gesucht, in Partnern, Beziehungen, Freundschaften, ja sogar in Arbeitsstellen. In Form von Anerkennung von Vorgesetzten. Schlussendlich war ich trotz allem allein, einsam und haltlos. Soweit, dass ich mich irgendwann freiwillig für die Einsamkeit entschied. So konnte mich niemand mehr wieder und wieder verletzen.

Diese Geschichte mit meinem Schnuller und dem Kissen ist nur eine von vielen erlebten Anekdoten in meinem Leben.

Erst seit kurzem glaube ich herausgefunden zu haben, warum diese Gefühle von Haltlosigkeit, Heimatlosigkeit und Nichtwissen, wer Claudia wirklich ist, schon so lange permanent präsent sind. Doch bis ich an diesen Punkt gelangen konnte, bin ich einen langen sehr schmerzhaften und steinigen Weg gegangen. Mit sehr vielen Verletzungen, Leiden, immer wieder Scheitern. Unzähligem Grübeln, Hinterfragen. Therapiestunden, Beratungen, an mir hart arbeiten und so weiter und so fort. Die Liste ist ziemlich lang.

Der Schlüssel dazu .... eine Antwort auf eine Frage von mir, welche ich meinem Vater vor kurzem stellte. Aufgrund einer Geschichte, die er mir erzählte, als meine Mutter im Sterben lag. Eigentlich hätte ich heute ein etwa zwei Jahre jüngeres Geschwister, welches meine Mutter aber nicht gewollt hatte und sich für eine Abtreibung entschied. Ich wusste zwar von dieser Geschichte. Gemäß der Version von meiner Mutter sei sie dazu gezwungen worden, abzutreiben. Jetzt hörte und sah ich es von einem ganz anderen Blickwinkel und plötzlich passten endlich alle Puzzleteile zusammen.

Da gab es für mich nur noch diese eine einzige Frage. HAT SIE MICH DENN GEWOLLT? Die Antwort war ein trauriges zaghaftes Kopfschütteln von meinem Vater. Dies war für mich der Moment des Durchbruchs, des Verstehens ... Das hat in Sekunden mein ganzes Inneres erschüttert und gleichzeitig war es die Erlösung. Ich konnte endlich aufhören, die Schuld bei mir zu suchen, alles falsch zu machen. Nichts im Leben hinzubekommen und nirgends ankommen zu können. Egal, was ich für Anstrengungen und Mühen auf mich nahm, um endlich auch mal „normal“ fühlen zu können. Ich wurde von Anfang an NICHT GEWOLLT. Ich war nicht mit Freuden willkommen. Dies habe ich irgendwie immer wahrgenommen, doch konnte ich es für mich nicht einordnen.

Es ist erschreckend, gar grausam, was Liebes- und Akzeptanzentzug bei einem Kind bedeutet und welche lebenslangen katastrophalen Schäden es anrichten kann.

Nun möchte ich betonen, dass ich meiner Mutter deswegen nicht böse bin. Ich bin überzeugt, sie hat mich sicher auf ihre Art und Weise trotzdem irgendwie geliebt. Und sie hatte bestimmt ihre eigenen, vermutlich unbewussten Gründe und Verletzungen, um sich so zu verhalten. Sie durfte vor nun etwas mehr als einem halben Jahr, nach einer langen Demenzerkrankung, friedlich für immer einschlafen. Daher kann ich leider nicht mehr mit ihr darüber sprechen. Ich wünsche für sie von ganzem Herzen, dass sie dort, wo sie jetzt ist, auch Frieden damit schließen kann. Ich für mich bin jetzt auf dem Weg dahin, um Frieden mit dem Geschehenen zu schließen. Denn ich habe sie trotz allem immer von Herzen geliebt. Sie hat mir ja dennoch mein Leben geschenkt!

Ich bin selbst Mutter und weiß, wovon ich spreche. Auch ich habe dadurch unbewusst viele Fehler meiner Tochter gegenüber gemacht, welche ich nun versuche, mit ihr zusammen Stück für Stück aufzuarbeiten. Das haben wir beide verdient.

Auch mit meinem Vater kann ich jetzt Schritt für Schritt vieles aufarbeiten, damit wir beide eines Tages, mit allem, was war, Frieden schließen können. Gemeinsam, aber auch jeder für sich. Vor mir steht noch viel Arbeit. Doch die erste und vielleicht auch die schwierigste Hürde konnte ich nun bezwingen.

Durch diese eine aufrichtige Antwort meines Vaters durfte ich zur vielleicht wichtigsten Erkenntnis meines Lebens gelangen. „An mir ist nichts falsch“. Ich bin unendlich dankbar dafür. Denn dadurch habe ich nun die Chance bekommen, Stück für Stück alles zu verstehen, warum ich so bin, wie ich bin, und alles aufzuarbeiten. Auch die größte und wichtigste Chance, endlich herausfinden zu dürfen, wer Claudia – also ICH – wirklich ist, um den so lang ersehnten Halt endlich in mir selbst finden zu können und diesen mir selbst zu geben. Mich endlich als Claudia zu entdecken, zu erkennen, willkommen zu heißen, lieben zu lernen und als solche anzuerkennen und anzunehmen. Den mir rechtmäßigen Platz in meinem Leben endlich einnehmen zu können.

**Fachlicher Kommentar**

Die Sehnsucht nach Liebe und Anerkennung hat bei dieser Frau dazu beigetragen, dass sie als Jugendliche Opfer von sexualisierter Gewalt wurde. Sie war lange in Therapie und fragte sich immer wieder, was ist los mit mir? Lange konnte sie ihre Beschwerden nicht richtig einordnen. Weitere Katastrophen in ihrem Leben trugen dazu bei, dass sie an einer komplexen Posttraumatischen Belastungsstörung litt, die ihre Arbeitsfähigkeit erheblich beeinträchtigte. Obwohl sehr schmerzlich, wirkte die Mitteilung ihres Vaters wie ein Befreiungsschlag – endlich konnte sie ihre Beschwerden einordnen – nun konnte sie endlich wieder gestalterisch und künstlerisch tätig sein.

Die Frau litt an immer wieder auftretenden dissoziativen Symptomen, die sie lange nicht verstand. Eine mehrjährige therapeutische Aufarbeitung verhalf ihr schließlich dazu, anders ins Leben gehen zu können. Sie litt unter zahlreichen körperlichen Beeinträchtigungen und hatte deshalb eine gewisse Mühe, diese als psychisch bedingt anzusehen. Körper und Seele bilden jedoch eine Einheit, die sich beim Verständnis der Auswirkungen traumatischer Erfahrungen nicht trennen lässt. Ihre Mutter hatte sie nie liebevoll gehalten oder in die Arme genommen. Sie war ein Schlüsselkind – beide Eltern waren berufstätig und richteten ihr ein Butterbrot zum Frühstück. Außer ihrem Kissen hatte sie nichts, das ihr Trost spendete. Niemand bekam ihre Tränen und ihre Verzweiflung mit. Sie schämte sich lange Zeit, über diese Gefühle zu sprechen und fühlte sich für ihre heutigen Reaktionen verantwortlich. Man sieht an diesem Fallbeispiel eindrücklich, welche Folgen emotionale Vernachlässigung in der Kindheit auf das spätere Leben haben kann.

# Teil V: Traumafolgestörungen in der Gesellschaft, im Gesundheitswesen und Solastalgie

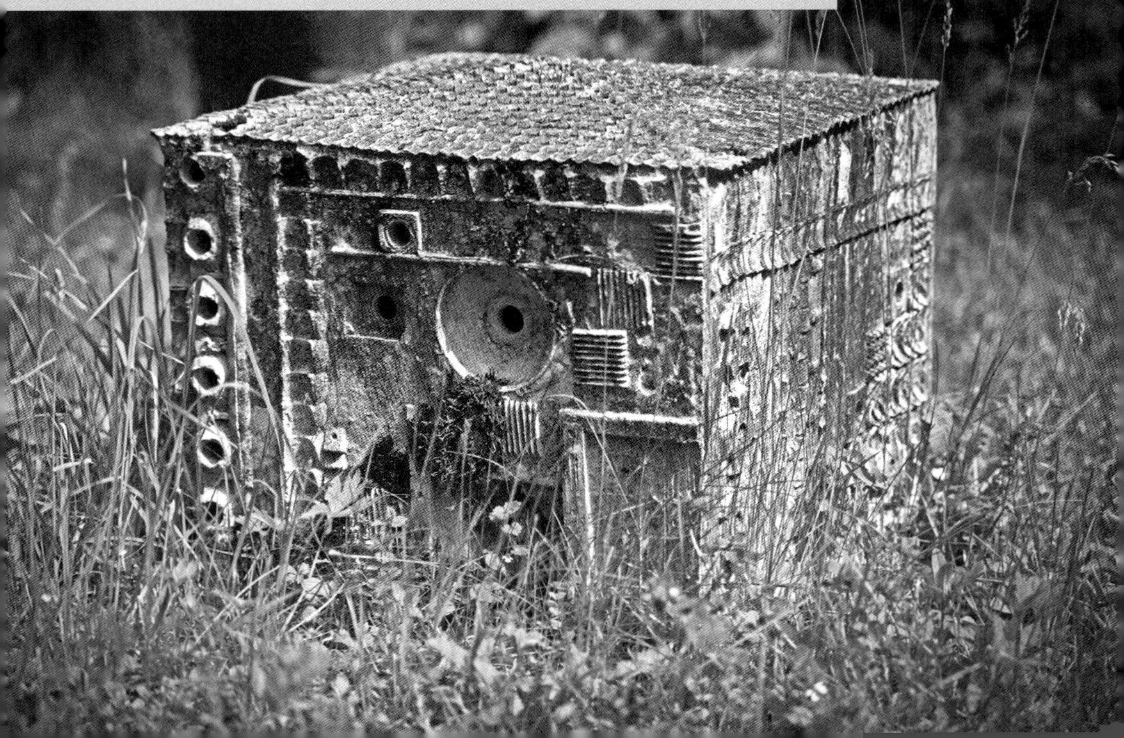

# 5 Gesellschaftliche Anerkennung

Dieses Kapitel thematisiert die gesellschaftliche Anerkennung der Erkrankung und die Auswirkungen auf die betroffenen Personen. Die menschliche Gemeinschaft spielt in der Traumabewältigung eine zentrale Rolle. Bei Unglücksfällen und Katastrophen aller Art zeigt sich instinktiv eine große Hilfsbereitschaft gegenüber den sichtbaren Folgen, während die seelischen Konsequenzen unsichtbar und häufig unerkannt bleiben und sich oft erst längere Zeit nach dem traumatischen Ereignis zeigen. Die Menschen stehen zusammen und unterstützen sich gegenseitig, die Gemeinschaft nimmt Anteil am Leid der Betroffenen. Großzügige Spenden helfen mit, die materielle Not zu lindern. Sie sind jedoch auch ein Zeichen dieser Anerkennung. Allerdings gehen die Angehörigen, insbesondere die Kinder der Betroffenen, häufig „vergessen“ – man kümmert sich in erster Linie um die direkten Betroffenen.

Ob man gehört wird oder nicht hängt mit der Bereitschaft zusammen, die Not von Betroffenen wahrzunehmen. Die Traumafolgestörungen vieler Menschen werden nicht bemerkt, selbst wenn sie hochgebildet sind und sie ihre traumatischen Erfahrungen und die Folgen eloquent schildern können. Menschen aus anderen Kulturkreisen oder mit Migrationshintergrund laufen hier wahrscheinlich zusätzlich Gefahr, nicht mit ihrem Leid anerkannt zu werden.

Von Gewalt betroffene Menschen sind auf eine Gesellschaft angewiesen, die ihr Leiden und das Unrecht anerkennt, das den Menschen angetan wurde – diese Anteilnahme ist grundlegend für die individuelle Bewältigung. „*Ethical loneliness is the experience of being abandoned by humanity compounded by the experience of being heard*“ (Stauffer, 2015, S. 9). (Übers. des Autors: ‚Ethische‘ Einsamkeit ist die Erfahrung von Verlassenheit durch Mitmenschen, wenn das erlittene Unrecht und Leid nicht anerkannt wird). Die Schweizer Psychologin Germaine Guex hat den Begriff des „Verlassenheitssyndroms“ geprägt, welcher treffend beschreibt, wie es Betroffenen geht, wenn diese Anerkennung nicht erfolgt (Guex, 1982). Stellen Sie sich einmal vor, man würde für jedes Opfer von sexualisierter Gewalt eine Schweigeminute einlegen, dann wäre es auf dieser Welt einige Jahre still. Laut dem Untersuchungsbericht der CIIVISE (2023) haben in Frankreich 5.4 Millionen Frauen und Männer als Kinder sexualisierte Gewalt erlitten – bei einer Bevölkerung von rund 68 Mio. Einwohnern entspricht dies rund 8% der Bevölkerung, oder eine Betroffene/ein Betroffener auf 12 Personen. Die ökonomischen Folgen von sexualisierter Gewalt werden in Frankreich auf jährlich 9.7 Milliarden EURO geschätzt.

**Kasten 5.1:** Rolle der Gesellschaft – Anerkennung des Leidens

Betroffene sind in erster Linie Zeugen traumatischer Ereignisse in der Vergangenheit. Sie tragen keine Schuld an dem, was geschehen ist und ihnen angetan wurde. Niemand kann das Geschehene ungeschehen machen – umso wichtiger ist jedoch die Anerkennung des Leidens im Hier und Jetzt durch unsere Anteilnahme. Traumabetroffene dürfen nicht allein gelassen werden. Sie benötigen unseren Beistand und unsere Unterstützung. Dies ist auch eine Aufforderung an die Politik, die Bedingungen für Traumabetroffene auf allen Ebenen zu verbessern.
In der Vergangenheit, aber auch heute, unterbleiben Anerkennung des Leidens sowie wesentliche Hilfestellungen, weil allzu viele vom Status quo profitieren. Die ökonomischen und gesellschaftlichen Konsequenzen werden längerfristig jedoch erheblich sein.

Die Frage nach der Mittäterschaft und Schuld in der eigenen Familie oder des eigenen Landes wird selten gestellt – weder bei Gewalt, Sexualdelinquenz, noch beim Verding- und Heimkinderwesen. Vielleicht noch eher bei Kriegsverbrechen, aber auch da nur zögerlich (Alberti, 2019). Glaubt man etwa den Zahlen der Untersuchung der FRA (European Union Agency for Fundamental Rights, 2014), so dürften europaweit rund ein Drittel aller Frauen von sexualisierter und partnerschaftlicher Gewalt betroffen sein – in Zahlen sind dies 62 000 000 Frauen. Es muss damit eine entsprechende Zahl von Tätern geben – wo sind diese? Und es gibt auch sexualisierte Gewalt an Männern, das haben die Forscher nicht einmal gefragt – und wo sind diese Täter*innen? Wie viele Täter gibt es beim Thema Fremdplatzierung resp. Verding- und Heimkinder oder bei den Verschickungskindern (Röhl, 2021)? Regelmäßig verhindert der Institutionelle Narzissmus eine systemische Aufarbeitung, wenn Staat und Gesellschaft versagt haben.

Man will das in unseren doch so hoch zivilisierten Ländern einfach nicht wahrhaben.

In der Schweiz berührt einen das Thema Fremdplatzierung unangenehm:

„Wenn man im Bekanntenkreis das Thema fremdplatzierter Kinder anspricht, so fällt auf, wie viele von einem Vater, einer Großmutter, einer Tante oder einem Großonkel zu berichten wissen, die als Kinder in fremden Familien aufgewachsen sind. Dies ist kein Wunder, lebte doch im Jahr 1910 schätzungsweise jedes 25. Kind in einer fremden Familie und konnte – aus welchen Gründen auch immer – nicht bei seinen leiblichen Eltern aufwachsen" (Häsler, 2009, S. 1). Verständlich, dass man am liebsten Augen und Ohren vor diesem Thema verschließen möchte. Niemand kümmerte sich um diese Kinder – deshalb der Begriff „Niemandskinder". Die vielen und zahlreichen Missstände im Umgang mit diesen Fremdplatzierungen wurden bis heute erst in Ansätzen aufgearbeitet. Es ist ein schmerzliches, trauriges und düsteres Kapitel der Schweizerischen Sozialgeschichte (Tschan, 2023a).

## 5.1 Anerkennung des Leidens

Die Anerkennung der seelischen Wunden durch das Gesundheitswesen zeigt eine eigenartige und befremdende Geschichte – man würde denken, dass diese Anerkennung doch selbstverständlich gegeben sei. Doch das „Unsichtbare" blieb im Gesundheitswesen, im Erziehungswesen und bei den politischen Entscheidungsträgern unsichtbar (Adler, 2022) – die Opfer schwiegen jahrzehntelang, und wenn sie etwas preisgaben, glaubte ihnen eh niemand. Die Menschen verschlossen die schlimmen Erfahrungen in sich und litten schamvoll. Und die Gesellschaft meinte, mit dem „Schweigen" würden die Erinnerungen vergessen – dann wächst Gras darüber, und das Ganze hat sich erledigt. „Die Entscheidung zu schweigen, gleicht dem Aufrichten eines Staudammes. Aber keine Mauer hält ewig" (Czwalina, 2017, S. 23).

Wir sprechen von einer *kollektiven Dissoziation*. Ganze Gesellschaften verschließen sich dem Leid von Millionen von Mitbürger*innen. Man will es nicht wahrhaben und würde am liebsten all das Schreckliche vergessen. So ergeht es ja auch den Betroffenen – auch sie würden am liebsten „vergessen" und ungeschehen machen, was ihnen widerfahren ist. Aber die verletzte Seele kann nicht einfach vergessen – sie meldet sich und verlangt Gerechtigkeit. Verlangt, gehört und beachtet zu werden. Verlangt Beistand und Hilfe. Das „Verschwiegene" bleibt wirksam, erst recht im höheren Alter, wenn das Dissoziieren und Nicht-Wahrhabenwollen nicht mehr so reibungslos funktioniert. Es führt zu regelrechten Dammbrüchen von verschütteten Erinnerungen – es ist auch da nicht zu spät, zuzuhören und den Betroffenen Beistand zu leisten. Mehr können wir ohnehin selten tun – aber schon das fällt vielen schwer, die sich abwenden und nichts mit den seelischen Nöten ihrer Mitmenschen zu tun haben wollen.

Mit der Bezeichnung von Betroffenen als „Zeitzeugen" erfährt ihre traumatische Erfahrung eine neue Bedeutung – sie werden nicht länger als Opfer gesehen. Diese Aufwertung hilft vielen Betroffenen, besser mit ihren Erfahrungen „leben" zu können; sie fühlen sich nicht länger stigmatisiert und als „minderwertig" angesehen.

## 5.2 Rolle von Justiz und Polizei als gesellschaftliches Problem

Traumafolgestörungen sind für Justiz und Polizei auf der einen Seite ein willkommenes Konzept, weil zwischen Ereignis und Folgen eine direkte kausale Beziehung besteht, die oft im Gerichtsverfahren eine entscheidende Rolle spielt (ausführlich dargestellt im **Kap. 6**). Auf der anderen Seite muss man sich allerdings fragen, inwieweit die Justizbehörden dem verfassungsrechtlichen Anspruch auf Schutz der persönlichen Integrität und auf effektive Strafverfolgung nachkommen – die Frage beschränkt sich nicht nur auf das „Ob", sondern auch auf das „Wie" ihrer Vorgehensweise (Fegert et al., 2024). Gestützt auf die Aussagen von Betroffenen wird die Strafgerechtigkeit in Zweifel gezogen – dies das Ergebnis der qualitativen und quantitativen Begleitforschung zum Hilfe-Telefon Berlin „Sexueller Missbrauch", wo rund 20 000 Anrufe ausgewertet werden konnten. Auch wenn diese Schlussfolgerungen nicht generalisiert werden können, erlauben sie zumindest eine Einschätzung durch die unmittelbaren Betroffenen, die nachdenklich stimmt. Das Hilfesystem für Traumabetroffene moniert vielfach Unwissenheit, Unsensibilität und unangemessene Umgangsweisen der Polizei (**Kap. 2.1**).

In zahlreichen Fällen geht die Justiz salopp mit den Bestimmungen der Internationalen Vereinbarungen um – dies betrifft in erster Linie die völkerrechtlichen Regelungen der UN-Konvention über die Rechte des Kindes, die Istanbul Konvention des Europarates sowie der Internationale Pakt über bürgerliche und politische Rechte. Mit deren Ratifizierung wurden die Bestimmungen in nationales Recht übergeführt und müssen in Gerichtsverfahren berücksichtigt werden (Fegert et al., 2024). Besonders hervorzuheben ist der Grundsatz, dass bei allen Maßnahmen, die Kinder betreffen, deren Wohl vorrangig zu berücksichtigen ist. Opfer nach Gewalttaten haben Anspruch auf Hilfe und Unterstützung sowie angemessene Entschädigungen. Je höher die Beweisanforderungen, desto mehr werden die Rechte der Opfer beschnitten – hier ist die Politik verantwortlich, die über den Gesetzgebungsprozess die Handhabung festlegt.

Durch die traumatischen Erfahrungen schwer beeinträchtigte Menschen haben im Gerichtsverfahren erhebliche Mühen, ihre Ansprüche geltend zu machen. Durch prozessbedingte Glaubhaftigkeitsbegutachtungen werden sie in ihrem verfassungsrechtlichen Anspruch auf rechtliches Gehör beschnitten (Fegert et al., 2024). Der Kenntnisstand der involvierten Fachleute über Traumafolgestörungen und ihre Auswirkungen muss dringend verbessert werden.

## 5.3 Rolle der Politik

Die Politik ist für die Ausgestaltung der Rechtsbestimmungen verantwortlich. Die Politik legt u.a. Meldepflichten und Verjährungen fest. Nun hat die Parlamentarische Versammlung des Europarates im Januar 2024 einen wegeleitenden Entscheid zur „Justice Initiative" gefällt:

Die 46 Mitgliedstaaten sollen die Aufarbeitung von Missbrauchsfällen nach dem Schweizer Modell vornehmen. Die einzelnen Staaten werden damit aufgefordert, das Leid der Überlebenden anzuerkennen und Betroffene sollen einen Solidaritätsbetrag erhalten. Die Missbräuche in privaten, staatlichen und kirchlichen Heimen, Misshandlungen in Pflegesituationen sowie Zwangsadoption sollen in den einzelnen Ländern durch wissenschaftliche Aufarbeitung untersucht werden.

Darüber hinaus müssen die einzelnen Staaten ein umfassendes Programm von Präventions- und Sensibilisierungsmaßnahmen einleiten, einschließlich der Überwachung von institutionellen Betreuungseinrichtungen. Dort, wo Kinder in Obhut genommen werden, müssen Probleme in einem möglichst frühen Stadium erkannt und angegangen werden.

Die Politik muss sexualisierte Gewalt als Kriegswaffe anerkennen und die erforderlichen Schritte zu deren Prävention auf den Weg bringen – dass dabei auch die Rolle der Siegermächte in den befreiten Ländern beachtet werden muss, ist spätestens seit dem Zweiten Weltkrieg bekannt (Roberts, 2013).

Fachleute müssen gegenüber der Politik eine kritische Haltung bewahren. Dies zeigt sich momentan mit aller Deutlichkeit: Wie Medienberichte dargelegt haben, sollen diverse Begriffe aus US-amerikanischen Regierungsdokumenten verschwinden. Dazu gehören u.a. Wörter wie *Trauma*, *traumatic* sowie *Victim*, insgesamt rund 200 Begriffe. Kurioserweise soll auch der Begriff *women* nicht mehr verwendet werden dürfen (Yourish et al., 2025).

## 5.4 Die Belastung Angehöriger

Die Angehörigen spielen bei der Traumabewältigung eine zentrale Rolle. Immer wieder hören wir von Betroffenen, dass ihnen ihre Familie oder ihre Freunde „die größte Hilfe" waren. Oft sagen Angehörige nach einem traumatischen Ereignis: „Sie/er war danach ein anderer Mensch". Angehörige versuchen tapfer zu sein und sich ihre Belastungen nicht anmerken zu lassen – eine Parallele mit der individuellen Anpassungsleistung von Traumabetroffenen ist nicht zu übersehen. Analog wie Traumabetroffene unter Vertrauensverlust leiden, können ihre Beeinträchtigungen die Beziehungen zu den Angehörigen belasten.

**Kasten 5.2:** Das Leiden Angehöriger

Wenn es ihnen zu viel wird, können Leser*innen dieses Buch jederzeit zur Seite legen und etwas anderes tun. Opfer und ihre Angehörigen auf der anderen Seite können ihr Schicksal nicht einfach ungeschehen machen – die Vergangenheit verfolgt sie regelrecht mit immer wieder auftauchenden Erinnerungen und Flashbacks. Auch Angehörige benötigen unter Umständen professionelle Hilfe. Oft leiden Angehörige unter den Reaktionen von Traumabetroffenen infolge ihrer Stimmungsschwankungen, harschen Reaktionen auf Kleinigkeiten oder Wutausbrüchen. Angehörige müssen lernen, solche Situationen nicht persönlich zu nehmen – sie sind in der Regel Ausdruck der Not und Verzweiflung von Traumaüberlebenden.

Die Tochter von Gisèle Pelicot hat in ihrem Buch die Folgen von traumatischen Erfahrungen für Angehörige dokumentiert: „Was einem nahestehenden Menschen widerfährt, das verändert, beeinträchtigt und destabilisiert die Rolle jedes Einzelnen in seinem Umfeld" (Darian, 2025, S. 172). Die Familien werden durch das manipulative Verhalten von Tätern entzweit; und die Angehörigen werden allein gelassen in ihrer Not.

Angehörige sollen von Anfang an in die Behandlungsstrategie miteinbezogen werden. Die Angehörigen benötigen Informationen über das Krankheitsbild und den Behandlungsverlauf, damit sie die Beschwerden besser einordnen können.

Traumabetroffene bilden sich ihre Symptome nicht ein und sie spielen nicht Theater, wie manchmal fälschlicherweise behauptet wird. Angehörige müssen lernen, die Äußerungen und Verhaltensweisen von Betroffenen (Gereiztheit, Launenhaftigkeit, Wut, Rückzug, Schweigen, fehlendes Vertrauen) nicht persönlich zu nehmen oder nicht auf sich zu beziehen, sondern als Teil der Symptomatik zu verstehen, unter der Betroffene leiden.

Manchmal ist es hilfreich, dass Betroffene hören, wie es den Angehörigen geht, und welche Sorgen sie sich machen. Dazu ist ein gegenseitiger Dialog erforderlich, ohne Schuldzuweisung und ohne Vorwürfe.

Unsere Empfehlungen an Angehörige:

- Zuhören
- Versuchen, Sicherheit zu vermitteln
- Geduld
- Mitgefühl, Verständnis und Anteilnahme zeigen
- Zeit und Raum geben
- Grenzen setzen (niemand kann 24/7 präsent sein)
- Aussagen nicht infrage stellen
- Keine Killerantworten nach dem Motto: Es reicht nun, ich kann es nicht mehr hören ...
- Keine Schuldzuweisungen
- Trost spenden
- Hand halten
- Umarmungen, ohne übergriffig zu werden
- Falls erforderlich, selbst professionelle Hilfe in Anspruch nehmen.

Die immer wieder auftauchenden Beeinträchtigungen, z. B. Flashbacks, Albträume, Wutausbrüche, Verzweiflung, Energieverlust, Angst, Unsicherheit, Zweifel, können Angehörige extrem belasten. Bei Bedarf sollen sie professionelle Hilfe annehmen. Eine Gefahr besteht, dass das eigene Leben durch Aufopferung und Vernachlässigung elementarer Bedürfnisse nur noch durch die Situation der Betroffenen bestimmt wird. Auch in derartigen Situationen ist professionelle Hilfe angezeigt.

Wir hatten im Rahmen eines Kolloquiums über Traumafolgestörungen in unserer Praxis ein eindrückliches Beispiel eines Angehörigen erlebt, den wir zur Teilnahme eingeladen hatten. Seine Worte haben uns deutlich gemacht, dass Angehörige viel zu wenig einbezogen werden. Wir setzen uns seither dafür ein, dass an Tagungen und Weiterbildungen zu Traumafolgestörungen Angehörige zu Wort kommen und ihre Sichtweise der Dinge einbringen können.

Noch ein Wort zur Offenlegung über traumatische Erfahrungen. Wieviel sollen Betroffene preisgeben? Und wie sollen Angehörige vor Überflutung mit schrecklichen Dingen geschützt werden? Es ist eine heikle Gratwanderung. Je gravierender die traumatischen Erfahrungen waren, desto zurückhaltender sollen Betroffene ihre Angehörigen einweihen. Oft ist es ein schrittweiser Prozess, in dem mit besserem gegenseitigem Vertrauen und Verständnis mehr Details preisgegeben werden können. Bei allzu grauenhaften Erfahrungen raten wir Betroffenen dazu, zunächst im professionellen Setting eine Offenlegung zu wagen. Manchmal erfordert dies aufseiten der Helfer viel Geduld und starke Nerven. Mehr dazu im Kapitel über die Rolle der Fachleute.

## 5.5 Fallvignette: „… endlich ernst genommen werden"

Die Patientin S. V. schildert in dieser Fallvignette ihre Gefühle und ihre Verzweiflung, weil sie als alleinerziehende Mutter auf Unterstützung angewiesen ist, aber fehlerhafte Gutachten ihr den Kampf um Anerkennung ihres Hilfebedarfs lange Zeit verunmöglichen.

**Die Patientin S. V.**

„All die Jahre beim Sozialamt. Das war erniedrigend – ich musste um jeden Franken betteln. Einmal war ich dort in Begleitung meiner Kinder – da tauchte die Polizei auf und führte einen Mann ab. Die Kinder reagierten völlig verängstigt und zitterten am ganzen Leib. Auch ich hatte weiche Knie. Ich habe mich ungerecht behandelt gefühlt durch die Invalidenversicherung und die Gutachter. Jedes Mal musste ich meine Geschichte wieder erzählen – obwohl schon alles in den Akten stand. Und geglaubt wurde mir dennoch nicht. Die Gutachter schrieben falsche Dinge, z. B., meine Mutter sei alkoholabhängig gewesen. Das hat mich tief verletzt. Die Gutachter haben mir nicht zugehört und Dinge geschrieben, wie sie wollten. Ich verlor den Boden, ging heulend nach Hause, mit Magenschmerzen. Zu Hause versuchte ich mich zusammenzureißen – die Kinder sollten mich nicht so sehen. Wenn ich über die Brücke ging, dachte ich wiederholt, ich mag nicht mehr. Am besten, ich springe in den Rhein. Dann hat all das ein Ende.

Die Ungewissheit, wie es weiter gehen soll, hat mich zernagt. Was kann ich kaufen, mit dem wenigen Geld, das mir blieb? Kann ich genug kochen, damit die Kinder satt werden? Nicht immer nur Teigwaren, die sie dick machen. Ich war alleinerziehende Mutter mit drei Kindern. Spielsachen, Kleider, Küchengeschirr – wir fanden alles auf der Straße. Ich hatte kein Geld, um solche Dinge zu kaufen.

Die Kinder wurden in der Schule gemobbt – weil wir so arm waren und uns nichts leisten konnten. Zudem hieß es: Die haben keinen Vater ... Das war schwer für sie. Diese Demütigungen. Ich habe für ihr Recht gekämpft. Meist vergeblich.

Ich habe auf alles verzichtet – auf Essen im Restaurant, auf den Frisör. Damit ich den Kindern wenigstens an Weihnachten oder am Geburtstag etwas Kleines schenken konnte. Die IV hat mir das Leben schwer gemacht – ich hatte keine Familie. Niemand hat mich unterstützt. Ich bin allein auf mich gestellt in dieser Welt. Neid und Neugier: Wieso arbeitest du nicht? Du hast zwei Hände und zwei Beine. Tut weh – wenn man sich dauernd rechtfertigen muss. Heute grüße ich niemanden mehr. Und ich sage niemandem, wie es mir geht".

**Fachkommentar**

Die 52-jährige Frau wurde 2004 durch ihren Hausarzt wegen ihres desolaten Gesundheitszustandes zum ersten Mal bei der Schweizer Invalidenversicherung (IV) angemeldet. Sie litt damals unter chronischen Schmerzen infolge eines Bandscheibenvorfalls und war psychisch am Ende – die Folgen einer chronifizierten Traumafolgestörung. Der erste Gutachter verneinte ein krankhaftes Geschehen und erklärte die Frau für voll arbeitsfähig. Sie hatte früher im Gastgewerbe gearbeitet – wegen der Schmerzen konnte sie kaum noch Lasten tragen. Schon stehen und herumgehen machten ihr Mühe. Die psychischen Folgen waren biografisch bedingt – ihre Eltern trennten sich, als sie ein Baby war, in der Folge wuchs sie bei ihrer Großmutter auf, während die Mutter im Ausland arbeitete. Nachdem sich die Mutter wieder verheiratet hatte, hatte sie zwei weitere Kinder – die Patientin musste sich als junges Mädchen um diese Kinder kümmern. Dann wurden kurz nacheinander ihr Großvater und dann der leibliche Vater erschossen. Der Stiefvater verging sich mehrmals an der Patientin. Im Alter von 14–15 Jahren wurde sie zwangsverheiratet. Aufgrund von Krieg in ihrem Heimatland war die Patientin schließlich in die Schweiz geflüchtet und erhielt nach 15 Jahren die Schweizerische Staatsbürgerschaft. Dem Gutachter waren diese Umstände bekannt.

Im Jahre 2016 wurde die Patientin erneut durch den Hausarzt bei der IV angemeldet. Gleichzeitig hatte er die Patientin an mich zur psychiatrischen Behandlung überwiesen. Die nächste Gutachterin der IV sah kein Leiden, welches die Erwerbsfähigkeit beeinträchtigen würde – die dritte Gutachterin auch nicht. Neben meinem eigenen Bericht lag eine konsiliarische Beurteilung durch einen zweiten Facharzt vor – wir kamen beide übereinstimmend zum Schluss, dass die Patientin hochgradig in ihrer Erwerbsfähigkeit eingeschränkt sei. Nun musste die Patientin gegen die IV klagen – das Gericht war der Auffassung, dass die Abklärungen der IV ungenügend seien, und ordnete ein Gerichtsgutachten an. Aufgrund der Einschätzung, dass die Patientin an einer schweren Traumafolgestörung sowie körperlichen Beschwerden litt, wurde ihr eine volle Rente zugesprochen. Die drei Kinder litten unter den Umständen und zeigten mehr und mehr Schwierigkeiten in der Schule. Nach dem jahrelangen Kampf wirkte die Frau gebrochen. Trotzdem konnte sie mit einer gewissen Erleichterung konstatieren: „... endlich wurde ich in meinem Leiden und meiner Beeinträchtigung ernst genommen".

Der jüngere Sohn hatte jahrelang Angst, dass der Vater ihn und seine beiden Geschwister entführen könnte – zumindest hatte der Vater damit gedroht. Am 28. Juni 2024 war der Knabe im Lysbüchelschulhaus in Basel – dem letzten Schultag vor den Sommerferien. Ein Viertklässler wurde um die Mittagszeit auf dem Nachhauseweg durch einen Lieferwagen auf dem Fußgängerstreifen überfahren – der Sohn der Patientin kam kreidebleich nach Hause und berichtete unter Tränen, was geschehen war. Am Vormittag hatten die Kinder noch zusammengespielt. Es war unfassbar. Die Patientin hatte die Polizei- und Ambulanzfahrzeuge gehört; sie war auf dem Balkon und schaute nach ihrem Sohn – Eltern warteten vor der Schule auf ihre Kinder. Nun war der Schulweg versperrt, weil die Polizei die Kreuzung inzwischen abgeriegelt hatte. Die Kinder kamen völlig verängstigt zurück zum Schulhaus und wurden dann durch Lehrer*innen auf einem Umweg auf ihren Heimweg geführt. Viele Kinder zitterten. Ich sah die Patientin zwei Tage nach dem Unglück. Wir hatten vorgehabt, ihren Text für das Buch durchzugehen.

In der Praxis sehen wir zahlreiche Verläufe, wo für Einzelne immer wieder neue Belastungen hinzukommen und sie mehr und mehr an ihre Grenzen stoßen. Häufig ist schließlich die Dekompensation die Folge dieser kumulativen Traumatisierungen, wie sie ursprünglich von Masud Khan beschrieben wurde (Winnicott, 2020). Von einem kumulativen Trauma wird gesprochen, wenn eine Ansammlung von Ereignissen besteht, die einzeln und für sich genommen bewältigbar wären, jedoch durch die Verknüpfung resp. die Abfolge die individuellen Bewältigungsmöglichkeiten überschreiten. Es wird auch von sequenzieller Traumatisierung gesprochen, ein Begriff, der durch Keilson in seiner Promotionsarbeit 1979 an jüdischen Waisenkindern nach der Schreckenszeit des nationalsozialistischen Terrors geprägt wurde (Keilson, 2005). Dank diesem Konzept verstehen wir heute die Auswirkungen eines kumulativen Traumas besser, wo regelmäßig einzelne Ereignisse für sich genommen kaum eine Traumafolgestörung erklären können; erst in ihrem Zusammenwirken wird das Ausmaß erfassbar.

Am 19. September 2024 strahlte das Schweizer Fernsehen eine DOK-Sendung mit dem Titel: „Das System IV – die unheimliche Macht der Gutachter" aus. In der Sendung wurde das unhaltbare Vorgehen der Schweizer Invalidenversicherung (IV) angeprangert – falsche Gutachten sind für Betroffene eine Katastrophe. Es sind keine Einzelfälle. Besonders bei den Traumafolgestörungen können (oder wollen) sich die Gutachter*innen nicht in die Situation von Betroffenen einfühlen: Sie erklären die Symptome als nicht aussagekräftig und als nicht klar zuordbar, und die korrekte Diagnose wird häufig nicht gestellt und Betroffene werden durch die Gutachter*innen regelmäßig als voll arbeitsfähig erklärt.

## 5.6 Trauma und Public Health

Mit der Berücksichtigung der seelischen Gesundheit erfährt die ursprüngliche Sichtweise von Public Health (Öffentliche Gesundheit) eine beachtliche Erweiterung. Public Health lehrt uns, dass ein umfassender Blick auf das Geschehen im Gesundheitswesen unabdingbar ist. Diese interdisziplinäre, ja sogar transdisziplinäre Sichtweise prägte die Public Health seit ihren Anfängen – nur so war ein umfassendes Verständnis über Krankheitsursachen und Gesundheitsprävention möglich. Üblicherweise versuchen Ärzt*innen und Pflegefachleute, die Leiden ihrer Patient*innen zu verstehen und adäquat zu behandeln – gestützt auf Diagnosen folgen die weiteren Schritte. Bei Traumafolgestörungen gilt diese Selbstverständlichkeit allerdings nicht (Fegert, 2022). Seit Jahren reden Fachleute ohne jeden wissenschaftlichen Beweis von einem inflationären Gebrauch der Diagnosen von Traumafolgestörungen (Friedmann, 2004). In Tat und Wahrheit ist das Gegenteil der Fall.

**Umfassende Sichtweise**: Erstaunlicherweise hatte zu Beginn von Public Health die Fachrichtung mehr mit Ingenieurwesen als mit Medizin im eigentlichen Sinne zu tun – galt es doch, im 19. Jh. die hygienische Situation und die Lebensumstände in den Großstädten zu verbessern – die sanitären Bedingungen und die Verhältnisse an den Arbeitsplätzen mussten durch gezielte Maßnahmen angepasst werden (Egger et al., 2021). Die durch Charles-Edward A. Wislow (1877–1957) geprägte Definition von Public Health wurde 1920 in „Science“ publiziert:

„The science and the art of preventing disease, prolonging life, and promoting physical health and efficiency through organized community efforts for the sanitation of the environment, the control of community infections, the education of the individual principles of personal hygiene, the organization of medical and nursing service for the early diagnosis and preventive treatment of disease, and the development of the social machinery which will ensure to every individual in the community a standard of living adequate for the maintenance of health“ (Winslow, 1920).

(Übers. des Autors: Die Wissenschaft und die Kunst, Krankheiten zu verhindern, Leben zu verlängern und körperliche Gesundheit zu fördern und zu erhalten, durch Maßnahmen der öffentlichen Verwaltung im Bezug auf Wasser und Abwasser, Bekämpfung von infektiösen Krankheiten, und der Bildung der Bewohner in Bezug auf Hygiene, der Bereitstellung von ärztlicher und pflegerischer Infrastruktur zur rechtzeitigen Behandlung und Verhinderung von Krankheitsausbrüchen, sowie der Entwicklung sozialer Maßnahmen, welche einen adäquaten Lebensstandard im Hinblick auf die Gesundheit haben.)

**Traumatische Geschehen als Ursache von Krankheiten**: Die Frage, wie Krankheiten entstehen, ist zentral mit den Maßnahmen von Public Health verknüpft – diese Debatten sind wohl so alt wie die Menschheitsgeschichte. Wo in der Vergangenheit Miasmen (übelriechende Ausdünstungen) für das Krankheitsgeschehen verantwortlich gemacht wurden (Fitzharris, 2018), wurde mit der Entdeckung der Bakterien ab den 1880er Jahren die Bedeutung der Infektionskrankheiten erkannt. Der erste Lehrstuhl für Hygiene hatte ab 1865 Pettenkofer inne – Schwerpunkte waren die Verhütung von Krankheiten und die Förderung der Gesundheit der Bevölkerung (Egger et al., 2021). Erst nach und nach wurde auch die Bedeutung der seelischen Krankheiten durch Public Health erkannt. Eine Publikation im American Journal of Preventive Medicine im Jahre 2013 postulierte einen neuen Ansatz für Krankheitsentstehung: Über epigenetische Mechanismen werden traumatische Lebenserfahrungen als Ursache für gesundheitliche Beeinträchtigungen beschrieben (Yang et al., 2013).

**Kasten 5.3:** Trauma und Public Health

> Mit Public Health wird das Fachgebiet bezeichnet, das sich mit der öffentlichen Gesundheit und den damit verbundenen sozialen, politischen und organisatorischen Aspekten befasst. Die Arbeitsweise ist interdisziplinär, ja transdiziplinär, ausgerichtet. Ziel ist die Sicherstellung der medizinischen Versorgung und Verbesserung der Gesundheit der Bevölkerung. Neben der Notfallversorgung bei individuellen Krisen und Großschadensereignissen hat Public Health auch die pflegerische und ärztliche Langzeitbetreuung bei Menschen mit Traumafolgestörungen im Blickfeld. Die WHO hat 2002 mit ihrem Bericht „World Report on Violence and Health“ eine Übersichtsstudie veröffentlicht, die zeigt, wie Gewalt alle Lebensbereiche durchdringt und welche Konsequenzen dies für die Gesundheitsversorgung bedeutet (Krug et al., 2002).

Mit welchen Kriterien Gesundheit verstanden wird und mit welchen Indikatoren Public Health operiert, ist in einem steten Fluss – auffällig ist jedenfalls, dass bisher die Traumafolgestörungen durch die Public Health Wissenschaftler in ihren Überlegungen kaum beachtet wurden. Die Forschung über Agnotologie untersucht die gesellschaftlichen und wissenschaftstheoretischen Hintergründe über die Aufrechterhaltung von Unwissen – wobei sich viele Fachleute dieser Tatsache nicht einmal bewusst sind. Dies führt zu Bias in der Forschung, wenn beispielsweise epidemiologische Daten über das Ausmaß von sexualisierter Gewalt erhoben werden, und nur Frauen nach ihren Erfahrungen befragt werden. Man geht davon aus, dass Männer kaum betroffen sind – und weil keine Daten über sexualisierte Traumatisierung von Männern vorliegen, hält sich die Fehlannahme hartnäckig. Eine der umfangreichsten Untersuchungen zu dieser Fragestellung wurde 2014 durch das Grundrechtebüro der Europäischen Union (FRA) durchgeführt, basierend auf 42000 face-to-face Interviews. Demnach sind in der EU-28 hochgerechnet 62000000 Frauen von sexualisierter Gewalt betroffen (European Union Agency for Fundamental Rights, 2014). Männer wurden nicht befragt (Tschan, 2024). Die scheinbare Objektivität der Bewertungskriterien des öffentlichen Gesundheitswesens und die dauernde Wiederholung, wie „gut" unser Gesundheitswesen sei, verschleiern den Blick auf die Realität. Man spricht auch von pluralistischer Unwissenheit, wenn eine Mehrzahl von Menschen die Fakten nicht zur Kenntnis nehmen will. Neben der Wissenschaft spielen auch die Medien eine wichtige Rolle in der öffentlichen Wahrnehmung. Immer wieder reden Einzelne von einem inflationären Gebrauch von Traumafolgestörungen – wir hoffen, dass wir mit unseren Ausführungen dargelegt haben, dass das Gegenteil der Fall sein dürfte.

**Soziale Dimensionen**: Mit dieser Diskussion rücken Machtstrukturen ins Zentrum der Betrachtung: Welche gesellschaftlichen Schichten sind an der Aufrechterhaltung eines bestimmten Status quo interessiert? Welche Beeinträchtigungen als behandlungsbedürftig angesehen werden und welche nicht, hat mit unseren Vorstellungen von Normalität und Krankheit zu tun (Deutscher Ethikrat, 2024). Ein weiteres Beispiel von pluralistischer Unwissenheit ist die Zahl der für Trauma-Survivors zur Verfügung stehenden Fachleute. Für die Schweiz wird angenommen, dass über 40 Psychiater*innen auf 100000 Einwohner tätig sind – der OECD-Schnitt liegt bei 10–20 Psychiatern/100000 Einwohner. In ihrer Antwort vom 06.03.2015 bestätigte die Schweizer Regierung („der Bundesrat") diese Zahlen. Er wies darauf hin, dass im Jahre 1997 4.1 % der Bevölkerung eine psychiatrische Behandlung beansprucht haben, im Jahr 2012 waren es 5.4 %. Die Kosten der psychiatrischen Behandlung machen rund 10 % der Gesamtkosten (OKP-Kosten, obligatorische Krankenpflegeversicherung) aus.

Dieser scheinbar hohen Zahl von psychiatrischen Fachleuten steht eine unzumutbare Wartezeit von Patient*innen gegenüber, die auf eine Konsultation durch eine Fachperson warten. Diese Wartezeit bis zu einem ersten Termin beträgt in vielen Fällen mehrere Monate. Jugendliche müssen manchmal bis zu einem Jahr oder noch länger auf ein Therapieangebot warten (Michel, 2023). Die Symptome bei Traumafolgestörungen manifestieren sich oft akut, ausgelöst durch Triggermechanismen – die Behandlungen müssten eigentlich notfallmäßig erfolgen, aber dazu fehlen die Kapazitäten.

**Von „RailwaySpine" zu PTSD**: Die Resultate der ACE-Studie zeigen, wie Gesundheit von Entwicklungsbedingungen geprägt wird, die mit teilweise lange zurückliegenden traumatischen Erfahrungen zu tun haben (Felitti et al., 1998) – die Folgen von Gewalterfahrungen zeigen sich von der Schule bis ins hohe Alter – gerade diese Langzeitschäden erfordern unsere gezielte Aufmerksamkeit. Traumafolgestörungen rücken damit in den Fokus des öffentlichen Gesundheitswesens resp. der Sozialepidemiologie und gehen in ihrer Bedeutung weit über den individualmedizinischen Blick hinaus, welche die Beeinträchtigungen und Auswirkungen traditionellerweise haben (Mann, 2006). Da die Diagnostik von Traumafolgestörungen innerhalb der Medizin erst 1980 resp. 1991 möglich wurde, muss es nicht weiter überraschen, dass diese Thematik vorerst im Rahmen von Public Health nicht beachtet wurde. Heute gehen wir davon aus, dass weltweit Millionen von Menschen an behandlungsbedürftigen Traumafolgestörungen leiden – was die Bedeutung des Störungsbildes für das öffentliche Gesundheitswesen unterstreicht. Im Bericht der WHO „World Report on Violence and Health" (Krug et al., 2002) werden die volkwirtschaftlichen Kosten von Gewalt und ihren Auswirkungen auf das Gesundheitswesen wie auch der Produktionsverlust als erheblich eingestuft (Mann, 2006). Um eine Ahnung von den Dimensionen der Kosten von Gewalt für die Gesellschaft zu bekommen, verweisen wir auf die folgenden Daten. In den USA (Bevölkerung 340 Mio. Einwohner) betrugen die jährlichen volkswirtschaftlichen Kosten von Schussverletzungen (Behandlungen, Arbeitsausfälle, Gerichtskosten, etc.) um 126 Milliarden US-Dollar. Die Kosten von Schnitt- und Stichverletzungen belaufen sich auf 51 Milliarden (Miller et al., 1997). Im Vergleich dazu belaufen sich die Kosten für verschiedene Krankheiten (Behandlung, frühzeitiger Tod, Absentismus, verminderte Produktivität, etc.) für Depressionen auf 47 Milliarden US-Dollar, Koronare Herzkrankheiten 43 Milliarden, Krebserkrankungen 104 Milliarden und AIDS 66 Milliarden (Judd et al., 1995). Wenn man bedenkt, dass mit den Schuss- und Stichverletzungen nur die Spitze des Eisbergs der Folgen von Gewalt erfasst werden, kann man erahnen, welche enormen volkswirtschaftlichen Kosten durch Gewalt in allen Formen und Auswirkungen verursacht werden.

Es war ein langer Weg von der „Railway spine" des britischen Chirurgen Erikson, über die traumatische Neurose des deutschen Nervenarztes Oppenheim, dem „shell shock" der britischen Militärpsychiatrie bis zur Schaffung der „Posttraumatischen Belastungsstörung" 1980 durch die amerikanische Psychiatrie. Die ICD 10 übernahm 1991 das Störungsbild. Die Begrifflichkeit über die Traumafolgestörungen ist im Fluss – mit jeder Neuausgabe der Diagnosemanuale wurden neue Formulierungen und diagnostische Kriterien für Traumafolgestörungen geschaffen. Es versteht sich von selbst, dass die Entwicklung eines Faches wie Public Health immer wieder zu Neuerungen führt – dass die Traumafolgestörungen jedoch erst seit 1980 in der Medizin beachtet werden, ist erklärungsbedürftig. Die historischen Hintergründe für diese Entwicklung sind im **Kapitel 1** „Trauma" dargestellt.

Die Anerkennung des individuellen Leidens durch entsprechende Krankheitsbegriffe ist ein wesentlicher Teil der Aufgaben von Public Health – erst durch eine adäquate Diagnostik werden gezielte medizinische Interventionen ermöglicht. Die Hygiene lässt sich nicht auf sauberes Trinkwasser und intakte Umweltbedingungen einschränken, sondern muss auch die Psychohygiene berücksichtigen – insbesondere im Hinblick auf präventive Strategien gegen Traumafolgestörungen und den damit verbundenen Auswirkungen auf die Gesundheit. Es muss auch ein weit verbreiteter Irrtum korrigiert werden – Traumafolgestörungen wurden als Diagnose durch die Psychiatrie „geschaffen", was jedoch nicht heißt, dass es rein psychiatrische Krankheitsbilder sind. Im Gegenteil: Die Mehrzahl aller Betroffenen wird wegen körperlicher Beeinträchtigungen im Gesundheitswesen gesehen. Meistens handelt es sich dabei um funktionelle Beschwerden in Zusammenhang mit vegetativen und stressbedingten Reaktionen. Public Health übernimmt dabei eine wichtige Aufgabe, weil sie die Angemessenheit der medizinischen Interventionen im Hinblick auf die gesamtgesellschaftlichen Auswirkungen untersucht. Dies wird auch im nachfolgenden Abschnitt verdeutlicht.

**Anhaltende Trauerstörung**: Die ICD 11 hat die ATS (anhaltende Trauerstörung) 6B42 neu als Diagnose aufgenommen. Wenn man bedenkt, wie viele Menschen davon betroffen sein können, war dies ein längst überfälliger Schritt. Es zeigt einmal mehr, wie sehr die Exponenten des öffentlichen Gesundheitswesens, insbesondere des Faches Psychiatrie, Mühe bekunden, adäquate Diagnosen für schwere seelische Leiden zu finden. Bei jährlich 60 – 70 000 Todesfällen in der Schweiz und angenommen drei bis fünf betroffenen Angehörigen pro Todesfall ist von 200 000 bis 350 000 Trauernden auszugehen. Gemäß den epidemiologischen Studien sind 5–10 % von einer ATS betroffen – das wären dann jährlich 10 000 bis 30 000 Menschen. Folgende Umstände können zu einer ATS führen (Köster & Schmucker, 2016):

- Fehlende Akzeptanz: Den Tod nicht wahrhaben wollen/können
- Unzureichende Trauermöglichkeit
- Persistierende Verlassenheitsgefühle

- Schuldgefühle gegenüber Verstorbenen
- Wutgefühle gegenüber Verstorbenen
- Mangelnde oder fehlende Möglichkeit der Verabschiedung
- Unerledigtes mit Verstorbenen
- Trauer nach Suizid oder Verbrechen
- Überlagerung der Trauer durch Traumafolgestörung
- Larvierte Trauerreaktion.

Es ist wichtig, dass das öffentliche Gesundheitswesen diese emotionale Bürde anerkennt und Betroffenen Unterstützung und Hilfemöglichkeiten anbietet. Dazu gehören auch unbürokratische und kulante Abwicklung von Versicherungs- und Haftpflichtfragen. Public Health untersucht auch gesellschaftliche Einflussfaktoren auf die Gesundheit der Bevölkerung – es versteht sich von selbst, dass der Anerkennung individueller Leidenszustände und gesundheitlicher Beeinträchtigungen eine zentrale Bedeutung im Genesungsprozess zukommt.

Die ATS tritt jedoch nicht ausschließlich bei Todesfällen auf, sondern kann sich in Zusammenhang mit Erkrankungen und Verlust von Möglichkeiten der individuellen Lebensgestaltung manifestieren: So können z. B. viele Traumabetroffene wegen der durch die traumatischen Erfahrungen bedingten Instabilitäten keine Ausbildung absolvieren. Sie müssen ihren Lebensunterhalt in der Folge mit schlecht bezahlten Hilfsjobs bestreiten oder sind auf die Sozialhilfe angewiesen. Diejenigen, die in Suchterkrankungen abgleiten, bewegen sich am Rand der Gesellschaft. Die Angehörigen wie auch die involvierten Fachleute leiden unter diesen Auswirkungen.

Auch Verlust von Organen (z. B. Brustentfernung in Zusammenhang mit Mammakarzinom) können sich als ATS manifestieren.

Für Public Health gilt, dass alles mit allem zusammenhängt. So muss beispielsweise die Ausbildung der Gesundheitsfachleute in Bezug auf Traumafolgestörungen unverzüglich verbessert werden – da die Traumafolgestörungen sich – wie gesagt – immer durch körperliche Symptome zeigen, sind auch die somatisch tätigen Ärzt*innen mit dem Störungsbild vertraut zu machen. Weiter erfordern die Traumafolgestörungen eine Integration Psyche – Soma, weil stets beide Ebenen betroffen sind (Tschan, 2019). Und weiter muss eine interdisziplinäre Ausbildung über Traumafolgestörungen erfolgen – alle in der Gesundheits- und Gewaltprävention inkl. Justiz involvierten Fachleute müssen mit dem Störungsbild und den gesundheitlichen sowie den sozialen Folgen vertraut sein.

Vielleicht versteht man besser die Bedeutung von Dissoziation, wenn man sich vergegenwärtigt, dass Dissoziation das Gegenteil von Assoziation ist. Anstatt Dinge zusammen resp. miteinander in Verbindung zu bringen, werden sie auseinander „gehalten" und getrennt behandelt. Die durch somatische Modelle dominierte Medizin versucht, das Psychische fernzuhalten – diese Aufteilung von Krankheiten in zwei unterschiedliche „Sphären" könnte man auch als Ausdruck eines dissoziativen Denkens verstehen. Leittragende sind Betroffene: Sie haben keine Chance auf eine adäquate Behandlung ihrer gesundheitlichen Probleme, solange Traumafolgestörungen und andere Krankheiten im Grenzbereich zwischen Psyche und Soma nicht als das verstanden werden, was sie sind. Die Psychiatrie ist an der heutigen Situation nicht ganz unschuldig, hat sie doch beispielsweise in der Formulierung der Diagnosekriterien der Posttraumatischen Belastungsstörung die körperlichen Symptome schlicht „vergessen". Mit dem ganzheitlichen Blick, wie er bei Public Health eigen ist, könnte ein wichtiger Anstoß erfolgen, die bisherigen Konzepte und Vorgehensweisen zu überwinden und Betroffenen eine angemessene Behandlung zukommen zu lassen.

Die Surveillance von Gesundheit und Lebensqualität in der Bevölkerung ist nach Auffassung der WHO eines der zehn Handlungsfelder von Public Health. Dieses Buch trägt den Untertitel: „leben statt überleben" und unterstreicht damit die Wichtigkeit der individuellen Lebensqualität in Zusammenhang mit Trauma-Survivorship. Es reicht nicht, dass man ein katastrophales Lebensereignis „überlebt" hat, vielmehr müssen angemessene Lebensbedingungen gewährleistet sein. Sonst verkommt das „Überleben" grob ausgedrückt zu einem reinen Vegetieren.

Den psychisch leidenden Menschen haftet eine Stigmatisierung an, die bei körperlichen Erkrankten nicht im Entferntesten gegeben ist. Oft geistern Vorstellungen in den Köpfen von Angehörigen, dass sich die Beschwerden mit etwas gutem Willen überwinden lassen oder alles nur Einbildung sei. Der berühmte Blick nach vorne anstelle eines sorgenerfüllten Blickes zurück – und schwupps erscheint alles in rosigem Licht. Leider funktioniert diese Art von Zauberei bei Traumafolgestörungen nicht, im Gegenteil. Die Betroffenen schämen sich angesichts solcher Bemerkungen noch mehr über ihre Beeinträchtigungen. Public Health muss sich daher v.a. auch mit den Langzeitfolgen traumatischer Erfahrungen auseinandersetzen – deswegen, wie im vorherigen Abschnitt festgehalten, der Titel dieses Buches: Trauma-Survivorship. Betroffene müssen als Expert*innen in die Behandlung eingebunden werden und ihre Erfahrungen in der Forschung zu Public Health berücksichtigt werden. Ihre Innenperspektive kann mithelfen, nachhaltige und wirkungsvolle therapeutische Interventionen zu konzipieren.

Typisch für Traumafolgestörungen ist, dass sich die gesundheitlichen Beschwerden oft erst nach längerer Zeit manifestieren. Viele Betroffene weisen regelrechte Amnesien für die Vorfälle auf – die als Flashbacks plötzlich wieder mit aller Wucht in die Gegenwart „einbrechen" können. Die Gesundheitsfachleute müssen um diese Zusammenhänge wissen, um Betroffene angemessen behandeln zu können. Das Beschwerdebild wird weniger durch die unmittelbaren traumatischen Erfahrungen bestimmt als weit mehr durch die individuellen Bewältigungsmöglichkeiten. Deswegen spielt auch das Zurechtfinden auf dem weiteren Lebensweg eine zentrale Rolle – viele Betroffene erleben die dauernden Flashbacks als weitaus belastender als das ursprüngliche Ereignis.

Die traumatischen Erfahrungen haben vielfach Auswirkungen auf Partnerschaft und Intimität – insbesondere bei sexualisierter und partnerschaftlicher Gewalt. Durch die Verwirrung stiftenden Übergriffe kann ein Verlust in das Vertrauen gegenüber Mitmenschen resultieren, aber auch ein Verlust an Selbstvertrauen. Die Selbstorganisation kann beeinträchtigt sein. Häufig resultieren durch ein Rückzugsverhalten zusätzliche soziale Probleme sowie Schwierigkeiten in der Ausbildung und der Erwerbsfähigkeit. Diese komplexen Auswirkungen führen regelmäßig zu Fehleinschätzungen bei Rentenprüfverfahren. Damit werden Betroffene durch die Nicht-Anerkennung ihrer gesundheitlichen Beeinträchtigungen retraumatisiert. Das Schweigen über sexualisierte Gewalt, v.a. in bewaffneten Konflikten, muss ein Ende haben. „Um der Straflosigkeit von Vergewaltigungen ein Ende zu bereiten, muss das Schweigen enden" (Lamp, 2020, S. 420). Auch wenn es für Friedensverhandlungen für die Verantwortlichen wohl nicht einfach ist, über diese „Art von Waffen und Kriegsführung" zu verhandeln, kann Public Health die gesundheitlichen Auswirkungen aufzeigen und damit die Notwendigkeit unterstreichen, dass das Schweigen über sexualisierte Gewalt im Rahmen von bewaffneten Konflikten ein Ende haben muss.

Nicht unerwähnt soll auch die spirituelle Dimension sein – das eigene Wohlbefinden kann durch die traumatischen Erfahrungen über die Glaubensüberzeugungen erheblich beeinflusst sein. Besonders Opfer von sexualisierten Gewalterlebnissen im kirchlichen Kontext leiden unter einem Verlust ihres „Gottvertrauens".

Für das Krisenmanagement von Katastrophen reicht es nicht, dass ein Care Team in der akuten Situation zur Verfügung steht, vielmehr ist auch die längerfristige Betreuung von Betroffenen und ihrer Angehörigen zu gewährleisten. Wenn diese Versorgungskette nicht vorhanden ist, resultieren Chronifizierungen und erhebliche Langzeitfolgen. Aus diesem Grund müssen genügend Fachleute ausgebildet sein, welche traumasensitive Betreuungen übernehmen können.

Eine weitere zu beachtende Gefahr, wenn traumatisierte Menschen keine professionelle Behandlung erhalten, ist der Suizid oder erweiterte Suizid, wie das nächste Kapitel verdeutlicht.

## 5.7 An den Folgen zerbrechen – Suizid, erweiterter Suizid

Wenn der Brand durch die Feuerwehr gelöscht ist, ist der Schaden noch längst nicht behoben. Oder mit anderen Worten: Wenn die traumatische Situation beendet ist, ist das Trauma noch längst nicht überwunden.

Wenn Menschen schlimme Dinge erleben, können sie Schaden an ihrer Seele nehmen. Nicht allen gelingt es, die schrecklichen Erfahrungen hinter sich zu lassen – v.a. dann, wenn es sich um „*man-made*" Ereignisse handelt. Betroffene sehen keine Chance mehr für sich, sie haben das Gefühl, auf dieser Welt keinen Platz mehr zu haben. Zahlreiche Überlebende werden von erdrückenden Schuldgefühlen zernagt – ist das traumatische Ereignis irgendwann vorbei, nimmt die Seelenqual oft kein Ende. Das Ausgeliefertsein an die bedrückende Symptomatik kann Betroffenen jede Lebensfreude nehmen: „Flashbacks and reliving are in some ways worse than the trauma itself" (van der Kolk, 2014, S. 66). (Übers. des Autors: Flashbacks und Wiedererleben sind unter Umständen schlimmer als das ursprüngliche Trauma.) Da häufig die traumatischen Erfahrungen lange zurückliegen, sehen viele Betroffene keinen direkten Zusammenhang zwischen ihren heutigen Beschwerden und dem, was sie durchgemacht haben. Sie verstehen die Symptomatik nicht und schämen sich abgrundtief über ihre Unfähigkeit, mit dem Geschehenen fertig zu werden. „... deep down many traumatized people are even more haunted by the shame they feel about what they themselves did or did not under the circumstances" (van der Kolk, 2014, S. 13). (Übers. des Autors: Tief in ihrer Seele werden viele traumatisierte Menschen durch Schamgefühle verfolgt, durch das, was sie unter den damaligen Umständen getan oder nicht getan haben). Das Schweigen ist durch die Beeinträchtigung bedingt: „Dieses Meiden der eigenen Vergangenheit ist eine typische Verhaltensweise bei einer posttraumatischen Belastungsstörung" (Demuth, 2023, S. 17).

Viele Betroffene leiden unter Schuldgefühlen, v.a. nach (sexualisierten) Gewalterfahrungen. Sie werfen sich vor, nicht achtsam genug gewesen zu sein, um der drohenden Gefahr auszuweichen. Oder sie betrachten ihre eigenen Beschwerden als Unfähigkeit und Schwäche, mit Belastungen des Lebens fertig zu werden, und dergleichen mehr. Die Schuldgefühle können so bedrückend werden, dass nur noch ein Ausweg bleibt. Die Scham verschliesst den Betroffenen den Mund.

Im Gegensatz zu Naturkatastrophen und Unfällen konfrontieren uns sexualisierte und partnerschaftliche Gewalt, andere Verbrechen, Behördentraumatisierung sowie kriegerische Auseinandersetzungen stets mit Täter*innen und Opfern – diese Erfahrung entzweit die Menschen: „Das Vertrauen in andere Menschen und damit das Vertrauen in die Welt und ins Leben werden tiefgreifend erschüttert"

(Alberti, 2019, S. 38). Der Rückhalt in der menschlichen Gemeinschaft und die Solidarität der Überlebenden geht dabei unweigerlich verloren. Die transgenerationalen Auswirkungen führen dazu, dass der Nachwuchs unter den Folgen der traumatisierten Eltern leidet – Kinder stoßen mit ihrer Lebendigkeit auf eine Abwehrhaltung aufgrund des Verlustes an Lebenssicherheit. Dadurch können die Bedürfnisse der Kinder nach Angenommensein und Geliebtwerden nicht erfüllt werden, was zu tiefgreifenden Beeinträchtigungen der Persönlichkeits-Entwicklung und damit zu Lebenskrisen beiträgt (Bowlby, 1988; Brisch, 1999). Menschen sind als soziale Wesen stets auf andere angewiesen (Hüther 2021).

**Kasten 5.4:** An den Folgen zerbrechen – Suizid, erweiterter Suizid

Traumatische Erfahrungen können bei Betroffenen alles infrage stellen. Ohne Anerkennung der existenziellen Dimension ihres Leidens und ohne Unterstützung zerbrechen immer wieder Menschen an den Folgen. In der ACE-Studie zeigt sich ein eindeutiger Zusammenhang zwischen durchgemachten Gewalterfahrungen und Suizidversuch: 20 % der Studienteilnehmer mit vier und mehr Traumaerfahrungen berichteten über Suizidversuche; im Gegensatz zu weniger als 2 % bei denjenigen ohne Gewalterfahrungen (Felitti et al., 1998).

Oft kann bei Betroffenen ein vollständiger sozialer Rückzug festgestellt werden – die Beziehungsfähigkeit ist als Folge der Traumatisierung deutlich eingeschränkt und führt damit zu einem Verlust einer der wichtigsten Ressourcen. Betroffene bleiben noch mehr allein, als sie ohnehin schon sind. In dieser Spirale drehen die Gedanken und drehen – bis nur noch eine Möglichkeit gesehen wird. Trotz unserer vermeintlichen Aufgeklärtheit über soziale Missstände gibt es immer wieder Berichte von schwerst traumatisierten Menschen, die bisher „unerkannt“ und „unsichtbar“ geblieben sind.

So demonstrierte im Frühjahr 2023 etwa eine Gruppe Betroffener von „Kinderverschickungen“ mit der „Aktion Kinderkoffer“ vor dem Bundeskanzleramt in Berlin (Eckhardt, 2023). Geschätzt zwischen sechs und zwölf Millionen Kinder wurden ab Ende der 1940er Jahre bis in die späten 1990er Jahre auf vermeintliche Kinderkuren geschickt. Rund 5000 Zeitzeugenberichte liegen inzwischen vor. Kinderärzte bekamen Prämien von den Krankenkassen, wenn sie Eltern dazu rieten, ihre Kinder in eine „Kur“ zu schicken. Über die Homepage www.verschickungsheime.de können Betroffene sich vernetzen. Mit dem Begriff „Verschickung“ wird die Unterbringung von Millionen von Kleinkindern in Kinderheimen und Kinderheilstätten für eine begrenzte Zeit bezeichnet. Die Kinder wurden aus ihren Elternhäusern herausgenommen und mit Zügen in meist weit entfernte Orte gebracht. Die Praktik begann im 19. Jahrhundert und erlebt einen Massen-Boom während der Wirtschaftswunderzeit 1950–1980 (Röhl, 2021). So waren beispielsweise 1963 in Deutschland 839 Kindereinrichtungen mit 56608 Betten ausgewiesen. Die Deutsche Bahn transportierte 1977 rund 518000 Kurkinder. In den Heimen herrschte über lange Zeit ein strenger, vereinzelt noch von der NS-Ideologie geprägter Umgang mit den Kindern. An der Tagesordnung waren Erprügeln von Gehorsam, strenge Sauberkeitsforderungen, körperlicher Zwang und das Diktat der Uhr. Viele Kinder wurden systematisch gequält, mussten Erbrochenes aufessen, manche wurden für Medikamententests missbraucht, zahlreiche erlebten sexualisierte Übergriffe. Anstatt adäquate Betreuung zu erhalten – eine heilpädagogische Ausbildung beim Erziehungspersonal fehlte weitgehend – wurden die Kinder mittels Tabletten und Spritzen ruhiggestellt. Ärzt*innen, Gesundheitsämter und Krankenkassen suggerierten den Eltern, dass sie ihrem Kind etwas Gutes tun – welche in diesem Glauben die Kinder zur Erholungskur schickten und nach ein paar Wochen völlig verängstigte Nervenbündel zurück bekamen. Den Schilderungen betroffener Kinder wurde kaum Glauben geschenkt – in den Briefen, welche die Kinder nach Hause schickten, hatte alles sehr schön geklungen. Wie sich später herausstellte, hatten die Erzieherinnen den Kindern diktiert, was sie zu schreiben hatten oder sie drohten ihnen mit Strafen, falls sie etwas Negatives schrieben. Bis heute leiden viele der ehemaligen Kurkinder unter der Trennung von ihren Eltern, aber auch unter den Erniedrigungen, Quälereien und Lieblosigkeit, wie mit ihnen umgegangen wurde. Viele wünschen sich anstatt Therapie schlicht und einfach angehört und ernstgenommen zu werden.

Ein Suizid ist ein aggressiver Akt der Verzweiflung. Es entsteht eine Art Tunnelblick, der nur noch einen Ausweg offenlässt. Wegen der aggressiven Natur der Suizidhandlung ist stets an die Möglichkeit eines erweiterten Suizids zu denken (Simon et al., 2006). In der 1998 veröffentlichten ACE-Studie (adverse childhood experiences) wird der Zusammenhang zwischen belastenden Kindheitserfahrungen auf die Gesundheit untersucht. Personen, die vier oder mehr traumatische Ereignisse in ihrer Biografie aufwiesen (12.5% der Studienpopulation), zeigten gegenüber Personen, die keine traumatisierenden Ereignisse erlebt hatten, ein zwölffach erhöhtes Risiko, im Verlauf ihres Lebens einen Suizidversuch zu begehen (Felitti et al., 1998).

Die US-amerikanischen Streitkräfte vermeldeten 2008, dass die Suizidrate unter den Veteranen des Irakkrieges (20.03.2003 – 01.05.2003) die Anzahl der gefallenen Soldaten übersteige. Jeden Monat sterben in den USA über 500 Soldaten durch Suizid, Tendenz zunehmend – inzwischen sind mehr als 30 000 Armeeangehörige in den USA durch Suizid verstorben. Die Suizidrate unter den Veteranen ist deutlich höher als in der Zivilbevölkerung. Rund 40 % der 4.5 Millionen Veteranen der Einsätze in Irak und Afghanistan sind kriegsbedingt (teil-)invalid. Das seelische Leid der zahlreichen betroffenen Angehörigen ist damit noch nicht erfasst (Geiser, 2021).

Die nachfolgende Fallvignette ist ein Beispiel für transgenerationale Auswirkungen. Sie verdeutlicht, dass auch die nächste Generation in der Familie unter nicht therapierten Traumafolgestörungen ihrer Eltern leidet.

## 5.8 Fallvignette: „Du siehst heute aber alt aus"

Diese Fallvignette stellt die Situation einer ca. 50-jährigen Frau dar, die wegen Angst- und Panikattacken schon einige Jahre in psychotherapeutischer Behandlung stand. Ausgeprägte Selbstzweifel und Prüfungsängste hatten ihr verunmöglicht, das Medizinstudium zu absolvieren. In einer kürzlich durchgeführten Sitzung schilderte sie eine scheinbar banale Situation.

**Die Patientin erzählt:** Mark kam mich abholen. Das Erste, was er mir sagte: „Du siehst heute aber alt aus!". Ich war nach einem anstrengenden letzten Arbeitstag fast drei Stunden Zug gefahren, um ihn zu treffen, und nun saßen wir im Auto und mein Liebster sagte dies zu mir. Es traf mich wie eine Ohrfeige. Die Wiedersehensfreude war getrübt. Dieses Gefühl – es zog mir den Boden unter den Füssen weg. Ich schrie ihn an: „Sag so etwas nie!", schon gar nicht zu einer Frau. Aber das war auch schon alles, was ich zu sagen traute. Seine Reaktion darauf blieb aus.

In der folgenden Nacht lag ich wach im Bett und fand keine Ruhe. Ich blieb, wie „verhockt" in dem, was Mark zu mir gesagt hatte. Dieses Gefühl – etwas, was ich kannte, das schon immer da war. Diese Angst, verlassen zu werden, nicht zu genügen, ihm nicht zu gefallen. Dass ich als Frau versage. „Scheiße", und am nächsten Tag hat Mark Geburtstag. Ich fühle mich so mies. Sagen konnte ich eh nichts, und erst recht nicht an seinem Geburtstag – wie immer habe ich versucht, mich selbst zu beruhigen, wie ich es als Kind getan hatte, indem ich mich zurückzog und versuchte, alles mit mir selbst auszumachen. Jahrelang hatte ich mich ins Bett geflüchtet und versucht, mich mit Schaukeln zu beruhigen. Nie war jemand da für mich. Niemand, der mich tröstete oder mir Mut machte. Ich fühle mich einsam, nicht geliebt. Einmal mehr blieb mir nichts anderes übrig, als die Situation und den seelischen Schmerz auszuhalten und zu ertragen.

**Fachkommentar**

Die Auswirkungen dieser banalen Äußerung kann man nur verstehen, wenn man den Hintergrund dieser Frau kennt. Ihre Eltern waren Zahnärzte und als Immigranten in die Schweiz geflüchtet. Sie hatten hier eine neue Existenz aufgebaut. Die Patientin und ihre beiden Geschwister waren hier geboren und aufgewachsen. Die Atmosphäre im Elternhaus war angespannt – Sorgen und Streit prägten den Alltag. Die Eltern standen zudem unter einem erheblichen Anpassungsdruck. Die Frau konnte sich nicht erinnern, dass ihre Mutter sie einmal in die Arme genommen hätte. Im Alter von 13–14 Jahren gingen ihre Eltern mit ihr zu einem Psychiater – irgendetwas war mit dem Mädchen nicht in Ordnung.

Ein interessanter Aspekt stellt in diesem Fall die Frage nach transgenerationalen Weitergaben von belastenden Lebensereignissen dar. Die Mutter zeigt ein auffälliges, teilweise abwehrendes Beziehungsverhalten. Sie ist kaum in der Lage, auf die emotionalen Bedürfnisse der Kinder einzugehen, sie wirkt wie empathielos und liebesunfähig, obwohl dies keineswegs der Fall ist. Trotz mehrerer Anläufe, mit der Mutter aus der heutigen Sicht mögliche Hintergründe zu klären, verweigerte die Mutter den Dialog dazu. Man hat den Eindruck, dass die Mutter ihre Wunden tief in sich vergraben hat, um nicht an den Schmerz erinnert zu werden.

Es dauerte lange, bis die Patientin verstehen konnte, dass sie unter Verlassenheitsgefühlen als Folge der emotionalen Vernachlässigung und der Lieblosigkeit in der Kindheit litt. Verständlich – wie soll man etwas verstehen, das einem unbekannt ist. Sie sah ihre Beschwerden und suchte nach Erklärungen. Diese scheinbar banale Feststellung ihres Lebenspartners: „Du siehst heute aber alt aus" riss ihre seelischen Wunden auf. Alles war plötzlich infrage gestellt. Sie verlor jeden Halt – allein auf sich gestellt, wie schon so oft in ihrem Leben. Diese immer wieder auftauchende Verzweiflung unterstreicht die Behandlungsbedürftigkeit der Patientin. Mit der IRRT – Innere Kind-Sitzungen gelang mit der Zeit eine Bearbeitung der emotionalen Verletzungen.

## 5.9 Der Mensch und sein Umgang mit der Natur

Ein sehr aktuelles Thema, mit der sich die Gesellschaft – also wir alle – auseinandersetzen müssen, ist der Umgang der Menschen mit der Natur und unserer Mitwelt, das für viele Menschen auch psychisch zunehmend zum Problem wird. Deshalb setzt sich dieses Kapitel sich mit dem Umgang von Menschen mit Kreaturen und der Natur auseinander.

Anstatt von Umwelt zu sprechen, trifft „Mitwelt“ den Sachverhalt genauer – der Mensch ist Teil des Kosmos, wie Tiere, Pflanzen wie auch Luft und Ozeane, überhaupt unserem gesamten Ökosystem. Die Bewohnbarkeit der Erde ist für alle Lebewesen gefährdet – menschliches Handeln zeigt immer deutlicher dramatische Folgen (Aufdermauer, 2024). Der vermeintliche Segen der industriellen Revolution entpuppt immer mehr seine Schattenseiten – Verunreinigung des Bodens, der Luft und der Gewässer mit Chemikalien und Microplastik. Tiere und Pflanzen sind vom Massensterben und Biodiversitätsverlust bedroht. Zwischen vermeintlichen Sachzwängen und Moral muss der Mensch ethisch relevante Entscheidungen treffen – die Ehrfurcht vor dem Leben erweiterte die Sichtweise auf alles Leben um uns (Schweitzer, 2020). Der Stellenwert der Natur resp. der Mitwelt für uns Menschen muss überdacht werden (Regehr & Vuille, 2023).

In der Nähe von Basel befindet sich in Läufelfingen ein Tierfriedhof. Ein Denkmal erinnert an ein Geschehen. Hier liegen Steine mit den Überresten von Seilen, die um den Hund geschlungen worden waren: *„Der Sennenhund-Mischling Jessy wurde am 22. Juni 2004 in Pratteln von der Polizei aus dem Rhein geborgen. Jessy wurde grausam gequält und mit Steinen beschwert ersäuft. Der knapp einjährigen Hündin wurde alles genommen, das Leben und ihre Würde. Hier hat Jessy einen Platz erhalten, wo man an sie denkt“* (Gedenktafel im Tierfriedhof).

Anstatt das Urteil des Europäischen Menschenrechts-Gerichtshofes vom April 2024 als Aufforderung zu verstehen, die Anstrengungen gegen die Klimakatastrophe zu verbessern, wird darüber lamentiert, dass sich ein Gericht in die Politik einmischt. Eine Gruppe von älteren Frauen (als ‚Klimaseniorinnen‘ bezeichnet) hatte geklagt, dass die Schweiz zu wenig für die Einhaltung der Klimaziele unternimmt und damit die Menschenrechte verletzt. Die gesundheitlichen Auswirkungen des Klimawandels sind heute schon deutlich fassbar – erkennbar etwa am zunehmenden Bedarf psychotherapeutischer Betreuung von Kindern und Jugendlichen. Der Klimawandel wirft diverse normativ-ethische Fragestellungen auf, die aktuell innerhalb der Wissenschafts-Community diskutiert werden. Zentrale Punkte bilden dabei Fragen um Gerechtigkeit und Verantwortung. In die Diskussion wurde 2005 durch Glenn Albrecht ein neuer Krankheitsbegriff eingeführt: *Solastalgie* (auch als Öko-Angst bezeichnet); ein Begriff, wenn die Angst um unsere Erde und unser Überleben uns krank macht (Albrecht et al., 2007). Das Krankmachende ist dabei der vermehrte Stress, der zu gesundheitlichen Problemen führt. Die Bewältigung übersteigt die individuellen Möglichkeiten und kann nur kollektiv erfolgen – wie kann dieser Ansatz in die Psychotherapie-Konzepte übertragen werden?

Obwohl die Möglichkeit eines menschenverursachten Klimawandels seit über 100 Jahren diskutiert wurde, trugen erst verschiedene Kongresse ab den 1980er

Jahren dazu bei, dass die Thematik einer breiteren Öffentlichkeit bewusst wurde (Jamieson, 2020). Der Treibhauseffekt wurde lange klein geredet, Teile von Politik und Medien sprachen von *Erderwärmungspanik* – das war die Antwort auf die Ansage von James Hansen vor dem US-Senat, dass der Klimawandel mit 99 %-iger Sicherheit bereits begonnen habe, und dass Gegenmaßnahmen unverzüglich ergriffen werden müssten, wolle man die drohende Erderwärmung abschwächen. Dass es andere Sichtweisen gibt, ist nicht zu vermeiden – in der Tendenz wurde der Grad der Unsicherheit hochgeredet, der diesen Prognosen anhaftet, anstatt den Grad der Gewissheit der globalen Erwärmung zum Anlass zu nehmen, zielführende Maßnahmen umzusetzen. Naomi Oreskes hat mit ihren Forschungen inzwischen aufgezeigt, wie Wissenschaftler von Politik und Lobbygruppen dazu benutzt wurden und werden, unliebsame Dinge in Zweifel zu ziehen (Oreskes, 2011).

Parallel mit dem Klimawandel vollzieht sich bisher unaufhaltsam ein Verlust der Biodiversität und ein Artensterben, verursacht durch Eingriffe des Menschen in die Natur. Dieser Prozess hat sich in den letzten Jahrzehnten dramatisch beschleunigt. Gemäß einem UN-Bericht von 2019 sind aktuell rund eine Million von ungefähr acht Millionen weltweit existierenden Tier- und Pflanzenarten vom Aussterben bedroht. Schon Alexander von Humboldt hatte aufgrund seiner Forschungen über die Natur vor über 200 Jahren seine Zeitgenossen vor drohenden Umweltkatastrophen gewarnt – seine Warnung, dass nur gesunde Ökosysteme in der Lage sind, längerfristig überlebenswichtige Prozesse zu sichern, wurde in den Wind geschlagen (Wulf, 2018). Die Welt ist aus den Fugen geraten und die Lebens-Grundlagen sind bedroht.

Durch diese Entwicklungen sind wir gezwungen, unsere Beziehungen zur Mitwelt radikal zu ändern – allerdings scheinen noch längst nicht alle Mitbürger*innen diese Botschaft verstanden zu haben.

**Kasten 5.5:** Der Mensch und sein Umgang mit der Natur

Mit *Solastalgie* wird das Leiden an den Folgen der Umweltzerstörung, dem Artenverlust, und der Klimaveränderung bezeichnet. Der Ausdruck wurde von Glenn Albrecht 2005 geprägt. Die psychischen Folgen umfassen ein breites Spektrum an Beeinträchtigungen. Bisher fehlen geeignete Therapieverfahren weitgehend. Psychisch kranke Menschen sind durch diese Belastungen zusätzlich betroffen, weil sie ohnehin schon über eingeschränkte Ressourcen verfügen. Wir sind gezwungen, unsere Beziehungen zur Mitwelt radikal zu ändern, wollen wir längerfristig auf diesem Planeten überleben.

Die Bewegung Fridays for Future ist inzwischen allen bekannt – initiiert durch die damals 15-jährige schwedische Schülerin *Greta Thunberg*, welche erstmals am 20. August 2018 in einen Schulstreik trat. Anschließend saß sie regelmäßig mit einem Schild in der Hand vor dem schwedischen Parlament in Stockholm: „*Skolstrejk för klimatet*" (Schulstreik fürs Klima). Weltweit folgte die Jugend diesem Aufruf – in Deutschland wurde das erste Mal am 7. Dezember 2018 in Bad Segeberg gestreikt (Wikipedia). In der Schweiz fand der erste Klimastreik am 14. Dezember 2018 in Zürich statt. Die kantonalen schweizerischen Schulbehörden drohten den Schüler*innen mit unentschudigten Absenzen, wenn sie sich an den freitags stattfindenden Demonstrationen beteiligten. Am 28. September 2019 fand in Bern eine große Kundgebung mit gegen 100 000 Teilnehmer*innen statt.

Im Deutschen Ärzteblatt veröffentlichte Marion Sonnenmoser (2020) einen Beitrag mit dem Titel: „*Klimawandel und psychische Gesundheit: ein relativ neuer Stressfaktor*". Unter den psychischen Belastungen listete die Autorin folgende Symptome auf:

- Ohnmacht und Hilflosigkeit
- Verzweiflung und Hoffnungslosigkeit
- Kontrollverlust
- Ängste und Panik
- Verlust und Trauer
- Wut, Verärgerung, Frustration
- Gefühle von Ungerechtigkeit und Benachteiligung
- Überforderung
- Aggressionen
- Scham- und Schuldgefühle
- Reaktanz
- Überdruss
- Ignoranz und Verleugnung
- Zukunftsverdrossenheit.

Weil der Klimawandel die gesamte Menschheit kollektiv trifft und als unumkehrbar gilt, fehlen geeignete Therapieverfahren. Weiter weist die Autorin darauf hin, dass herkömmliche Stressoren innerhalb einer gewissen Zeitphase abklingen, was jedoch für den Klimawandel nicht zutreffen dürfte. Im Gegenteil: Es ist davon auszugehen, dass mehrere nachfolgende Generationen betroffen sein werden, und dass die Bewältigung nur mit kollektiven Maßnahmen – falls überhaupt – zu erreichen sein wird. Die Gesundheitssysteme sollten Vorkehrungen treffen, dass genügend Fachleute für die psychotherapeutische Versorgung von Hilfesuchenden zur Verfügung stehen (Sonnenmoser, 2020). Dabei muss im Auge behalten werden, dass Gesundheitsfachleute ihre Aufgaben und Rollen wie in anderen Bereichen auch reflektieren müssen: „Eigene Emotionen überhaupt zuzulassen, mit ihnen umzugehen und sie sowie unsere Werte und Überzeugungen zu reflektieren, wird entscheidend sein, um anderen Menschen beratend oder therapeutisch zur Seite zu stehen“ (van Bronswijk et al., 2024, S. 183).

Die Klimakleber der „letzten Generation“ wollen mit ihrem Handeln aufrütteln. Gestresste Automobilisten drohen hingegen, handgreiflich zu werden – obwohl sie wohl wegen Verkehrsüberlastungen weitaus häufiger im Stau stehen und nicht vorankommen. Diese Art von Auseinandersetzungen dürfte ein Vorgeschmack auf zukünftige Konflikteskalationen darstellen, wenn die Ressourcen knapp werden und die Erholung von Klimaveränderungen nicht mehr möglich ist.

In einem Beitrag über Gerechtigkeit und Wohlergehen hat Broome die Frage diskutiert, wie die Gesellschaft auf den Klimawandel reagieren kann (Broome, 2020). Fragen der Generationengerechtigkeit, der Ressorcennutzung und der Verantwortung stehen dabei im Zentrum der Debatte. Weiter hat das OCCR der Universität Bern (Oeschger Centre for Climate Change Research ) u.a. die Auswirkungen des Klimawandels auf Wirtschaft und Gesellschaft erforscht. In einer Untersuchung, basierend auf fast 90 000 psychiatrischen Hospitalisierungen im Kanton Bern zwischen 1973 und 2017, wurden die Auswirkungen des Klimawandels untersucht. Dabei zeigte sich, dass psychisch kranke Menschen stärker durch den Klimawandel betroffen sind; als Grund wird angeführt, dass psychisch kranke Menschen unter eingeschränkten Ressourcen leiden, um sich vor Stress zu schützen; d.h. sie weisen eine höhere Vulnerabilität gegenüber Klimaveränderungen auf. Dies erfordert, dass die bisherigen Schutzmaßnahmen – etwa bei Hitzewellen – im Gesundheitswesen für ältere Menschen auf psychisch Erkrankte ausgeweitet werden müssen. Die frühere WHO-Generaldirektorin Gro Harlem Brundtland hat die folgende Aussage gemacht:

„Gesundheit ist wesentlich mehr als die Wunder […] der modernen Medizin. Sie ist das Ergebnis einer komplexen Interaktion zwischen unserer körperlichen Verfassung und Umwelt, einschließlich unserer Gesellschaft und unserer sozialen Netzwerke, ebenso aber auch unserer individuellen Erfahrung mit Krankheiten und Verletzungen. Diese Interaktion geht weit über unser unmittelbares persönliches Umfeld und unsere nationalen Grenzen hinaus und schließt die Biosphäre der Ozeane, die Luft und die Erde unter unseren Füssen mit ein“ (Brundtland, 2000, S. 8). Damit wird als Zukunftsprojekt ein besseres Gleichgewicht zwischen Umwelt und wirtschaftlichen, kulturellen sowie spirituellen Aspekten skizziert.

# Teil VI: Sekundäre Traumatisierung von Helfenden und Kompetenzen der Gesundheitsfachpersonen

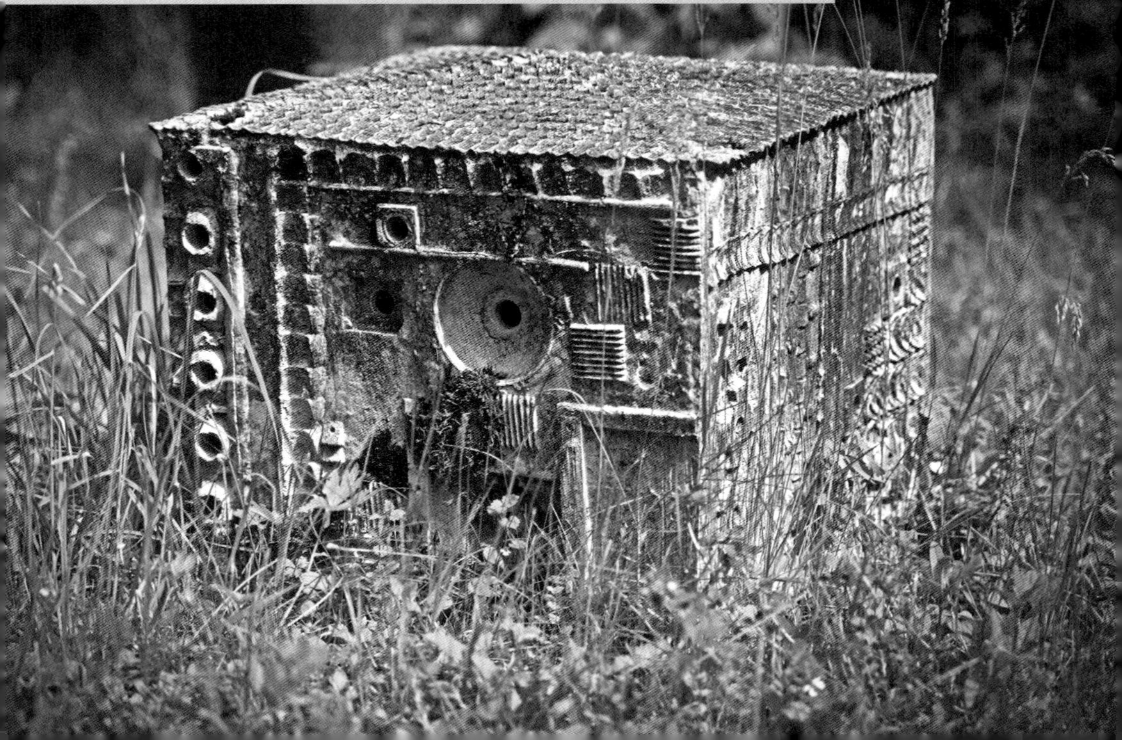

# 6
# Sekundäre Traumatisierung von Helfenden

Die Auseinandersetzung mit traumatisierten Menschen kann für Helfende sehr belastend sein. Diese Bürde muss als Berufsrisiko anerkannt werden. Oft sind nicht in erster Linie die Einsatzkräfte vor Ort mit derartigen Folgen konfrontiert, sondern die Fachleute im Hintergrund.

Ein Beispiel zur Illustration: Am Sonntag, 19. September 2010, ist in der Region Nordwestschweiz – Baden-Württemberg „slow up" angesagt, d.h. alle sind zu Fuß oder mit dem Fahrrad unterwegs, überall eine ausgelassene Stimmung. Es ist ein schöner Tag und viele Leute sind unterwegs. Der getrenntlebende Ehemann wollte am Nachmittag den gemeinsamen fünfjährigen Sohn bei der 41-jährigen Sabine R., Anwältin und Sportschützin, abholen. Dabei erschoß die Täterin den Mann und erstickte den fünfjährigen Sohn. Danach setzte sie die Wohnung mit Brandbeschleuniger in Brand – in der Wohnung befanden sich etwa 50 Liter Nitroverdünner, über 10 Liter Benzin und mehrere Liter Spiritus. Kurz vor 18h kam es zu einer Detonation, in deren Folge das Gebäude in Brand geriet. Eine zufällig in der Nähe befindliche Polizeipatroullie schlug Alarm. Inzwischen war die Frau mit einem Messer und einer Pistole bewaffnet auf die Straße gestürmt, wo sie wild um sich schoß und dabei zwei Passanten verletzte. Nun erkannten die Polizisten vor Ort den Ernst der Lage und gaben Amok-Alarm. Die Frau war ins nahe gelegene St. Elisabethenkrankenhaus eingedrungen und erstach im Eingangsbereich einen Krankenpfleger, der sich ihr gegenüberstellen wollte. Wild um sich schießend gelangte sie in den ersten Stock und verschanzte sich da in einem Krankenzimmer. Sie schoß auf die eintreffenden Polizeibeamten – und wurde schließlich im Schusswechsel getötet. Zahlreiche Polizeibeamte mussten danach eine Auszeit nehmen. Nun fragen wir: Wer von den Polizeieinsatzkräften hat am meisten unter den Folgen gelitten?

Man würde meinen, der/die Verantwortliche für den tödlichen Schuss oder allgemein die Einsatzkräfte vor Ort. Weit gefehlt – es war der diensthabende Beamte in der Zentrale, der alle Meldungen und das gesamte Chaos mitbekam, das anfänglich herrschte. Er benötigte eine längere Rehabilitationszeit, um das Erlebte zu bewältigen. Die Einsatzkräfte vor Ort sind im aktiven Einsatz – sie wissen, was zu tun ist, trotz der unglaublichen Gefahr, der alle ausgesetzt waren. Rund 50 Polizeibeamte benötigten eine Auszeit. Der Leiter der Koordinationsstelle für Konflikthandhabung und Krisenmanagement bei der Polizei in Baden-Württemberg Joachim Kepplinger: „Es ist wichtig, nach einem solchen Erlebnis nicht einfach zur Tagesordnung überzugehen. Das Erlebte muss verarbeitet werden. Jeder macht das auf seine ganz eigene Weise". Wo früher betroffene Fachpersonen als „*Weichei*", Drückeberger oder Simulanten abgestempelt wurden, hat nicht zuletzt der neue diagnostische Begriff der Traumafolgestörung zu einer breiten Akzeptanz des Störungsbildes beigetragen. Die neurophysiologischen Adaptationsvorgänge nach traumatischen Erfahrungen werden heute genauer verstanden, und haben zur Konzeption wirkungsvoller Interventionsansätze bei betroffenen Helferpersonen geführt.

Dieses Beispiel illustriert eine wichtige Erkenntnis aus der Katastrophen- und Krisenbewältigung: Man muss auch an die Fachleute im Hintergrund denken – regelmäßig leiden sie am meisten unter dem traumatischen Geschehen. Diejenigen, welche die Telefone bedienen, die Berichte eintippen, etc. Im Fachausdruck sprechen wir von *sekundären Traumatisierungen* der Helfer, oder englisch *Vicarious Trauma* – vicarious meint stellvertretend. Damit wird die Symptomatik bei Helferpersonen als charakteristische Reaktion auf die Konfrontation mit traumatisierten Personen und Situationen umschrieben. Die Bergung von Verletzten, allenfalls auch Leichen, kann zu analogen Folgen führen. Die Symptome der sekundären Traumatisierung entsprechen den diagnostischen Kriterien der PTSD. Die neurobiologischen Ursachen sind analog wie bei Traumafolgestörungen.

**Kasten 6.1:** Sekundäre Traumatisierung von Helferpersonen

Die Konfrontation mit existenziellen Bedrohungen kann auch Fachleute in ihrem Selbstverständnis erschüttern – die eigenen Ressourcen brechen weg. Die Folgen sind analog wie bei der Posttraumatischen Belastungsstörung. Im Gegensatz zu Burnout-Erkrankungen manifestieren sich sekundäre Traumatisierungen plötzlich und unerwartet – wie eine Saite einer Geige plötzlich reissen kann. Für die Prävention haben sich als hilfreich erwiesen: ausgeglichene Worklife-Balance, klare Einsatzziele und genügende Ressourcen, regelmäßige Weiterbildung zum Thema, Unterstützung und Wertschätzung im Team, genügend Erholungszeit.

Charakteristisch sind Veränderungen in der Haltung und der Wahrnehmungsfähigkeit von betroffenen Helferpersonen. Analog zu den Opfern leiden sie unter Hilflosigkeits- und Ohnmachtsgefühlen, sowie existenziellen Bedrohungsgefühlen – und oft verlieren die Fachleute selbst ihre elementaren Sicherheitsgefühle. Sie neigen zu einem verstärkten „Katastrophendenken" und reagieren übermäßig auf geringfügige Anlässe. Das „*mindset*" der Helfer*innen gerät durcheinander, ihre Überzeugungen und Werthaltungen werden erschüttert. Als im März 2015 der Flug 9525 von Barcelona nach Düsseldorf mit einem Airbus 320 der Germanwings durch den Copiloten Andreas Lubitz zum Absturz gebracht wurde, konnten einige Crewmitglieder des Flugunternehmens die folgenden Tage nicht arbeiten. Die Firmenleitung zeigte Verständnis. Nicht nur die Angehörigen der Opfer dieses Fluges waren mit einem unermesslichen Leid konfrontiert, sondern auch die Berufskolleg*innen. Alle mussten mit der Tatsache fertigwerden, dass einer von ihnen in suizidaler Absicht 149 Menschen getötet hatte.

Das spezifische Berufsrisiko von sekundären traumatischen Belastungsreaktionen muss in der Ausbildung vermittelt werden, ebenso mögliche präventive Strategien. Neben individualpathologischen Ansätzen sind die systemischen Bedingungen zu beachten – inwieweit die Institution resp. Organisation um den spezifischen Schutz der Mitarbeitenden bemüht ist. Der Bericht über die Personalsituation bei der Kantonspolizei in Basel vom 21.06.2024 zeigt, dass es diesbezüglich nicht immer zum Besten bestellt ist (Schefer, 2024).

Sekundäre Traumatisierungen können alle helfenden Fachleute treffen. Das Leiden ist durch einen abrupten Beginn charakterisiert. Das Syndrom ist durch vier clusterartige Symptomgruppen gekennzeichnet (Intrusionen, Vermeidungsverhalten, Numbing/Taubsein und gesteigerte Grundspannung). Als präventive Maßnahmen wurden eine Palette von Möglichkeiten identifiziert, wo sich eine klare Arbeitsmotivation, eine adäquate Unterstützung und Wertschätzung sowie eine regelmäßige Weiterbildung zu dieser Thematik als besonders wichtig herausgestellt haben. Nachfolgend eine nicht abschließende Liste von Fachbereichen, die durch sekundäre Traumatisierungen betroffen sein können.

- Sanitäts-Rettungskräfte
- Personal von Notfall- und Intensivmedizinstationen
- Personal von Krisen-Interventionsstationen
- Administration, Telefonzentrale
- Behandelnde Fachleute (Ärzt*innen, Psychiater*innen, Psycholog*innen, Sozialarbeiter*innen, Seelsorger*innen)
- Dolmetscher in Hilfeeinrichtungen
- Feuerwehr und Polizei-Einsatzkräfte

- Soldat*innen nach Kampfeinsätzen
- Erkennungsdienstliche und gerichtsmedizinische Fachleute
- Lokführer*innen, Berufschauffeure, Flugpersonal (inkl. technisches Personal)
- Lehrer*innen
- Medienschaffende
- Diplomatisches und administratives Personal
- Politische Entscheidungsträger
- Reguläre sowie ehrenamtliche Mitarbeitende von Rettungs- und Hilfsdiensten (z. B. THW, Rotes Kreuz, etc.)
- UN-Missionen (z. B. UN-Friedenstruppen, OECD-Einsätze, KFOR).

Durch Triggerphänomene können lange nach belastenden Einsätzen traumabezogene Erinnerungen wachgerufen werden. Im Rahmen einer Vorlesung an der Universität Zürich hatte Werner Tschan eine ehemalige Dolmetscherin eingeladen, die über ihren Einsatz im Bosnienkrieg berichten sollte. Die Präsentation wurde gut vorbereitet und eingehend besprochen – mitten in ihren Ausführungen wurde sie von Tränen übermannt und musste das Referat abbrechen. Werner Tschan versuchte, so gut es ging, die Studierenden zu beruhigen und teilte ihnen mit, was er nun in der anstehenden Mittagspause zu tun gedenke. Er ging mit der Dolmetscherin raus ins Freie, sie gingen ein paar Schritte und setzten sich auf eine Bank – wo er sie aufforderte, ihm zu schildern, wie es ihr gehe und was geschehen sei. Zusätzlich plagten die Frau Schuldgefühle, dass sie nicht in der Lage sei, eine Vorlesung zu halten, und dgl. mehr. Das Debriefing half ihr, sich wieder zu sammeln und sie konnte die grauenvollen Erinnerungen an Gräueltaten aus dem Kriegsgeschehen mitteilen, die sie als Dolmetscherin mitbekommen hatte. Sie hatte bisher nie mit jemanden über diese Erfahrungen sprechen können. Werner Tschan konnte am Nachmittag die Vorlesung fortsetzen und nutzte die Gelegenheit, mit den Studierenden die Situation eingehend zu besprechen. Es war ein anschauliches Beispiel aus der Praxis, wie Erinnerungen Betroffene einholen können.

Ein *Burnout Syndrom* entspricht dem, was umgangssprachlich mit *Ausgebranntsein, Überarbeitung, Erschöpfung* bezeichnet wird. Im Unterschied zur sekundären Traumatisierung wird Burnout als Folge einer länger anhaltenden Überlastung durch schwierige und konsumierende Situationen angesehen. Die sekundäre Traumatisierung hingegen trifft Fachleute, die direkt mit traumatisierten Personen zu tun haben (insbesondere auch Telefonist*innen, Fachsekretariat, Dolmetscher*innen, etc.) oder im Rahmen von Rettungs- und Hilfseinsätzen mit entsprechenden Situationen konfrontiert werden. Burnout ist mehr ein allgemeines

Phänomen, das nicht direkt als Folge der Konfrontation mit schrecklichen Erlebnissen auftritt. Umgekehrt ist die sekundäre Traumatisierung *nicht* Resultat des Umgangs mit „schwierigen" Situationen, sondern stellt die direkte Auswirkung nach Konfrontation mit traumatischen Ereignissen dar. Während sich eine Burnout-Symptomatik chronisch progredient entwickelt, ist die sekundäre Traumatisierung in der Regel durch einen abrupten Beginn gekennzeichnet. Die Beschwerden bei der sekundären Traumatisierung bestehen in erster Linie in intrusiven Gedanken – immer wieder auftauchende Erinnerungsbilder an das Unfallgeschehen, verbunden mit neurophysiologischen und emotionalen Reaktionen. Die Burnout-Symptomatik entspricht in der Regel einer depressiven Erkrankung mit entsprechendem Beschwerdebild.

Wie können sich Fachleute vor sekundären Traumatisierungen schützen? Erstens müssen sich die Fachleute möglicher Risiken bewusst sein – ansonsten können sie sich nicht schützen. Von Fachleuten, die von sekundären Traumatisierungen betroffen waren, wurden die nachfolgenden Aspekte als hilfreich erlebt:

- Wissen, was zu tun ist und warum man im Einsatz ist
- Klare Aufgaben und Einsatzziele haben
- Unterstützung und Würdigung für den Einsatz erhalten
- Gutes und vertrauensvolles Arbeitsklima
- Beschränkung der Einsatzzeit, genügend Erholung und Freizeit
- Fachliche Supervision
- Regelmäßige Weiterbildung zur Thematik und entsprechendes Training.

An einem Workshop zur Prävention von sekundärer Traumatisierung bei Fachleuten kam ein älterer Herr auf Werner Tschan zu, der sich als ehemaliger Feuerwehrkommandant vorstellte. Er wollte von ihm wissen, seit wann diese Konzepte bekannt sind. Dann erzählte er, dass er beim Flugzeugabsturz am Gempen im Winter 1973 etwa 36 Stunden im Einsatz gestanden sei. Damals kamen 108 Menschen ums Leben, als der Flug IM 435 von Bristol kommend im dichten Schneetreiben an einem Bergkamm in der Nähe von Basel zerschellte. Er sei hinterher regelrecht zusammengebrochen und habe nicht mehr arbeiten können – von seinen Vorgesetzten sei er in der Folge als *Weichei* tituliert worden. Es tue ihm gut, wenn er höre, dass seine damalige Reaktion nicht Folge eines persönlichen Versagens gewesen sei – er habe bis heute immer wieder daran zu nagen gehabt und sei eigentlich nie richtig darüber hinweggekommen. Dann dankte er dem Referenten persönlich für den Beitrag und verabschiedete sich (Tschan, 2019).

# 7 Kompetenzen von Fachpersonen aus Pflege-, Gesundheits- und Sozialberufen

> „Wir, die wir zu den Nationen gehören, die sich als die fortschrittlichsten der Welt ansehen, bilden einen Teil derer, die von der Ausbeutung der Entwicklungsländer profitieren. Wir sehen nicht die Leiden, die diese Tatsache in den Leibern und Seelen ganzer Völker hervorruft" (Galeano, 1980).

Die Bewältigung traumatischer Erfahrungen setzt eine optimale Helferkette voraus – keine Fachdisziplin kann die Folgen allein bewältigen. Deswegen ist die Vernetzung bereits auf Ebene der Grundausbildung erforderlich – etwa durch interdisziplinäre Veranstaltung, wo sich angehende Fachleute mit den Möglichkeiten und Grenzen der eigenen Disziplin auseinandersetzen können und über die Fachgrenzen hinweg Kontakte schließen können. Fegert hat vom „single disciplinary ghetto" Effekt gesprochen, den es zu überwinden gelte. Die involvierten Fachleute müssen über entsprechende Kompetenzen verfügen und entsprechend ausgebildet werden (Tschan, 2019): Ohne traumaspezifisches Wissen ist diese Aufgabe nicht zu bewältigen. Eine traumasensitive Vorgehensweise setzt die Bereitschaft voraus, sich in die Lebenswirklichkeit des Gegenübers einzufühlen.

Helfende müssen sich auf schwierige Situationen einstellen:
„Der Terror entsteht dadurch, dass außer dem Patienten und dem Therapeuten noch eine dritte Person anwesend zu sein scheint. Diese dritte Person ist der Täter, der ... stillschweigen fordert und dessen Befehl nun missachtet wird" (Lister, 1982, zit. in Herman, 2003, S. 188).

Solche Gegebenheiten auszuhalten kann auch für Fachleute schwierig sein. Allzu gerne würde man sich vor der Wahrheit verschließen – so schlimm kann es doch nicht sein. Die Folge ist eine Einfühlungsverweigerung in die Situation von Betroffenen.

Dabei wäre es für Opfer schwerer Traumafolgen wichtig, dass ihr Leiden anerkannt und als etwas dargestellt wird, das ihnen angetan wurde. Für das sie nichts dafürkönnen und es somit nicht ihre Schuld ist, wie es ihnen heute so geht. Damit dies funktioniert, benötigen Fachleute ein Störungskonzept und ein Verständnis über die Auswirkungen von traumatischen Erfahrungen auf den späteren Lebensverlauf von Betroffenen. Eine evidenzbasierte Schulung ist für alle involvierten Disziplinen erforderlich; gleichzeitig muss – wie gesagt – die Vernetzung der verschiedenen Fachdisziplinen durch interdisziplinäre Ausbildungsmodule ermöglicht werden.

Als sehr hilfreich hat sich der Einbezug von Betroffenen und ihrer Angehörigen in die Ausbildung erwiesen. Durch ihre Erfahrungen verfügen sie über ein praxisrelevantes Wissen, das sich für die zukünftigen Fachleute nutzen lässt. Auf diesen Aspekt wird nach der Auflistung von Kompetenzen näher eingegangen.

Die Rolle der Fachleute in der Begleitung von traumatisierten Menschen lässt sich über ihre Kompetenzen verstehen. Diese Kompetenzen sind:

- Beziehungskompetenz (angemessene Nähe und Distanz, Klärung der eigenen Rolle, eingehen können auf stark beziehungstraumatisierte Menschen)
- Präsenz
- Verbindlichkeit
- Berufserfahrung
- Methodenkompetenz (Diagnostik, Einsatz therapeutischer Interventionsstrategien, Therapieplanung, Formulierung von Zielsetzungen, Umsetzung)
- Fundierte Kenntnisse über die Ursachen und Epidemiologie von Traumafolgestörungen
- Kenntnisse über Täter*innenstrategien
- Beratungskompetenz
- Kenntnisse über Bedrohungsmanagement und Sicherheitsfragen
- Faktenwissen über die Auswirkungen traumatischer Erfahrungen inkl. den individuellen Anpassungsleistungen (welche die Symptomatik häufig verschleiern)
- Handlungswissen über therapeutische Techniken zur Stabilisierung von Betroffenen
- Bereitschaft zum Einsatz von Grenzen respektierenden Berührungen in der Therapie
- Motivationsfähigkeit
- Fähigkeit, als Rollenmodell für Patient*innen zu wirken
- Taktgefühl
- Konfliktfähigkeit

- Scham- und Affekttoleranz
- Bereitschaft, von Patient*innen zu lernen
- Frustrationstoleranz
- Fähigkeit, Infragestellung auszuhalten und sich testen zu lassen
- Fähigkeit, Praxis und Theorie in Einklang zu bringen
- Kollegiale Zusammenarbeit
- Kontext- und Systemkompetenz.

Zu weiteren Kompetenzen gehören:
- Fähigkeit zur Selbstorganisation (mentale Fähigkeiten, Zeitmanagement)
- Speditive und zielorientierte Arbeitsweise
- Belastbarkeit
- Gelassenheit und psychische Stabilität
- Rollenklärung und Abgrenzung (die fachliche Beziehung ist keine private Beziehung)
- Authentizität (Konsistenz der eigenen Haltung)
- Nähe und Distanzfähigkeit (klare Grenzen!)
- Reflexionsfähigkeit (aus Erfahrungen lernen)
- Fähigkeit, positiv zu denken und Positives zu vermitteln
- Fähigkeit, zu ermutigen, ohne zu schönen
- Fähigkeit, für eigene Integrität zu sorgen
- Selbstpflege, um leistungsfähig zu bleiben.

Stephen Porges hat unter Berücksichtigung der Therapiewirkungsforschung darauf hingewiesen, dass für die Behandlung von Traumafolgestörungen die therapeutische Beziehung im Hinblick auf gewünschte Veränderungen von zentraler Bedeutung ist, sozusagen eine conditio sine qua non. Im Gegensatz zur Auffassung vieler Fachleute, z.B. bei Porges (2019) auf S. 190), sind wir der Auffassung, dass konkrete Resultate therapeutischer Arbeit durchaus ebenso entscheidend von der gewählten und adäquaten Vorgehensweise abhängen.

Traumatherapeut*innen müssen in Bezug auf das Setting flexibel sein. Ein ca. 50-jähriger Patient wurde durch den Gastroenterologen zur Behandlung zugewiesen. Wegen unklaren seit längerer Zeit bestehender Bauchbeschwerden wurde eine Magen-Darmuntersuchung durchgeführt. Bei der rektalen Untersuchung fing der Mann an zu weinen. Auf die Frage: „Haben Sie etwas Schlimmes erlebt?“ antwortete der Mann mit „ja“. Nach einer notfallmäßigen Überweisung berichtete der Mann zwei Tage später in der ersten psychiatrischen Konsultation von sexualisierten Gewalterlebnissen in seiner Jugend und späteren Folterungen im Militärgefängnis, wo ihm unter anderem anale Penetrationen zugefügt wurden. Zur nachfolgenden Sitzung erschien der Mann alkoholisiert. Bevor der Psychiater etwas sagen konnte, fing der Mann an zu weinen: Er schäme sich dermaßen, über das Vorgefalle zu sprechen – er habe sich betrinken müssen, damit er es überhaupt in die Sitzung geschafft habe. Normalerweise behandeln wir keine Patient*innen, die betrunken zu einer Konsultation erscheinen. In dem Fall wurden mit dem Mann Alternativen besprochen, wie er mit seinen Schamgefühlen umgehen kann, und dass er mittels Beruhigungsmittel eine Option habe, die Belastung auszuhalten. Resultat war eine mehrjährige Traumabehandlung.

**Kasten 7.1:** Kompetenzen von professionellen Helfenden

Die Bewältigung traumatischer Ereignisse ist für Fachleute mit erheblichen Belastungen verbunden: Sie werden durch die Schilderungen von Betroffenen zu Zeugen schrecklicher Ereignisse, sie werden mit Ohnmacht und Hilfslosigkeit konfrontiert, und sie sollen mit Energie und Überzeugung den Betroffenen dazu verhelfen, wieder eine Perspektive zu finden. Die Arbeit von professionellen Helfern bei Traumafolgestörungen wurde zutreffend mit dem Einsatz von Gesundheitsfachleuten in der Intensivmedizin verglichen. Eine traumaspezifische Behandlung stellt eine komplexe Aufgabe dar, die nur durch Vernetzung mit anderen Fachleuten zu bewältigen ist. Die spezifischen Kompetenzen müssen in der Ausbildung vermittelt und in der weiteren beruflichen Tätigkeit vertieft werden. Hilfreich ist, Betroffene mit ihrem Erfahrungsschatz als Lehrende einzubeziehen, wie dies exemplarisch durch Tonier Cain und ihrem Film „Healing Neen“ aufgezeigt wurde (Cain et al., 2010).
Die Verantwortung für eine fachgerechte Versorgung von Trauma-Survivors liegt nicht nur bei den einzelnen Fachleuten, sondern ebenso bei den Ausbildungsverantwortlichen und Leitungspersonen. Qualitätssicherungsmaßnahmen müssen diese Ebene mitberücksichtigen.

Mit dem Einbezug von Betroffenen und ihren Angehörigen in die Ausbildung von Fachleuten erhalten diese ein realitätsgerechtes Bild, was es heißt, ein oder mehrere traumatische Ereignisse überlebt zu haben – ein Beispiel aus eigener Erfahrung ist Tonier Cain. Sie wuchs unter erbärmlichen Verhältnissen auf, vor lauter Hunger und Durst nahm sie als junges Mädchen das Einzige, was es im Kühlschrank hatte – eine Dose Bier. Tonier lebte 19 Jahre lang auf der Straße, prostituierte sich, konsumierte alle möglichen Drogen und wurde 66 mal wegen krimineller Vergehen verurteilt. Sie verbrachte viel Zeit im Knast und lernte dabei die

„richtigen" Typen kennen – bis sie schließlich mit Hilfe einer Therapie einen Weg aus ihrer Misere fand. Heute spricht sie an den renommiertesten US-Universitäten zu Fachleuten über Traumafolgen, Suchtprobleme, Knast, und wie es einem ergeht, wenn niemand für einen da ist, als Kind, als Jugendliche, als junge Erwachsene. Werner Tschan hat Tonier Cain an einem Workshop in Honolulu (Hawaii) kennen gelernt. Ihr hier erwähnter Film wurde am Peace Festival in Orlando ausgezeichnet.

Deutschland hat mit dem Betroffenenrat (UBSKM) seit 2015 eine neue Form der Politikberatung geschaffen. Damit finden die Erfahrungen und Empfehlungen von Betroffenen auf höchster politischer Ebene Gehör. Die maximal 18 Mitglieder des Betroffenenrates repräsentieren unterschiedliche Missbrauchserfahrungen. Die Berufung erfolgt über ein Bewerbungsverfahren, die Wahl erfolgt auf fünf Jahre und wird durch die Bundesministerin für Familie, Senioren, Frauen und Jugend vorgenommen. Die Betroffenen haben selbst sexualisierte Gewalt erlebt und sind teilweise über mehrere Jahre beruflich in diesem Bereich engagiert. Analoge Strukturen sollten unseres Erachtens für Traumabetroffene geschaffen werden. Die Stiftung Katastrophen-Nachsorge operiert nach einem vergleichbaren Modell und hat in den vergangenen Jahren durch zahlreiche Einsätze einen wesentlichen Beitrag zur Nachsorge bei Flugzeugunglücken geleistet. Diese Stiftung wurde nach der Katastrophe an der Airshow Ramstein (1988) ins Leben gerufen.

Ein weiterer Bereich zum Einbezug von Betroffenen stellen sexualisierte Grenzverletzungen durch Fachleute dar. Es zeigt sich immer wieder, wie ein institutioneller Narzissmus regelmäßig eine gezielte Vorgehensweise gegen Fachleute verhindert, die ihre Machtposition missbrauchen und ein Fehlverhalten an den Tag legen. Hinlänglich bekannt sind inzwischen die sexualisierten Übergriffe in der Katholischen Kirche, im Sport, in Schulen, Heimen und Freizeitgestaltung sowie im Gesundheitswesen. Es sind Täterorganisationen, die sich schützend vor ihre Mitglieder stellen und den zigtausendfachen Missbrauch als Einzelfälle hinstellen wollen (Tschan, 2023b). Dieses Narrativ greift seit #MeToo nicht mehr. Die Täter wehren sich und versuchen, die Opfer und ihre Helfer*innen zu diskreditieren. Je mehr man auf der Seite von betroffenen Opfern steht, desto mehr wird man als Fachperson behandelt wie sie. Das erfordert Nerven. Betroffene können durch ihre Beratungsfunktion mithelfen, die Dinge ins rechte Licht zu rücken und eine adäquate Vorgehensweise aufzeigen. Sie haben keine operativen Befugnisse, können jedoch durch ihre Außensicht die Machtstrukturen überwinden, die allen Institutionen innewohnen und einer Aufarbeitung entgegenstehen (Ferring, 2013).

Die Verantwortung für eine fachgerechte Versorgung von Trauma-Betroffenen liegt auch bei den zuständigen Instanzen für die Ausgestaltung der Curricula und der Weiterbildungsprogramme, sowie der jeweiligen Leitungspersonen der verschiedenen involvierten Institutionen (Volmer, 2019). Die Qualitätssicherungsmaßnahmen müssen diese Ebene mitberücksichtigen.

Die Rolle der Fachleute und ihre Aufgaben werden durch die Politik bestimmt – ein Zusammenhang, der am Beispiel von Meldepflichten erkennbar ist. In den deutschsprachigen Ländern muss inzwischen jeder Hundebiss durch Fachleute gemeldet werden – nicht jedoch sexualisierte Gewaltdelikte, auch nicht fachliches Fehlverhalten. Wegschauen und Nichtstun ist nach wie vor die Devise: „*Da schweigt des Sängers Höflichkeit*", geht mich nichts an. Schweigen ist jedoch auch eine Handlung – und vielfach entspricht sie einer unterlassenen Hilfeleistung. Noch einmal sei darauf hingewiesen, dass eine professionelle Reaktionsweise entsprechende Schulung voraussetzt. Fachleute aus den unterschiedlichen Disziplinen müssen über die vielfältigen Ursachen von Traumafolgestörungen unterrichtet werden, sonst sind sie nicht in der Lage, ihre Aufgabe fachgerecht wahrnehmen zu können.

Der Kampf für soziale Gerechtigkeit ist eine zentrale fachliche Aufgabe – dies zeigt sich wohl deutlich bei Traumafolgestörungen und dem gesellschaftlichen Umgang mit den Betroffenen.

# Teil VII:
# Aus Krisen lernen

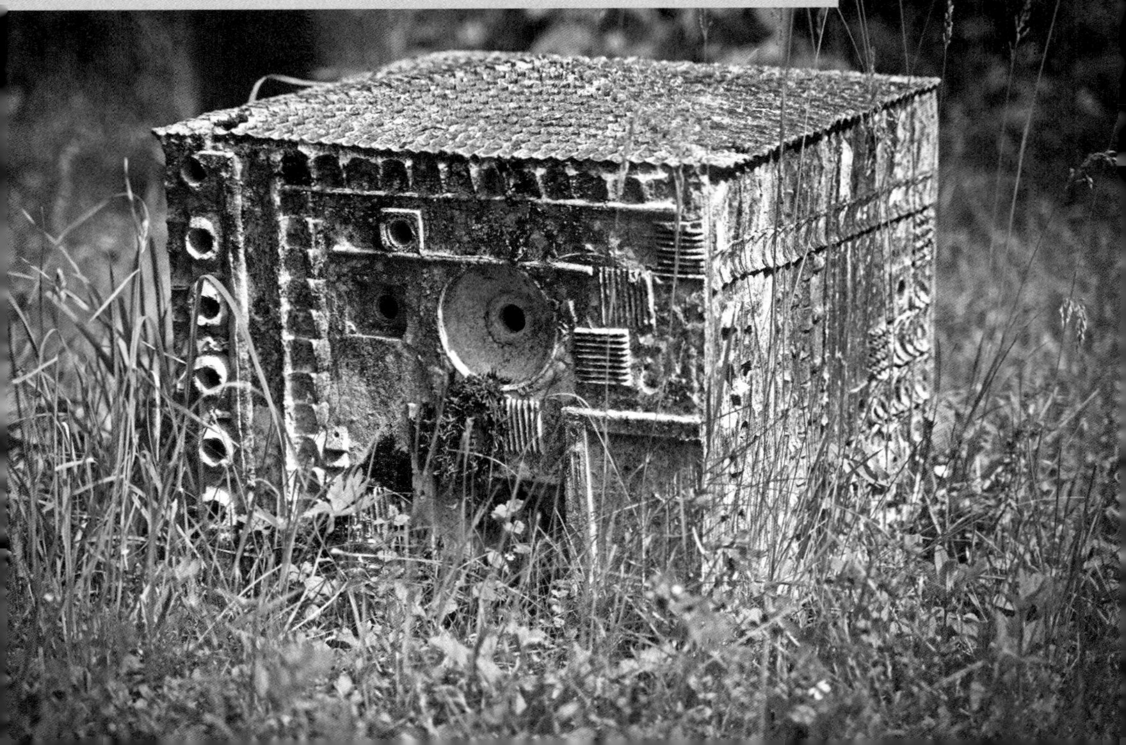

# 8
# Die stürmische See – Was lernt man aus Krisen?

> „Ich glaube, man kann nicht stark sein, wenn man nie verletzt wurde und gelernt hat, das zu überleben" (Helen Macdonald, 2021, S. 130).

Das Leben lehrt einem vieles. Einen Sturm kann man nicht beruhigen. Man kann höchstens versuchen, selbst ruhig zu bleiben. Aber man braucht Menschen, die angesichts von existenziellen Katastrophen an der Seite stehen und einen akzeptieren und unterstützen, die einem Mut machen, die an einen glauben. Wir zeigen anhand von drei Biografien, was wir damit meinen.

**Kasten 8.1:** Was lernt man aus Krisen?

Das Leben lehrt einem vieles. So wie viele Betroffene am liebsten vergessen möchten, was sie durchgemacht haben, tendiert auch die Gesellschaft dazu, das Durchgemachte zu vergessen – wir sprechen von Katastrophendemenz. Damit unterbleiben wichtige Lernerfahrungen, und dieselben Fehler werden wieder und wieder gemacht.
Ohne Unterstützung schafft man es kaum, wenn man von existentiellen Katastrophen bedroht ist – wir haben drei Biografien ausgewählt, die dies illustrieren. Die Musik-Entertainerin Tina Turner, der Staatspräsident und Friedensnobelpreisträger Nelson Mandela und Simon Biles, Turnerin und Wettkampfathletin. Gemeinsam ist ihnen, dass sie zu ihren Verletzungen stehen konnten und trotzdem nicht aufgegeben haben, und dass sie hart gearbeitet haben. Der Erfolg ist ihnen nicht in den Schoß gefallen.

Der Mensch wird immer wieder von Schicksalsschlägen und belastenden Ereignissen eingeholt. Freunde sterben – manchmal plötzlich und völlig unerwartet, wie etwa während der Covid-19-Pandemie. In der Ukraine tötet der Krieg seit 2014 unzählige Menschen, zig Millionen wurden zur Flucht gezwungen. Weiteren Ländern droht ein ähnliches Schicksal. Auch auf russischer Seite sterben viele junge Soldaten. Es sind Söhne, die ihren Familien entrissen werden, es sind Verlobte und Ehemänner von jungen Frauen, die das Leben vor sich sahen. Den Zurückgebliebenen bleibt nur die Trauer. Analog in Palästina und Israel.

Traumatische Erfahrungen machen die Menschen einsam, die Mitmenschen mögen irgendwann nicht mehr zuhören und finden, es reicht nun. Vielfach können die Erfahrungen der Betroffenen nicht nachvollzogen werden – es existieren keine gemeinsamen Erfahrungshintergründe. Zudem tendieren Betroffene oft dazu, über das Geschehene zu schweigen – einerseits aus Angst vor dem Überschwemmtwerden mit eigenen, schmerzhaften Gefühlen, die unweigerlich auftauchen, sobald man diese Erinnerungen zulässt, andererseits aus Loyalität zu den Mitmenschen, die man nicht unnötig belasten möchte. Die abwehrende Haltung verdeutlicht sich in Redeweisen wie: „Es wächst Gras darüber", „Fang nicht immer wieder mit den alten Sachen an", „Schaue vorwärts und vergiss endlich die alten Geschichten ...". Für Menschen, die schwere Traumatisierungen erlebt haben, ist es jedoch wichtig, eine Verbindung zur Gegenwart herstellen zu können. Wie beeinflussen die Erfahrungen den heutigen Lebensalltag? „Das ist lange her" heißt nicht, dass es auf der inneren Ebene des Erlebens bewältigt ist – indem man das Thema meidet, nicht darüber spricht, es verschweigt und anzweifelt, ja sogar die Spuren verwischt, indem Dokumente entsorgt werden, wird es trotzdem innerlich weitergetragen. Wieso soll man sich mit belastenden Erinnerungen auseinandersetzen? Diese Auseinandersetzung schmerzt: „Trauerarbeit öffnet die Tür in die Gegenwart" (Olbricht, 2004, S. 195). Um ein Ereignis voll erfassen zu können, muss es akzeptiert und wahrgenommen werden und damit erzählbar werden. In zahlreichen Lernbüchern steht dazu sinngemäß: „Erst damit kann das Individuum eine Synthese über die Bedeutung der vergangenen Ereignisse für das Selbst vollziehen".

An dieser Stelle möchten wir die Frage zur Diskussion stellen: Was heißt Heilung? Mit Sicherheit nicht nur die Überwindung von Symptomen. Einen Aspekt von Heilung sehen wir darin, dass sich ein Trauma im Leben von Betroffenen zu einem sinnstiftenden Ereignis wandelt. Dies trägt zu einer Reifung der Persönlichkeit bei und hilft in der Regel zu einer besseren Bewältigung von neuen Schicksalsschlägen. Ein weiterer Aspekt, der uns im Heilungsprozess wichtig erscheint, ist die Öffnung und Überwindung des „eigenen Panzers" zu einer empathischen, mitfühlenden, mitunter aber auch mitleidenden, Hinwendung zu Mitmenschen. Der Panzer hat sich in der Vergangenheit bis heute als Überlebensstrategie ausgebildet – erst das Zulassen-Können des eigenen Schmerzes vermenschlicht Betroffene. Und schließlich bedeutet Heilung auch, dass wir mit tieferen Schichten unserer Seele in Berührung kommen. Und das wiederum hat eine zutiefst spirituelle Dimension.

Viele Menschen bleiben mit ihren traumatischen Erfahrungen allein, oft schämen sie sich für das Vorgefallene. Sie ziehen sich zurück und wirken dadurch unnahbar und kühl. Dadurch wirken sie für andere wie uneinfühlsam – gegenüber ihren Mitmenschen, aber auch gegenüber sich selbst. Der zwischenmenschliche Kontakt mit ihnen gestaltet sich schwierig und mühsam – was die Isolation wie in einer Spirale zusätzlich verstärkt. Betroffene wirken gefangen in einem Panzer – Schutz und Hindernis zugleich. Das Mitschwingen und die Resonanz mit anderen wird mehr und mehr beeinträchtigt – mit dem Resultat, dass Mitmenschen sich resigniert und frustriert abwenden. Diese Beziehungsdynamik zeigt sich natürlich auch in professionellen Settings.

Meistens treffen einen Schicksalsschläge völlig unerwartet. Für die Aufarbeitung gibt es eine wichtige Erkenntnis zu beachten: Der Schnitt zwischen vorher und nachher und dem traumatischen Ereignis. Es gibt eine Zeit des Traumas, die ungeschehen gemacht werden soll und an die man sich nicht erinnern will, sowie eine Zeit davor und eine Zeit danach. Die Erinnerungen sind schmerzhaft – deshalb möchten Betroffene diesem Lebensabschnitt instinktiv ausweichen. Sie versuchen zu funktionieren, so gut es geht – und meiden es, ihre seelischen Regungen zur Kenntnis zu nehmen. Vielfach versuchen sie, die inneren Stimmen zum Schweigen zu bringen, indem sie sich betäuben, sich in Aktivitäten stürzen – um letztlich die innerliche Leere und den Schmerz nicht zu fühlen. Natascha Kampusch spricht mit großer Offenheit über ihre durchgemachten Erfahrungen während ihrer Geiselhaft (Kampusch, 2012). Sie spricht so gut, dass ihre Geschichte von zahlreichen Menschen bezweifelt wird – das Bild vom wehrlosen Opfer verträgt sich nicht mit der selbstbewussten Ausstrahlung von Frau Kampusch. Eine weitere Frau, die inzwischen als Heldin gilt, ist Gisèle Pelicot. Durch die öffentliche Austragung des Vergewaltigungsprozesses in Frankreich hat sich etwas verändert – es sind: „... eventuell auch soziale, und gesellschaftliche Faktoren, die das Schweigen befördern und das Erzählen behindern“ (Emcke, 2015, S. 77). Die Angeklagten im Prozess Pelicot sind 0815-Männer – was nicht so recht ins gängige Klischee passen will. Rechtschaffene Männer, wie man zu sagen pflegt. Derartige Gewaltschilderungen beschämen und sie machen betroffen – weil hier Menschen Dinge preisgeben, die sich mitten in unserer Gesellschaft zutragen. Man kann es nicht einfach abhaken, da die Täter nicht in die üblichen Schubladen von Kriminellen gesteckt werden können. Solche Schilderungen machen einen hilflos, weil es geschehen ist, und niemand das Unrecht verhindern konnte. Frau Pelicot macht durch ihr engagiertes Auftreten vielen Frauen Mut – nicht die Betroffenen müssen sich schämen, sondern alle, die weggeschaut haben und v.a. diejenigen, die für die Taten verantwortlich sind.

Für Betroffene ist es oft schwierig, die eigene Vergangenheit anzunehmen. Caroline Darian, die Tochter von Gisèle Pelicot formuliert dies so: „Mein Vater ist ein Verbrecher und mit dieser knallharten Realität muss ich wohl leben lernen“ (Darian, 2025, S. 14). Oft handelt es sich um kollektive Dramen, die einer Vergangenheitsbewältigung entgegenstehen. Das Schweizer Fernsehen hat in der Sendung Sternstunde Religion ein Interview mit Niklas Frank ausgestrahlt, dessen Vater einer der schlimmsten Nazi-Verbrecher war. Frank trägt ein Foto auf sich, dass seinen Vater nach der Exekution im Rahmen der Nürnberger Prozesse zeigt. Sein Vater erhielt in seiner Funktion als Generalgouverneur über das besetzte Polen den Ruf „Schlächter von Polen“. Der nun 85-jährige Niklas blickt auf sein Leben und seine Beziehung zu seinem Vater zurück und kann spätestens seit dem Tod seiner Ehefrau den Panzer um seine Seele wahrnehmen, den er sich zurechtgelegt hat.

Die nachfolgenden drei Beispiele sollen illustrieren, wie drei Menschen ihr Schicksal gemeistert haben. Alle drei haben ihre Schwierigkeiten nie geleugnet – und trotz den immensen Verletzungen, die sie erlebt haben, haben sie ihre Menschlichkeit bewahrt. Alle drei sind Ikonen.

### Tina Turner

Sie ist eine der erfolgreichsten Rocksängerinnen in der Geschichte – sie gilt als die „Queen of Rock ‘n’ Roll“. Ihren Auftritt im Maracanã-Stadion in Rio de Janeiro vor 188 000 Zuschauern gilt als einer der größten Konzertauftritte einer Solokünstlerin. Die Sängerin wurde am 26. November 1939 als Anna Mae Bullock unter bitterarmen Verhältnissen in Nutbush, Brownsville, Tennessee geboren. Ihr Leben war ein steter Überlebenskampf – zunächst als Schwarze im Süden der USA mit dem ausgeprägten Rassismus und Misogynie, dann die Misshandlungen in ihrer Ehe mit Ike Turner, schon in der Hochzeitsnacht, als ihr Mann sie in ein Bordell schleppte, und sie sich eine Sexshow ansehen musste (Schuster, 2023). Lange Jahre schwieg sie beschämt: „Die Erfahrung war so verstörend, dass ich sie unterdrückt, ausradiert und ein anderes Szenario erfunden habe, die Fantasie von einer romantischen Entführung“. 1981 sprach sie erstmals in einem Interview im „People-Magazin“ über die Gewalt, die ihr ihr Ehemann angetan hatte (Bernays, 2021). Ein Suizidversuch mit Schlaftabletten misslang.

Dass sie mit ihrer Offenlegung von Gewalt in der Ehe vielen Frauen den Weg ebnete, war ihr damals nicht bewusst. Tina Turner lebte Selbstermächtigung vor, bevor solche Begriffe überhaupt auftauchten (Turner, 2020). Als sie 45 Jahre alt war, lernte sie ihren späteren 16 Jahre jüngeren Ehemann Erwin Bach kennen. Bis zu ihrem Tod lebte sie in Küsnacht am Zürichsee in der Villa Algonquin – ein Name im Andenken an ihre Mutter und ihre indianischen Wurzeln.

### Nelson Mandela

Nelson Mandela war 27 Jahre als politischer Gefangener mit der Nummer 466/64 im Knast auf Robben Island. Er war am 18. Juli 1918 zur Welt gekommen. 1989 schloss er sein Studium an der University of South Africa mit einem Bachelor of Laws ab. Am 11. Februar 1990 wurde Nelson Mandela aus der Haft entlassen und vier Jahre später zum ersten Präsidenten Südafrikas gewählt. Die ersten Worte seiner Autobiografie beginnen mit den Worten (Zitat aus einem Brief an Winnie Mandela): „... the cell is an ideal place to learn to know yourself, to search realistically and regularly the process of your own mind and feelings“ (Mandela, 2010, S. VII).

(Übers. des Autors: Die Knastzelle ist ein idealer Platz, um sich selbst kennen zu lernen, um die eigenen Gedankengänge und Gefühle besser zu verstehen).

Nelson Mandela hat uns fünf Weisheiten hinterlassen:
1. Übernimm Verantwortung: Sie bringt Erfahrung und Wissen
2. Vernetz dich: Gemeinsam ist man stärker
3. Role Models: such dir Vorbilder
4. Zickzack: Umwege müssen nichts Schlechtes sein
5. Weitsicht: Respektiere und fördere die Freiheit aller.

Für sein politisches Engagement wurde er 1993 mit dem Friedensnobelpreis geehrt. Eines seiner bekanntesten Zitate ist: „Die Zeit heilt viele Wunden, aber die Narben bleiben“. Das soll uns in den Aufarbeitungen von Traumafolgestörungen daran erinnern, was zurückbleibt.

### Simone Biles

Simone Biles ist eine US-Athletin und gilt als eine der erfolgreichsten Turnerinnen. Sie wurde am 14. März 1997 in Columbus, Ohio, geboren, ihre Mutter war drogenabhängig und nicht in der Lage, nach ihren Kindern zu sehen. Während den Olympischen Spielen 2020 in Tokio musste sie nach einem Blackout (als Twisties bekannt: Wenn eine Turnerin in der Luft bei Saltos und Pirouetten die Orientierung verliert) ihre Teilnahme mitten im Wettkampfgeschehen abbrechen. Kurz zuvor hatte Simone Biles öffentlich gemacht, dass sie wie viele andere Athletinnen auch durch den Mannschaftsarzt Larry Nassar sexualisierte Übergriffe erlebt hatte. Sie musste damals viel Kritik einstecken – sie wurde von TV-Moderator*innen, Turnexpert*innen und der breiten Öffentlichkeit als Versagerin und „Quitter" (eine Person, die schnell aufgibt) betitelt. Damals wähnte die Athletin ihre Karriere am Ende: „Ich dachte nicht, dass ich nach Tokio nochmals Wettkämpfe bestreiten könnte" (Helbling, 2024). An der Olympiade in Paris 2024 zeigte sie nochmals, wozu sie fähig ist.

Mit Simone Biles hatten über hundert US-Athletinnen das FBI verklagt, weil die Bundespolizei zu spät auf Klagen von Missbrauchsopfern des Teamarztes Larry Nassar reagiert hatte. In einer außergerichtlichen Einigung wurde den Betroffenen durch das amerikanische Justizministerium wegen den Versäumnissen bei den Ermittlungen eine Summe von 100 Millionen Dollar zugesprochen (Radnofsky & Gurman, 2024).

Diese drei Menschen sind „survivors", wie viele andere auch, die hier nicht namentlich aufgeführt werden. Das Leben dieser survivors hatte viele Schattenseiten. Gemeinsam ist ihnen, dass sie nicht aufgegeben und dass sie hart gearbeitet haben. Sie haben sich den Erfolg hart erkämpft. Ein, zwei Schritte zurück hat bei ihnen den Weg geebnet, um wieder Fuss zu fassen und voranzukommen, oder wie man im französischen sagt: reculer pour mieux sauter. Sie haben viel Glück gehabt und Unterstützung erfahren. Schutzengel haben sie begleitet. Ihre Schicksale zwingen uns zum Innehalten und Nachdenken – wie haben sie die Folgen und Beeinträchtigungen bewältigt? Was hat ihnen die Kraft gegeben, weiterzumachen, und nicht aufzugeben?

Eine Ausstellung über fürsorgerische Zwangsmaßnahmen und Behördentraumatisierung im Bernischen Historischen Museum (20.02.2025 – 11.01.2026) trägt den Titel: „Von Glück vergessen". Wir sollten stets daran denken, dass zahlreiche Betroffene an ihrem Schicksal zerbrochen sind und es nicht geschafft haben, über das hinwegzukommen, was sie erlebt haben oder was ihnen angetan wurde. Die meisten Märchen enden mit einem Happy End – nicht so das reale Leben von Traumasurvivors. Es ist diese Illusion, dass die Zeit alle Wunden heilt; dieses Narrativ: „Schau vorwärts und hadere nicht mit der Vergangenheit ... es kommt schon gut, du musst nur daran glauben", das immer wieder fast mantraartig zahlreiche Filme prägt. Unzufriedene Menschen sind selbst schuld an ihrem Schicksal ... auch das hält sich hartnäckig. Denjenigen unter uns, die kaum Leid und Schmerz kennen gelernt haben, kommen solche Sätze leicht über die Lippen.

Man kann Versicherungen abschließen – gegen materielle Schäden. Mehr nicht. Und hoffen, dass das Kleingedruckte einen nicht leer ausgehen lässt, weil das Hochwasser nicht von außen das Gebäude beschädigte, sondern von innen, über die Kanalisation. Gegen die seelischen Schäden kann man sich nicht versichern. Ein Gedicht von Johann Wolfgang von Goethe (Goethe, 2019) mag ein Fingerzeig sein:

*Ein Mann, der Tränen streng entwöhnt*
*Mag sich ein Held erscheinen,*
*doch wenn's im Innern stöhnt und dröhnt,*
*geb ihm ein Gott zu weinen.*

Mitmenschlichkeit und Anteilnahme können helfen, seelische Wunden zu heilen. Tränen können die Türe zum eigenen Herzen und zu anderen Menschen öffnen – das Mitgefühl wirkt berührend. Betroffene fühlen sich in ihrer Verletztheit angenommen und in der Gemeinschaft anderer aufgehoben.

# Anhang

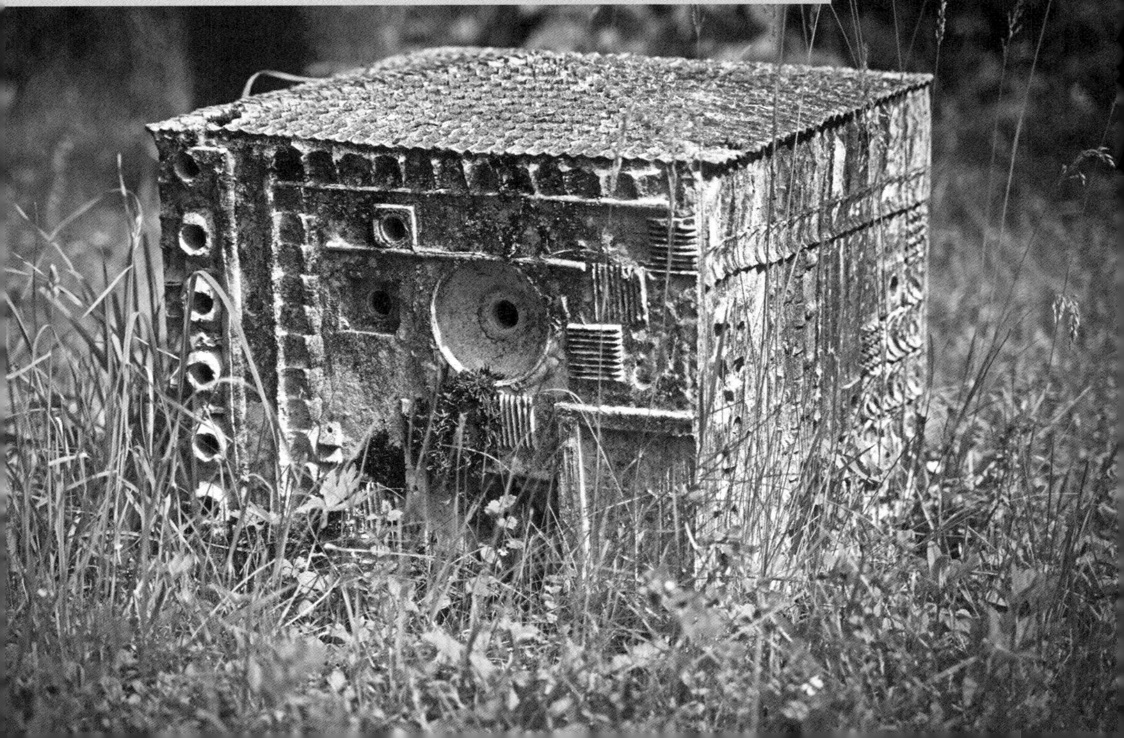

# Literatur

Abuse in Care – Royal Commission of Inquiry. (2024). *Whanaketia – Through pain and trauma, from darkness to light*. https://www.abuseincare.org.nz/reports/whanaketia

Adler, R. (2022). *Das Unsichtbare sichtbar machen. Erkundungen biopsychosozialer Zusammenhänge*. Weber Verlag.

Adorno, T.W. (1971). Was bedeutet Aufarbeitung der Vergangenheit? In G. Kadelbach (Hrsg.), *Erziehung zur Mündigkeit* (S. 10–28). Suhrkamp. (Originalquelle veröffentlicht in 1959)

Alberti, B. (2019). *Seelische Trümmer*. Kösel.

Albrecht, G., Sartore, G.-M., Connor, L., Higginbotham, N., Freeman, S., Kelly, B. (2007). Solastalgie. The distress caused by environmental change. *Australian Psychiatry, 15*, 95–98. https://doi.org/10.1080/10398560701701288

Althaus, N., Messmer, P. & Tanner, S. (2025, 1. März). Im Land der grössten Dichte an Psychiatern werden die Wartelisten immer länger. Was läuft da falsch? *Neue Zürcher Zeitung*. https://www.nzz.ch/nzz-am-sonntag/report-und-debatte/psychische-probleme-in-der-schweiz-nehmen-zu-sind-wir-heute-kraenker-ld.1871925

American Psychiatric Association (APA). (2018). *Diagnostisches und Statistisches Manual Psychischer Störungen – Textrevision – DSM-5-TR®*. Hogrefe.

American Psychiatric Association (APA). (2022). *Diagnostic and Statistical Manual of Mental Disorders- DSM-5*. American Psychiatric Association.

American Psychiatric Association (APA). (2025). *Diagnostisches und Statistisches Manual Psychischer Störungen – Textrevision – DSM-5-TR®*. Hogrefe.

ANSM (2022). *Résultats de l'enquête 2022 Soumission chimique*. ANSM, Agence Nationale de sécurité du médicament et des produits de santé.

Arbeitsgruppe Kindesmisshandlung. (1992). *Kindesmisshandlungen in der Schweiz. Schlussbericht zuhanden des Vorstehers des Eidgenössischen Departements des Innern*. Eidgenössische Drucksachen- und Materialzentrale.

ARTE. (2023, 14. März). *Abenteuer Seidenstrasse* [Dokumentation].

Aufdermauer, C. (2024). *Vergiftete Schweiz. Eine andere Geschichte der Industrialisierung*. Hier und Jetzt.

Barker, P. (1992). *Regeneration*. Penguin Books.

Becker, D. (1992). *Ohne Hass keine Versöhnung. Das Trauma der Verfolgten*. Kore.

Bergmann, C. (2011). *Abschlussbericht der Unabhängigen Beauftragten zur Aufarbeitung des sexuellen Kindesmissbrauchs*. Geschäftsstelle der Unabhängigen Beauftragten zur Aufarbeitung des sexuellen Kindesmissbrauchs. https://beauftragte-missbrauch.de/fileadmin/user_upload/Materialien/Publikationen/Berichte/Abschlussbericht-der-Unabhaengigen-Beauftragten-zur-Aufarbeitung-des-sexuellen-Kindesmissbrauchs.pdf

Bernays, U. (2021, 11. Juni). Pop ist ein Überlebenskampf. Wie Tina Turner ihn überlebt, zeigt ein neuer Film. *Neue Zürcher Zeitung*. https://www.nzz.ch/feuilleton/tina-eine-eindruecklicher-dokumentarfilm-ueber-tina-turner-ld.1629562

Bernhardt, K. (2024). *Der KI-Therapeut. Psychische Probleme mit künstlicher Intelligenz überwinden – KI-Tools als erste Hilfe für Betroffene*. Ariston.

Bignasca, V., Federer, L., Kaspar, M., Odier, L., Dommann, M. & Meier, M. (2023). *Bericht zum Pilotprojekt zur Geschichte sexuellen Missbrauchs im Umfeld der römisch-katholischen Kirche in der Schweiz seit Mitte des 20. Jahrhunderts*. Schweizerische Gesellschaft für Geschichte.

Bitter, S., Bangerter, A. & Ramsauer, N. (2020). *Adoptionen von Kindern aus Sri Lanka in der Schweiz 1973–1997. Zur Praxis der privaten Vermittlungsstellen und der Behörden. Historische Analyse betreffend das Postulat Ruiz 17.4181 im Auftrag des Bundesamts für Justiz*. ZHAW Zürcher Hochschule für Angewandte Wissenschaften.

Bonhoeffer, K. (1926). Beurteilung, Begutachtung und Rechtsprechung bei den sogenannten Unfallneurosen. *Deutsche Medizinische Wochenschrift, 52*(5), 179–182. https://doi.org/10.1055/s-0029-1200679

Bowlby, J. (1988). *A secure base. Parent-child attachment and healthy human development*. Routledge.

bpd. (2022). *Die nationalsozialistischen Morde an kranken und beeinträchtigten Menschen*. www.bpb.de/themen/politisches-system/politik-einfach-fuer-alle/508035/die-nationalsozialistischen-morde-an-kranken-und-beeintraechtigten-menschen/

Bradshaw, J. (1990). *Home coming. Reclaiming and championing your inner child*. Bantam Books.

Brisch, K.H. (1999). *Bindungsstörungen. Von der Bindungstheorie zur Therapie*. Klett-Cotta.

Broome, J. (2020). Gerechtigkeit und Wohlergehen. In J. Gehrmann, R. Langer & A. Niederberger (Hrsg.), *Klimawandel und Ethik* (S. 51–76). Mentis.

Brundtland, G.H. (2000). *Grundrecht Gesundheit. Vision: mehr Lebensqualität für alle*. Campus.

Bundeskriminalamt. (2021). *Partnerschaftsgewalt. Kriminalstatistische Auswertung – Berichtsjahr 2020*. https://www.bka.de/SharedDocs/Downloads/DE/Publikationen/JahresberichteUndLagebilder/Partnerschaftsgewalt/Partnerschaftsgewalt_2020.html?nn=63476

Cain, L., Stromer, T., Cain, T. & Gross, D. (Regie). (2010). *Healing Neen* [Film]. Purposeful Entertainment.

Cardinal, M. (1977). *Schattenmund*. Rogner & Bernhard. (Originalquelle veröffentlicht in 1975)

Caruth, C. (1995). Introduction. In C. Caruth (Hrsg.), *Trauma. Explorations in Memory* (S. 3–12). The Johns Hopkins University Press.

CIIVISE. (2023). *Le rapport public de 2023. Violences sexuelles faites aux enfants: „On vous croit"*. https://www.ciivise.fr/le-rapport-public-de-2023

Cissoko, A. (2023). *Kein Kind von Nichts und Niemand*. Das Wunderhorn. (Originalquelle veröffentlicht in 2022)

Clapton, E. (2007). *Mein Leben*. Kiepenheuer & Witsch.

Cozolino, L. (2014). *The neuroscience of human relationships. Attachment and the developing social brain*. W.W. Norton.

Crocq, M.-A. & Crocq, L. (2000). From shell shock and war neurosis to posttraumatic stress disorder: A history of psychotraumatology. *Dialogues in Clinical Neuroscience, 2*(1), 47–55. https://doi.org/10.31887/DCNS.2000.2.1/macrocq

Czwalina, J. (2017). Die Entscheidung zu schweigen. In J. Czwalina (Hrsg.), *Die Wirklichkeit einblenden. Wege zum Frieden* (S. 23–95). Dittrich Verlag.

Dalgarno, E., Ayeb-Karlsson, S., Bramwell, D., Barnett, A. & Verma, A. (2024). Health-related experiences of family court and domestic abuse in England. A looming public health crisis. *Journal of Family Trauma, Child Custody & Child Development, 21*(3), 277–305. https://doi.org/10.1080/26904586.2024.2307609

Dalgarno, E., Bramwell, D., Verma, A. & Ayeb-Karlsson, S. (2024). 'Let's excuse abusive men from abusing and enable sexual abuse'. Child sexual abuse investigations in England's private family courts. *Journal of Social Welfare and Family Law, 46*(3), 345–365.

Dalton, C. (2023, 29. Mai). *For many, a 'natural death' may be preferable to enduring CPR*. npr. https://www.npr.org/sections/health-shots/2023/05/29/1177914622/a-natural-death-may-be-preferable-for-many-than-enduring-cpr

Damasio, A. (1999). *The feeling of what happens. Body and emotion in the making of consciousness.* Harcourt.

Damasio, A. (2021). *Wie wir denken, wie wir fühlen. Die Ursprünge des Bewusstseins.* Carl Hanser. https://doi.org/10.3139/9783446273160

Dansauer, F. & Schellworth, W. (1939). *Neurosenfrage, Ursachenbegriff und Rechtsprechung. Arbeit und Gesundheit*. Thieme.

Darian, C. (2025). *Und ich werde dich nie wieder Papa nennen*. Kiepenheuer & Witsch.

Del Ponte, C. (2018). *Im Namen der Opfer. Das Versagen der UNO und der internationalen Politik in Syrien*. Giger.

Deller, K. (2019, 17. Januar). *Traumatisierung im Gerichtssaal – Die Unzumutbarkeit des Umgangs mit Opferzeuginnen sexualisierter Gewalt an deutschen Gerichten*. Humboldt Law Clinic. http://grundundmenschenrechtsblog.de/traumatisierung-im-gerichtssaal-die-unzumutbarkeit-des-umgangs-mit-opferzeuginnen-sexualisierter-gewalt-an-deutschen-gerichten/

Demuth, Y. (2023). *Schweizer Zwangsarbeiterinnen. Eine unerzählte Geschichte der Nachkriegszeit.* Beobachter Edition.

Deutscher Ethikrat. (2024, 16. Oktober). *Normalität als Prozess. Impulspapier*. https://www.ethikrat.org/publikationen/stellungnahmen/normalitaet-als-prozess

Drexler, K. (2017). *Ererbte Wunden heilen. Therapie der transgenerationalen Traumatisierung*. Klett-Cotta.

Eckhardt, A. (2023, 20. April). *Das Schweigen ist gebrochen*. Junge Welt. https://www.jungewelt.de/loginFailed.php?ref=/artikel/449180.das-schweigen-ist-gebrochen.html

Egger, M., Razum, O. & Rieder, A. (2021). Public Health. Konzepte, Disziplinen und Handlungsfelder. In M. Egger & O. Razum (Hrsg.), *Public Health kompakt* (4. Aufl., S. 1–33). De Gruyter.

Eidgenössisches Büro für die Gleichstellung von Frau und Mann (Hrsg). (2025). *Publikationen des Bundes zu Gewalt gegen Frauen und häuslicher Gewalt. August 2018 bis Januar 2024.* https://www.humanrights.ch/cms/upload/pdf/2023/230823_Gewalt_Frauen_Bund.pdf

Ellenberger, H. (1980). *Die Entdeckung des Unbewussten*. Diogenes. (Originalquelle veröffentlicht in 1980)

Emcke, C. (2015). *„Weil es sagbar ist". Über Zeugenschaft und Gerechtigkeit*. S. Fischer.

Esquerre, A. (2025). *Le Silence de Bétharram*. Michel Lafon.

European Union Agency for Fundamental Rights. (2014). *Violence against women : an EU-wide survey*. https://fra.europa.eu/en/publication/2014/violence-against-women-eu-wide-survey-main-results-report

Faulstich, J. (2006). *Das heilende Bewusstsein* (9. Aufl.). Knaur MensSana.

Fegert, J.M. (2022). *Anerkennung psychischer Traumafolgen*. Psychiatrie Verlag. https://doi.org/10.5771/9783966051866

Fegert, J.M., Gerke, J., Kliemann, A., Pusch, M., Rixen, S. & Sachser, C. (2024). *Die Methode der forensischen Glaubhaftigkeitsbegutachtung im deutschen Sprachraum. Ein interdisziplinäres Plä-*

*doyer für eine kritische Bestandsaufnahme zur Anwendung der sogenannten „Nullhypothese" in unterschiedlichen Verfahrenskontexten.* Arbeitsstab der Unabhängigen Beauftragten für Fragen des sexuellen Kindesmissbrauchs beim Bundesministerium für Familie, Senioren, Frauen und Jugend.

Felitti, V.J., Anda, R.F., Nordenberg, D., Williamson, D.F. & Spitz, A.M. (1998). Relationship of childhood abuse and household dysfunction to many of the leading causes of death in adults. *American Journal of Preventive Medicine, 14*(4), 245–258. https://doi.org/10.1016/S0749-3797(98)00017-8

Ferring, D. & Willems, H. (2013). Macht und Missbrauch in Institutionen. Konzeption, Begriffsbestimmung und theoretische Perspektive. In H. Willems & D. Ferring (Hrsg.), *Macht und Missbrauch in Institutionen. Interdisziplinäre Perspektiven auf institutionelle Kontexte und Strategien der Prävention* (S. 13–26). Springer.

Fischer, G. & Riedesser, P. (1998). *Lehrbuch der Psychotraumatologie*. Reinhardt.

Fitzharris, L. (2018). *Der Horror der frühen Medizin. Joseph Listers Kampf gegen Kurpfuscher, Quacksalber und Knochenklempner*. Suhrkamp.

Fluri, G. (2020). Die Wiedergutmachungsinitiative – Wenn Erinnerungsarbeit politisch wird. In Schweizerische Archivdirektorinnen- und Archivdirektorenkonferenz (ADK) (Hrsg.), *Erinnerung – Recht und Pflicht* (S. 29–34). Chronos.

Forter, M. (2010). *Falsches Spiel. Die Umweltsünden der Basler Chemie vor und nach Schweizerhalle*. Chronos.

Friedmann, A. (2004). Allgemeine Psychotraumatologie. In A. Friedmann, P. Hofmann, B. Lueger-Schuster, M. Steinbauer & D. Vyssoki (Hrsg.), *Psychotrauma. Die Posttraumatische Belastungsstörung* (S. 5–34). Springer. https://doi.org/10.1007/978-3-7091-0615-0_1

Galeano, E. (1980). *Die offenen Adern Lateinamerikas. Die Geschichte eines Kontinents von der Entdeckung bis zur Gegenwart*. Peter Hammer.

Galle, S. (2016). *Kindswegnahmen. Das „Hilfswerk für die Kinder der Landstrasse" der Stiftung Pro Juventute im Kontext der schweizerischen Jugendfürsorge*. Chronos.

Geiser, E. (2021, 14. September). *Auf jeden gefallenen US-Soldaten kommen vier Suizide. Warum gerade Afghanistan- und Irak-Veteranen an psychischen Erkrankungen leiden*. Neue Zürcher Zeitung. https://www.nzz.ch/wissenschaft/nach-20-jahren-kampf-gegen-terror-leiden-tausende-veteranen-an-den-folgen-des-krieges-ld.1644469

Goethe, J.W. (2019). *Goethes Werke* (Vol. 41). Forgotten Books.

Götz, A. (2021). *Die Macht der Behörden*. Books on Demand.

Grawe, K., Donati, R. & Bernauer, F. (1994). *Psychotherapie im Wandel. Von der Konfession zur Profession*. Hogrefe.

Guex, G. (1982). *Das Verlassenheitssyndrom*. Verlag Hans Huber.

Gysi, J. (2025). *Diagnostik der Traumafolgestörungen* (3. Aufl.). Hogrefe.

Hacking, I. (1999). *The social construction of what?* Harvard University Press. https://doi.org/10.2307/j.ctv1bzfp1z

Hafner, U. (2024, 17. Mai). *Das Schweizer Sozialwesen im Zwielicht. So schnell wird man die Geschichte nicht los*. Neue Zürcher Zeitung. https://www.nzz.ch/schweiz/das-schweizer-sozialwesen-im-zwielicht-so-schnell-wird-man-die-geschichte-nicht-los-ld.1830791

Hammer, W. (2022). *Familienrecht in Deutschland – eine Bestandesaufnahme*. https://www.frauenhauskoordinierung.de/fileadmin/redakteure/Publikationen/Stellungnahmen/2022-04-12_Hammer_studieUmgang.pdf

Häsler, M. (2009, 22. März). *Niemandskinder*. Schweizer Monat. https://schweizermonat.ch/1-niemandskinder/

Helbling, N. (2024, 30. Juli). *Sie galt als Versagerin. Nun will Simone Biles ihren Olympia-Albtraum vergessen machen*. Watson. https://www.watson.ch/sport/usa/582383870-olympia-2024-wie-simone-biles-sich-nach-albtraum-in-tokio-zurueckkaempfte

Herman, J.L. (2003). *Die Narben der Gewalt. Traumatische Erfahrungen verstehen und überwinden*. Jungfermann.

Hermann, R. (2019, 1. November). *Als Dänemark den „Grönland-Kindern" die Zukunft raubte*. Neue Zürcher Zeitung. https://www.nzz.ch/international/als-daenemark-den-groenland-kindern-die-zukunft-raubte-ld.1512900

Hitzer, B. & Stuchtey, B. (Hrsg.). (2022). *In unsere Mitte genommen. Adoption im 20. Jahrhundert*. Wallstein. https://doi.org/10.5771/9783835348745

Hoge, C.W., Yehuda, R., Castro, C.A., McFarlane, A.C., Vermetten, E., Jetly, R., Karestan, C., Koenen, K.C., Greenberg, N., Shalev, A.Y., Rauch, S.A.M., Marmar, C.R. & Rothbaum, B.O. (2016). Unintended consequences of changing the definition of posttraumatic stress disorder in DSM-5. Critique and call for action. *JAMA Psychiatry, 73*(7), 750–752.

Hüther, G. (2021). *Lieblosigkeit macht krank. Was unsere Selbstheilungskräfte stärkt und wie wir endlich gesünder und glücklicher werden*. Herder.

Imboden, M. (2011). *Der Verdingbub*. Kinofilm.

Imhof, A.E. (1983). *Die verlorenen Welten. Alltagsbewältigung durch unsere Vorfahren*. C.H.Beck.

IWOFR. (2025). *Fakten und Statistiken zu PTBS – PTSD und Substanzmissbrauch*. Zugriff unter https://iwofr.org/de/fakten-und-statistiken-zu-ptbs/

Jamieson, D. (2020). Ethik, Politik und globale Erwärmung. In J. Gehrmann, R. Langer & A. Niederberger (Hrsg.), *Klimawandel und Ethik* (S. 77–95). Mentis.

Jones, E. & Wessely, S. (2001). The origins of British military psychiatry before the First World War. *War & Society, 19*(2), 91–108. https://doi.org/10.1179/072924701791201512

Jongedijk, R.A., Boelen, P.A., Knipscheer, J.W. & Kleber, R.J. (2023). Unity or Anarchy? A Historical Search for the Psychological Consequences of Psychotrauma. *Review of General Psychology, 27*(3), 303–319. https://doi.org/10.1177/10892680231153096

Jung, C.G. (1935). Über die Archetypen des kollektiven Unbewussten. In Rhein-Verlag (Hrsg.), *Eranos-Jahrbuch 1934 Band II* (S. 179–229). Rhein-Verlag.

Jung, C.G. (1971). *Gesammelte Werke* (Bd. 1–20). Walter.

Judd, L. & Rapaport, M. (1995). Economics of depression and cost-benefit comparisons of SSRI's and TCA. *Depression, 2*, 173–177.

Jünger, E. (1920). *In Stahlgewittern*. Klett-Cotta.

Kampusch, N. (2012). *3096 Tage. Die erschütternde Geschichte von Natascha Kampusch*. Ullstein.

Kang, H. (2017). *Menschenwerk*. Aufbau.

Kardiner, A. (1941). *The traumatic neuroses of war*. Paul Hoeber. https://doi.org/10.1037/10581-000

Keilson, H. (2005). *Sequentielle Traumatisierung bei Kindern. Untersuchung zum Schicksal jüdischer Kriegswaisen*. Psychosozial-Verlag.

Kleinman, A. & Kleinman, J. (1997). The Appeal of Experience; The Dismay of Images: Cultural Appropriations of Suffering in Our Times. In A. Kleinman, V. Das & M. Lock (Hrsg.), *Social Suffering* (S. 1–24). University of California Press.

Köster, R. & Schmucker, M. (2016). *IRRT zur Behandlung anhaltender Trauer. Imagery Rescripting & Reprocessing Therapy in der Praxis*. Klett-Cotta.

Krug, E.G., Dahlberg, L.L., Mercy, J.J., Zwi, A.B. & Lozano, R. (Hrsg.). (2002). *World report on violence and health*. WHO. https://doi.org/10.1016/S0140-6736(02)11133-0

Lamp, C. (2020). *Our bodies, their battlefield. What war does to women*. William Collins.

Leithäuser, J. (2024, 20. Mai). *Britische Kinder wurden gezielt infiziert*. Frankfurter Allgemeine. https://www.faz.net/aktuell/gesellschaft/gesundheit/verseuchte-blutkonserven-britische-kinder-wurden-gezielt-infiziert-19731579.html

Levi, P. (1988). *The Drowned and the Saved*. Abacus.

Levy, T.M. & Orlans, M. (1998). *Attachment, trauma and healing. Understanding and treating attachment disorders in children and families*. Child Welfare League of America Press.

Lorenz, H. (2021). *Die Akte Verschickungskinder. Wie Kurheime für Generationen zum Albtraum wurden*. Beltz.

Macdonald, H. (2021). *Abendflüge*. Carl Hanser. (Originalquelle veröffentlich in 2020)

Mandela, N. (2010). *Conversations with myself*. Farrar, Strauss and Giroux.

Mann, B. (2006). Gewalt und Gesundheit. Epidemiologische Daten, Erklärungsmodelle und public-health-orientierte Handlungsempfehlungen der Weltgesundheitsorganisation (WHO). *Sozialwissenschaften und Berufspraxis, 29*(1), 81–91.

McGowan, P.O., Sasaki, A., D'Alesio, A.C., Dymov, S., Laboné, B., Szyf, M., Turecki, G. & Meaney, M.J. (2009). Epigenetic regulation of the glucocorticoid receptor in human brain associates with childhood abuse. *Nature Neuroscience, 12*, 342–348. https://doi.org/10.1038/nn.2270

Meiler, O. (2025, 24. Februar). *299 Opfer. Durchschnittsalter: 11 Jahre. Der unfassbare Prozess aus der Bretagne*. Tages-Anzeiger. https://www.tagesanzeiger.ch/vannes-in-der-bretagne-auftakt-zu-einem-unfassbaren-prozess-996874798842

Melzer, N. (2021). *Der Fall Julian Assange. Geschichte einer Verfolgung*. Piper.

Mertes, K. (2013). *Verlorenes Vertrauen: Katholisch sein in der Krise*. Herder.

Michel, B. (2023, 26. Juli). *„Die krassen Unterkapazitäten werden fatale Folgen haben". Psychiater Thomas Müller schlägt Alarm*. Blick. https://www.blick.ch/news/psychiater-schlaegt-alarm-die-krassen-unterkapazitaeten-werden-fatale-folgen-haben-id18783449.html

Miller, T. R. & Cohen, M. A. (1997). Lots of gunshot and cut/stab wounds in the United States, with some Canadian comparisons. *Accident Analysis and Prevention, 29*, 339–341.

Miranda, Ch. (2024). *Né à Belfond. Versteckt geboren* [Film]. SRF 1.

Missildine, W.H. (1963). *Your inner child in the past*. Simon and Schuster.

Miyaji, N. (im Druck). *To speak of trauma. The island with an inner sea*. Misuzu Shobo.

Miyaji, N. (o.D.). *Ring-Shaped Island*. https://ringshapedisland.wixsite.com/ringshapedisland

Mueller-Pfeiffer, C. (2016). Versicherungsmedizinische Begutachtung der Posttraumatischen Belastungsstörung. *Swiss Archives of Neurology, Psychiatry and Psychotherapy, 167*(1), 12–20. https://doi.org/10.4414/sanp.2016.00375

Mueser, K.T., Goodman, L.B., Trumbetta, S.L., Rosenberg, S.D., Osher, F.C., Vidaver, R., Auciello, P. & Foy, D.W. (1998). Trauma and posttraumatic stress disorder in severe mental illness. *Journal of Consulting and Clinical Psychology, 66*(3), 493–499. https://doi.org/10.1037/0022-006X.66.3.493

Mullen, P. (2002). *The Magdalene Sisters*. Film

Müller, U. (2024, 1. November). *Auf die Flutkatastrophe folgen die Schuldzuweisungen*. Neue Zürcher Zeitung, 255.

Mundlos, C. (2023). *Mütter klagen an. Institutionelle Gewalt gegen Frauen und Kinder im Familiengericht*. Büchner.

Myers, C.S. (1940). *Shell-Shock in France 1914 – 1980, Based on a War Diary kept by Charles S. Myers*. Cambridge University Press.

Neue Zürcher Zeitung. (2001, 11. Juli). *Wann reisst eine Hängebrücke?* NZZ, 158. https://www.nzz.ch/article7DFKN-ld.177540

Niederland, W.G. (1980). *Folgen der Verfolgung. Das Überlebenden-Syndrom. Seelenmord*. Suhrkamp.

Njenga, F.G., Nguithi, A.N. & Kang'Ethe, R.N. (2006). War and mental disorders in Africa. *World Psychiatry, 5*(1), 38–39.

Nuspliger, N. (2024, 28. Oktober). *Der britische Premierminister Keir Starmer gerät beim Commonwealth-Gipfel auf Samoa in Bedrängnis*. Neue Zürcher Zeitung, 251.

Oksanen, S. (2024). *Putins Krieg gegen die Frauen*. Kiepenheuer & Witsch.

Olbricht, I. (2004). *Wege aus der Angst. Gewalt gegen Frauen. Ursachen, Folgen, Therapie*. Beck.

Oreskes, N. & Conway, E.M. (2011). *Merchants of doubt. How a handful of scientists obscured the truth on issues from tobacco smoke to global warming*. Bloomsbury.

Panagiotidis, E. (2024, 5. Juli). *Mother Randle und Mother Fletcher kämpfen weiter. Weisse Amerikaner begingen 1921 eines der schlimmsten rassistischen Verbrechen der USA – die Opfer wurden nie entschädigt*. Neue Zürcher Zeitung, 154.

Popper, K. (1963). *Conjectures and refutations*. Routledge. https://doi.org/10.1063/1.3050617

Porges, S.W. (2019). *Die Polyvagal-Theorie und die Suche nach Sicherheit. Traumabehandlung, soziales Engagement und Bindung*. G.P. Probst.

Putnam, F.W. (2003). *Diagnose und Behandlung der Dissoziativen Identitätsstörung*. Paderborn. Junfermann. (Originalquelle veröffentlicht in 1989)

Putnam, F.W. (2021). *Handbuch Dissoziative Identitätsstörung. Diagnose und psychotherapeutische Behandlung* (2. Aufl.). Probst.

Radnofsky, L. & Gurman, S. (2024, 17. April). *U.S. to pay victims of Larry Nassar $100 million over FBI failures*. The Wall Street Journal. https://www.wsj.com/sports/olympics/larry-nassar-fbi-failures-18067a65

Rauh, P. & Prüll, L. (2015, 24. Juni). *Krank durch den Krieg? Der Umgang mit psychisch kranken Veteranen in Deutschland in der Zeit der Weltkriege*. Portal Militärgeschichte DE. https://www.portal-militaergeschichte.de/rauh_pruell_krank

Reemtsma, J. Ph. (1997). *Im Keller*. Rohwolt.

Regehr, U., Vuille, R. & Museum der Kulturen Basel (Hrsg.). (2023). *Alles lebt. Mehr als menschliche Welten*. Hatje Cantz.

Reichel, A. M. (2019). *Traumasensible psychiatrische Pflege*. Psychiatrie Verlag.

Riedesser, P. & Verderber, A. (2004). *„Maschienengewehre hinter der Front". Zur Geschichte der deutschen Militärpsychiatrie* (2. Aufl.). Mabuse-Verlag.

Roberts, M.L. (2013). *What soldiers do. Sex and the American GI in World War II France*. The University of Chicago Press. https://doi.org/10.7208/chicago/9780226923123.001.0001

Röhl, A. (2021). *Das Elend der Verschickungskinder. Kinderheime als Orte der Gewalt*. Psychosozial-Verlag. https://doi.org/10.30820/9783837977646

Royal Commission into Institutional Responses to Child Sexual Abuse (2017, 15. Dezember). *Final Report*. https://www.childabuseroyalcommission.gov.au/final-report

Ruchti, C. & Lerch, S.P. (2024). Ambulante und stationäre Versorgungslage für traumatisierte Menschen. *Swiss Archives for Neurology, Psychiatry and Psychotherapy, 175*(01), 17–22.

Rufer, M. (2013). *Erfasse komplex, handle einfach. Systemische Psychotherapie als Praxis der Selbstorganisation – ein Lehrbuch*. Vandenhoeck & Ruprecht. https://doi.org/10.13109/9783666401794

Sarr, F. (2019). *Afrotopia*. Matthes & Seitz.

Sasson, C., Rogers, M.A.M., Dahl, J. & Kellermann, A.L. (2010). Predictors of survival from out-of-hospital cardiac arrest. A systematic review and meta-analysis. *Circulation: Cardiovascular Quality and Outcomes, 3*(1), 63–81. https://doi.org/10.1161/CIRCOUTCOMES.109.889576

Schäfer, I., Gast, U., Hofmann, A., Knaevelsrud, C., Lampe, A., Liebermann, P., Lotzin, A., Maercker, A., Rosner, R. & Wöller, W. (2019). *S3-Leitlinie Posttraumatische Belastungsstörung*. Springer. https://doi.org/10.1007/978-3-662-59783-5

Schauer, M. (2024). *Die einfachste Psychotherapie der Welt. Wie wir die Ursache von Stress und Krankheit behandeln und den Kreislauf von Trauma und Gewalt durchbrechen*. Rowohlt.

Schefer, M. (2024). *Abklärungen über die Personalsituation bei der Kantonspolizei Basel-Stadt*. Universität Basel, Juristische Fakultät.

Schmid, B. (2024, 10. Mai). *Wo man „gefallenen Mädchen" die Kinder wegnahm*. Neue Zürcher Zeitung, 107.

Schmucker, M. & Köster, R. (2019). *„… und wie reagiert das Kind?" Diagnostik und Heilung durch Innere-Kind-Arbeit in der IRRT*. Klett-Cotta.

Schuster, M. (2023). *Die Lebensgeschichte einer Musiklegende*. Amigo.

Schweitzer, A. (2020). *Die Ehrfurcht vor dem Leben*. C.H.Beck.

Siegel, D.J. (1999). *The Developing Mind. Toward a Neurobiology of Interpersonal Experience*. Guilford.

Siegel, D.J. (2012). *The Developing Mind. How Relationships and the Brain Interact to Shape Who We Are*. Guilford.

Simon, R.I. & Hales, R.E. (Hrsg.). (2006). *Textbook of Suicide Assessment and Management*. American Psychiatric Press.

Sonnenmoser, M. (2020). Klimawandel und psychische Gesundheit: Ein relativ neuer Stressfaktor. *Deutsches Ärzteblatt PP, 2020*(5), 203–206.

Soyinka, W. (1999). *The Burden of Memory, the Muse of Forgiveness*. Oxford University Press.

Soyinka, W. (2001). *Die Last des Erinnerns. Was Europa Afrika schuldet, und was Afrika sich selbst schuldet*. Patmos.

Stauffer, J. (2015). *Ethical Loneliness. The Injustice of Not Being Heard*. Columbia University Press.

Stolle, D.P., Wexler, D.B. & Winick, B.J. (2000). *Practicing Therapeutic Jurisprudence. Law as a helping profession*. Carolina Academic Press.

Tschan, W. (2019). *Trauma. Verstehen – erkennen – behandeln. Diagnostik und Behandlung der Traumafolgestörungen – eine aktuelle Übersicht*. Books on Demand.

Tschan, W. (2023a). Kindesobhutnahme – ein aktueller Überblick über die Situation in der Schweiz. *Unsere Jugend, 2023*(4), 142–156. https://doi.org/10.2378/uj2023.art20d

Tschan, W. (2023b). *Missbrauchtes Vertrauen. Sexuelle Grenzverletzungen in professionellen Beziehungen. Ursachen und Folgen* (3. Aufl.). Karger. https://doi.org/10.1159/isbn.978-3-318-07267-9

Tschan, W. (2024). *Sexualisierte Gewalt und Trauma. Praxishandbuch für das Gesundheitswesen, die Sozial- und Erziehungswissenschaften sowie den Freizeit- und Sportbereich*. Hogrefe. https://doi.org/10.1024/86324-000

Tschan, W. (2025). *Kindswegnahme*. Eigenverlag. (Plan)

Turner, T. (2020). *Happiness. Mein spiritueller Weg*. Knaur Balance.

UNHCR (United Nations High Commissioner for Refugees). (2024, 13. Juni). *UNHCR warnt vor Gleichgültigkeit und Untätigkeit angesichts weiter steigender Vertreibungszahlen*. [Pressemeldung]. https://www.unhcr.org/de/news/press-releases/unhcr-warnt-vor-gleichgueltigkeit-und-untaetigkeit-angesichts-weiter-steigender

UNICEF. (2024). *The State of the World's Children 2024: The Future of Childhood in a Changing World*. UNICEF Innocenti – Global Office of Research and Foresight. https://www.unicef.org/media/165156/file/SOWC-2024-full-report-EN.pdf

van Bronswijk, K., Dshemuchadse, M. & Hausmann, C.M. (2024). Klimaengagement – zwischen Resignation und Burnout. In T. Hax-Schoppenhorst (Hrsg.), *Das Klimafolgen-Buch. Wie Pflege- und Gesundheitsberufe der Klima- und Biodiversitätskrise begegnen können* (S. 175–186). Hogrefe.

Van der Hart, O., Nijenhuis, E.R.S. & Steele, K. (2006). *Haunted Self. Structural Dissociation and the Treatment of Chronic Traumatization*. W.W. Norton.

van der Kolk, B. (2014). *The body keeps the score. Brain, Mind, and Body in the Healing of Trauma*. Viking.
van der Watt, A. S., Kidd, M., Roos, A., Lesch, E. & Seedat, S. (2023). Romantic relationship dissolutions are significantly associated with posttraumatic stress symptoms as compared to a DSM-5 Criterion A event: a case-case-control comparison. *European Journal of Psychotraumatologie, 14*(2).
Van Derbur, M. (2011). *Tagkind – Nachtkind. Das Trauma sexueller Gewalt. Überlebenswege, Heilungsgeschichte, Hilfen zur Prävention*. Asanger.
Vees, M. (2010). *Die Begutachtung verfolgungsbedingter Störungen von Holocaustüberlebenden im Rahmen von Verschlimmerungsanträgen*. [Dissertation, Eberhard-Karls-Universität]. https://tobias-lib.ub.uni-tuebingen.de/xmlui/handle/10900/45600
Vogt, F. (2023, 24. April). *Tragödie von Rana Plaza: Die Textilindustrie hat aus ihren Fehlern nur teilweise gelernt*. Neue Zürcher Zeitung. https://www.nzz.ch/panorama/tragoedie-von-rana-plaza-die-textilindustrie-hat-aus-ihren-fehlern-nur-teilweise-gelernt-ld.1734952
Volmer, J. (2019). *Taktvolle Nähe. Vom Finden des angemessenen Abstandes in pädagogischen Beziehungen*. Psychosozial-Verlag. https://doi.org/10.30820/9783837974683
von Baeyer, W. R., Häfner, H. & Kisker, K. P. (1964). *Psychiatrie der Verfolgten*. Springer.
Vyssoki, D. & Schürmann-Emanuely, A. (2004). Die traumatogene Gesellschaft – Soziologie und Psychotraumatologie. In A. Friedmann, P. Hofmann, B. Lueger-Schuster, M. Steinbauer & D. Vyssoki (Hrsg.), *Psychotrauma. Die Posttraumatische Belastungsstörung* (S. 59–64). Springer. https://doi.org/10.1007/978-3-7091-0615-0_5
Weigandt, A. (2023). *Die Verräter*. Hanser Berlin.
Wei-May, S., Stone, L. (2020). Adult survivors of childhood trauma : Complex trauma, complex needs. *Australian Journal of General Practice, 49*(7), 423–430. https://doi.org/10.31128/AJGP-08-19-5039
Widler, Y. (2022). *Heimat bist du toter Töchter*. Kremayr & Scheriau.
Winnicott, D. W. (2020). *Reifungsprozesse und fördernde Umwelt*. Psychosozial-Verlag.
Winslow, C.-E. A. (1920). The Untilled Fields of Public Health. *Science, 51*(1306), 23–33.
Winzenried, K. (Regie). (2024, 19. September). *Das System IV – Die unheimliche Macht der Gutachter* [Film]. SRF DOK.
Wulf, A. (2018). *Alexander von Humboldt und die Erfindung der Natur*. Penguin.
Yang, B., Zhang, H., Ge, W., Weder, N., Douglas-Palumberi, H., Perepletchikowa, F., Gelernter, J. & Kaufmann, J. (2013). Child Abuse and epigenetic mechanisms of disease risk. *American Journal of Preventive Medicine, 44*(2), 101–107. https://doi.org/10.1016/j.amepre.2012.10.012
Yourish, K., Daniel, A., Datar, S., White, I. & Gamio, L. (2025, 7. März). *These Words are disappearing in the New Trump Administration*. New York Times. https://www.nytimes.com/interactive/2025/03/07/us/trump-federal-agencies-websites-words-dei.html
ZDFheute. (2024). *Bericht zu Missbrauch im Land – Neuseelands Premier: "Es tut mir leid"*. Zugriff unter https://www.zdfheute.de/panorama/kriminalitaet/neuseeland-missbrauch-bericht-premier-luxon-entschuldigung-100.html

## Weiterführende Literatur

FRA (Agentur der Europäischen Union für Grundrechte). (2014). *Gewalt gegen Frauen. Eine EU-weite Erhebung*. https://fra.europa.eu/sites/default/files/fra-2014-vaw-survey-factsheet_de.pdf
Graves, R. (1929). *Goodbye to All That*. Penguin Books.

# Glossar

| | |
|---|---|
| **ACE** | Adverse Childhood Experience |
| **ATS** | Anhaltende Trauerstörung |
| **DSM** | Diagnostic and Statistical Manual of Mental Disorders, eines der beiden Klassifikationssysteme von psychischen Erkrankungen, herausgegeben durch die APA (American Psychiatric Association). Die neuste Ausgabe DSM-5-TR wurde 2022 veröffentlicht. |
| **DID** | Dissociative Identity Disorder (Dissoziative Identitätsstörung) |
| **ICD** | International Statistical Classification of Diseases and Related Health Problems, herausgegeben durch die WHO (Weltgesundheitsorganisation). Die neuste Ausgabe ICD-11 trat am 1. Januar 2022 in Kraft. |
| **IRRT** | Imagery Rescripting & Reprocessing Therapy, ein mittels Imagination operierendes traumasensitives Behandlungsverfahren |
| **ME/CFS** | Myalgische Encephalomyelitits / Chronic Fatique Syndrom |
| **PTSD** | Posttraumatic Stress Disorder, Posttraumatische Belastungsstörung |
| **WHO** | World Health Organization. Weltgesundheitsorganisation mit Sitz in Genf. |

# Autorenverzeichnis

**Werner Tschan**: Er ist Zeitzeuge und Betroffener von fürsorgerischen Zwangsmaßnahmen – als Vierjähriger wurde er mehrere Monate in einem Kinderheim plaziert, dann erneut als Achtjähriger. Er wurde Bettnässer und war verhaltensauffällig – und wurde schließlich im Alter von 17 Jahren in einer psychiatrischen Klinik interniert. Heute Werner Tschan als Facharzt für Psychiatrie und Psychotherapie in eigener Praxis tätig. Er konzipierte und leitete an der Universität Zürich den CAS-Studiengang „Intervention und Prävention bei sexualisierter Gewalt". Weiter war er Mitglied am Erweiterten Runden Tisch der Deutschen Bundesregierung zum Thema: „Sexueller Kindsmissbrauch". Werner Tschan hat vor 25 Jahren das Institut für Psychotraumatologie gegründet sich weltweit an Seminaren und Workshops engagiert. Seine besondere Expertise als Gewaltbetroffener und Facharzt war bei dieser Thematik immer wieder gefragt. Sein Blick wurde durch Auseinandersetzung mit fachlichem Fehlverhalten und sexualisierten Grenzverletzungen in fachlichen Beziehungen zusätzlich geschärft. Werner Tschan hat zahlreiche Bücher veröffentlicht, in Radio und Fernsehen sowie Fachbeiträgen Stellungsnahmen abgegeben.
**Kontakt:** tschankast@bluewin.ch

**Jörg Wanner**: Er ist Facharzt für Psychiatrie und Psychotherapie, von 1992–2012 Leitender Arzt und stellvertretender Chefarzt der Externen Psychiatrischen Dienste Baselland. In dieser Tätigkeit war er verantwortlich für das Ambulatorium Bruderholz inkl. Konsiliar- und Liaisondienst, Tagesklinik und Ambulatorium Münchenstein und den Bereich Forensik, zudem Mitglied im kantonalen Krisenstab, Aufbau des Care Teams und war an diversen Einsätzen in Katastrophensituationen beteiligt. Seit 2013 ist er in eigener Praxis tätig. Schwerpunkt ab 2016: Traumabehandlung. Er hat diverse Veröffentlichungen in Fachzeitschriften verfasst.
**Kontakt:** joerg.wanner@intergga.ch

**Naoko Miyaji**, Tokio: Sie erzielte 1986 ihren Abschluss in Humanmedizin an der Universität Kyoto (Kyoto Prefectural University of Medicine) mit dem Arztdiplom (M. D.) und 1993 den Ph. D. Abschluss in Public Health und Sozialmedizin. Weiter war sie von 1989 bis 1990 Forschungsmitarbeiterin (Visiting Research Fellow) am Department Soziale Medizin an der Harvard University (Harvard Medical School), sowie von 1990 bis 1992 Mitarbeiterin (Visiting Fellow) am Menschenrechts-Programm der Rechtswissenschaftlichen Fakultät der Harvard University (Harvard Law School). Ferner war sie von 2007 bis 2008 Mitarbeiterin (Fulbright Fellow) an der Harvard Universität (Cambridge Health Alliance: Victims of Violence Program). Naoko Miyaji hat in Japan mehrere Bücher und zahlreiche Artikel über Traumafolgestörungen veröffentlicht. Sie ist Mitglied in der Redaktionsleitung (Editorial Board) des Journal of Japanese Society for Traumatic Stress Studies. Naoko Miyaji arbeitet seit 2001 als Professorin für Kulturelle Psychiatrie und Medizinische Anthropologie am Institut für die Untersuchung der weltweiten Auswirkungen ihres Forschungsbereiches an der Hitotsubashi Universität in Tokyo, Abteilung Sozialwissenschaften. Sie unterrichtet Studierende über Traumafolgestörungen.

Ihr momentanes Forschungsprojekt hat den Schwerpunkt bei „Auswirkungen von Trauma auf Gender: Pathophysiologie, Abweichungen und Kreativität“. Werner Tschan führte das in Kapitel 4.2 wiedergegebene Interview mit Naoko Miyaji. Sie hat auch freundlicherweise die Abbildungen zu Kapitel 4.2 zur Verfügung gestellt.

# Sachwortverzeichnis